健康與社會

華人衛生新史

祝平一 編

目次

導讀

祝平一、劉士永

　　本書乃中央研究院人文社會科學研究中心「衛生史研究計畫」成員以個案研究為教材，提出華人衛生史研究的可能性與相關議題。為便閱讀，本書刪去繁瑣的學術性注腳，但在各文末開列引用或參考書目，以便讀者查考或更深入探索相關課題。

　　本書共收文十二篇，以西方醫療與公共衛生體制進入華人社會為主軸，探討這一歷史過程中，各地華人社會的衛生體制、觀念與實作之變遷。時序上涵蓋清末至當代；地域上則包含了臺灣、香港與中國；論題方面則有：一、西方殖民主義與華人衛生體制的建立。二、華人社會如何轉換來自不同西方社會的公衛體制。三、西方公衛體制傳入後，如何引起華人社會衛生實作和概念的轉變。四、不同時期、不同性質的華人社會如何操作其衛生體系。五、傳染病的防治與華人公衛體制的實作。六、操作華人社會衛生體制的物質文化。七、衛生體制如何形塑華人社會的身體與主體。八、華人公衛體系中健康不平等的問題。九、公衛體制中個人的能動性與性別議題。十、研究者如何建構華人社會的衛生史。

　　劉士永在〈公共衛生（Public Health）：近代華人社會裡的新興西

方觀念〉一文中，簡單扼要地描繪了西方公共衛生傳入華人社會的歷史。雖然，華人社會公衛體制的建立和西方殖民主義的擴張相繫，但劉士永指出，這段歷史相當複雜。即使當時歐美諸國已分享類似的醫學典範，但各國間的公共衛生理念和執行方式卻相當不同。東亞國家和華人社會利用西方傳入的體制和知識，建立自己的公衛體系，過程曲折，非僅是一成不變的橫向移植。梁其姿以廣州和香港為例，探討近代中國醫院的誕生，為此提供了一個絕佳的例證。當時，無論是中式或西式醫院，均是慈善組織與醫療機構的混合體。然而，在西方傳教士的引介下，西式醫療與醫院體制進到了中國，且穗、港地區的華人以開放的態度接受了新的醫療知識與體制。他們相信西醫的外科手術，而且很快地將西醫外科知識與中國傳統醫學結合，解決自身的問題，發展新的知識；他們相信中醫內科的醫療效果勝過西醫，並借用西方的醫院制度，成立以中國傳統醫學為主，或中、西醫結合的醫院。梁其姿並指出，當時穗、港地區的醫院彼此競爭，積極發展與地方政治、社會、商業菁英的密切關係，以取得更多資源與更大發展的空間。她因而將衛生體制的成立、醫學知識的混合置於更複雜的社會政治網絡中。

　　十九世紀下半葉，在華的傳教士、外國醫生、中國的西醫生等歷史行動者在與殖民帝國相關的海關機構、租界、通商港埠等處，漸次傳入西方醫學與公共衛生的概念與做法。李尚仁以海關醫官為例，呈現西方醫學眼下所見的中國衛生狀態。李文指出，海關醫官「對中國環境衛生的批評，也是對於中國社會文化秩序未能符合西方標準的一種反應」。他們所見之港埠華人衛生狀態，亦反映西醫所處的時代性與醫學思考的特徵。李文提醒讀者，不當只以科學進步的角度解讀華人社會的衛生問題。對於衛生的觀點，本身便蘊含了觀察者自身的訓

練，甚至於對他者的文化預設；但除了解構歷史行動者外，反身性(reflexivity)的思考亦適用於研究者上。郭文華檢討當前美援醫療的歷史書寫，他贊同美國科學史學者范發迪批評以國家為界線、單線發展的「甬道式國家科學史」("tunnel history" of national science)，提出結合醫療與社會的跨國際書寫取徑(international approach)，以開拓美援醫療書寫的新方向。「美援醫療」的跨國際性質，導致衛生史書寫高度的複雜性。然而，這恐非特例，而是華人衛生史的常態，本集中之其他論文也彰顯了相似的書寫問題。

　　不論西方或東方，近代公衛體制的建立和傳染病的防治息息相關。祝平一以「痧」為例，討論西方公衛體制未進入清帝國前，帝國處理瘟疫的方式，以襯映其後基於細菌病原學之現代衛生體制的差異。「痧」在清代的某些醫家中成為疫病的代稱，此亦引發在不同的時空中如何辨識疫病的問題。有趣的是，這個問題並沒有因現代細菌病原學的出現而解決。雷祥麟討論民國時期的肺結核，便是一例。在二十世紀初期的西方及日本，結核病被視為是工業化與都市化引起的疾病，但在中國，卻被認為與中國家庭及在其中所養成的惡習有關。因此，對疾病性質的界定，往往影響了國家和社會應對該疾病的方式。本集中劉士永、郭文華和林宜平所提及臺灣瘧疾也是如此。關於國家、社會與疾病的互動，祝平一、雷祥麟和郭文華不約而同地引用了查爾士‧盧森堡(Charles Rosenberg)「框架疾病」(framing disease)的概念，以處理國家、社會和疾病之間複雜的關係。

　　公共衛生之推行端賴體制之權力配置及施行時所用之物質器具。劉士永〈日治時期臺灣公共衛生的發展與研究特徵〉一文，探討了日本殖民帝國在臺灣建立公衛體制的幾個關鍵問題：如疫病的防治與公醫的建立等，以解構殖民現代性(colonial modernity)在解釋日治時期

衛生與醫學研究上的角色。他將日本殖民政治的現代國家特質及其相關之衛生與醫療作為，置於二十世紀上半葉現代國家所可能具備之操控特質中，並反思國家的宏觀權力與各種體制交織而成的傅柯（Michel Foucault）式的微權力配置。傅柯式的監控（surveillance）與規訓（discipline）的議題，常在公共衛生的研究中出現，如美援時期臺灣衛生所的建立，或是人口控制等。這類反實證主義進步觀的理論觀點，如何在資料上實證，及其與現代性間的糾葛，乃衛生史中常見且值得關注的理論問題。

　　微權力的配置最常出現在人們日常生活中不知不覺所使用的器具，透過物質文化，形塑人們的主體性。雷祥麟分析了民國時期新設計的衛生餐檯與個人衛生杯在肺結核防治中，如何重塑衛生習慣、身體與「個人」這一概念。國民政府在執行衛生政策的過程中，透過物件為中介，改變習慣，樹立「個人」之存在，並攻擊傳統作為限制「個人」的「集體」——中國家庭——以訓練出合於民國政治想像的新公民。因此，衛生不僅關乎醫療和健康，且和政治、社會與文化纏成一密不可分的整體。林宜平以第二次世界大戰後臺灣瘧疾根除的歷史經驗，討論DDT如何成為聯繫WHO、臺灣和美國的科技物，並在冷戰的歷史脈絡、臺灣因戒嚴封鎖以及人員承繼日治時期的知識傳統，而得以克盡全功。然而，臺灣除瘧之成功經驗，不在於DDT的效能，而在於臺灣特殊的歷史與環境，因而難以在其他地方複製。但DDT所帶來的危害及其後的禁用，也說明了在公衛的現代性論述中，往往被忽略的正是所謂進步所付出的代價。

　　除了物質環境的配置，衛生制度從身體形塑主體的手段尚有心理重建。不論是西方的心理衛生或精神醫學，傳到華人社會後，必須面對在地文化對心靈問題既有的解釋與解決方案；不過，以西方知識處

理在地人的心靈問題時，卻也改變了當地社會對精神與心理的觀念。
王文基討論1920-1940年間中國心理衛生的推動者如何改變個體與周
遭環境，以培育健全的人格。這一自我技術也建立了「青少年」、
「青年」等心理知識關照的新範疇。在當時動亂的時代背景下，不論
由雜誌或醫療機構所推行的心理衛生運動，也許影響有限，卻呼應著
雷祥麟文中家庭作為必須被改變的中國社會核心體制的現象。與此相
似，蔡友月探討臺灣蘭嶼的達悟人如何以其傳統文化、基督宗教與現
代精神醫學詮釋和對待精神病人。她的論點與一些視現代醫學為異化
和監控「瘋狂」的論點不同，認為雖然「精神病人」的標籤可能帶來
污名化的後果，但病人從現代醫學而來的自我理解，與由此所生的
「病識感」（insight），自願將自己納入醫療體系的自我鍛鍊，卻也可
能是精神失序者解脫之一途。然而，現代精神醫療並不足以處理達悟
人社會性的受苦經驗（social suffering）。因此，她提議適合達悟人的
公共衛生照顧與心理治療和精神醫療復健模式，應該納入達悟人的特
殊技能、部落獨特的文化與宗教信仰的力量。這兩篇有關心理衛生的
論文，在在顯示了公共衛生的問題不能僅以醫療技術的方式解決，而
必須顧及文化、社會與經濟因素。

　　蔡友月的論文也描述了臺灣原住民健康不平等的問題。達悟族雖
非華人，卻常因地處臺灣華人社會的邊陲，受到歧視、遷移與經濟剝
削，而有較高的精神病盛行率。即使在理論上平等的共產社會，健康
不平等也是個重要議題。劉紹華透過1949年後中國農村衛生保健制度
半世紀以來的變遷，說明公共衛生與政治體系及意識型態間的密切關
聯。1978年改革開放、醫療市場化後，農村與都市衛生保健服務品質
的差距拉大，農村所獲得的資源遠較都市為低，因而乃有2003年新型
農村合作醫療之改革，以改善衛生資源的分配。中國農村合作醫療重

新回到「平衡發展」與「和諧社會」的基點，試圖縮短農村與都市間的衛生差距。中國處理農村醫療問題的方式與歐美國家視健康爲普世人權，皆是特定意識型態下的產物。在自由經濟體系下，國民的健康問題是經濟勞力成本的一環；而在改革開放後的中共則試圖平衡發展與平等，以維護市場經濟下共產政權之正當性。她的論文也指出，衛生保健政策不只限於法規與制度面，還與政治、經濟和每個社會的價值取向相關；反之，要理解衛生保健政策、法規與制度，也必須從其社會文化脈絡著手。

一般公衛史的研究多採宏觀的分析，多探究公衛體制對人的監控，而較少觸及體制下，個人能動性的問題。小濱正子討論1950-1960年代在中國計畫生育的濫觴期，上海女性便爲了各種理由，主動選用避孕措施。不過，上海市的各種機構仍必須作爲動員與宣傳的中介，以將相關知識傳遞給婦女。小濱的論文因而又回到了個人能動性與結構間難以切割的現象：女性雖有選擇權，卻也在動員體系下，使國家藉著女性的能動性，而介入控管女性的身體。到了「一胎化政策」實施時，國家介入中國女性的生育，變得更爲明顯。

由於時間綿延，空間各異，本書無法賦予華人社會衛生史統一的面貌。但可以確定的是，衛生從來就不只是知識、體制、技術和物質條件的進步問題：它們是操作衛生體制不可或缺的條件，並且和各地的歷史脈絡共同演化，也因而無法孤立分析。再者，西洋的衛生制度，不論在中國或殖民地時期與戰後的臺灣，都曾被視爲現代化的指標，成爲政府大力推動的政務。但仔細分析之下，華人社會在接受西方衛生制度、建立自己體制的過程中，卻又雜糅了各式各樣政治、經濟、社會與文化的考量，使衛生史的研究益形複雜；且國家與個人、監控與反抗、平等與效益等現代性的問題，不斷以衛生體制爲舞台，

演出不同的戲碼。

　　在現今已接受西方公衛體制的華人社會，也和西方社會一樣，成為一個風險社會。衛生問題以許多新的面貌出現，如食品安全、婦幼衛生、以污染呈現的環境衛生、以職災與勞動環境形式出現的勞動衛生等。這些新而跨越學科邊界的議題，正挑戰有志於衛生史的研究者。

第一章

公共衛生（Public Health）：
近代華人社會裡的新興西方觀念

劉士永

（中央研究院臺灣史研究所暨人文社會科學研究中心）

前言

　　追求衛生與健康自古皆然；不論是埃及古王國時期的汲水設計、中國殷商都城的排水規劃，或是印度旁遮普（Punjab）古代遺址與美洲印加帝國，均出現過排泄與處置廢棄物的設施，這些都可廣義地視之為現代公共衛生的前驅。然而，這些類似今日公衛概念中的規劃，儘管依然存在，但其背後卻多半立基於當時醫學或宗教的解釋，本質上與當前普遍相信的生物科學醫學（bio-scientific medicine）相去甚遠。早在文明蒙昧的時期，天譴與神旨是解釋人類病害的主要原因，於是衛生或保命的關鍵在於避免觸怒上蒼。以希臘古典時代為例，神殿不僅是神諭的來源，告誡市民珍惜淨水與適時洗浴以求諸神垂憐；同時也是各式不見容於鄰里病患，如痲瘋病人者，尋求神祇慰藉的棲身之所。姑且不論前者隱含公共與個人衛生的意義，在神諭的庇護與神殿地理的隔絕下，某些神殿其實也就具備了隔離病院的功能——一個要到15世紀因黑死病橫行，才被納入公衛制度中的設計。但衛生也不純

然就是當時醫學知識的孿生物，衛生知識或行動同樣反映了該時代的社會、政治與經濟特質。例如，羅馬時代在醫學知識上雖與希臘時期一脈相承，但在衛生工程如水道建設與廢棄物處理，以及衛生制度如公醫、大型醫院、疫病患者登記等方面，卻顯現其具有帝國規模的衛生管理能力與雄心。衛生事業在羅馬發展出的行政特徵，亦昭示該領域的公共性特質。儘管時移事遷，人們的觀念不同，早期視衛生爲公共行政一環之概念與後來近代國家社會福祉的理想相結合，成爲歐陸各國在19世紀後，實踐國民健康權(health rights)、社會醫學(social medicine)，與公共衛生政策之淵源。

一、近代西方公衛運動的興起

近代科學醫學萌芽於近東伊斯蘭社會，在文藝復興之後的西歐茁壯。回教醫師完整記錄病程與瘟疫傳播的經驗，令之逐漸意識到，希臘羅馬醫學太過重視風土的(endemic)影響，對瘟疫急性爆發與傳染的特質描繪不清。他們於是調和傳統治療及預防之道，在實際的臨床照護中記錄所見所聞，並將民間偏方求證於古醫籍未及記載的疫病治療上。於是，現代醫學與公共衛生裡關鍵的實驗態度與實證精神，就在這群回教醫師中展開，也蔓延到日後受回教衝擊的文藝復興時期西歐社會。

歐洲中古晚期到文藝復興時的市鎮衛生

現代細菌學病原論(bacteriological pathogen)尚未出現前，歐洲至少到中古時代爲止，集體的衛生行動經常是針對患病的個人及其周遭的環境，而非是依附在其身上的疾病；類似情況也可見諸於中國與其

他古文明之中。當14-16世紀歐洲遭逢黑死病侵襲時，公部門能做的不外乎加強街道清掃與廢棄物處理，更甚者也僅止於封鎖與隔離染病的個人、家庭或是市鎮。即便如此，某些疫情如黑死病仍日漸擴大、失控，並成為扭轉歐洲文明的重大事件。對近代公共衛生的發展來說，這場罕見的長期瘟疫，使得回教醫學與衛生知識有機會進入歐洲；也因為如此，民眾及醫界開始質疑基督教權威與希臘羅馬時代主流之蓋倫醫學(Galenic medicine)，近代科學及其影響下的醫學和公共衛生才有發展的契機。

　　到了15世紀末，經歷黑死病侵擾的歐洲已從實作中累積一些對衛生管理的經驗。舉凡對城市清潔的重視、隔離機制、醫院制度及醫療與社會救助的行政機能等都有一些具體做法，顯現以城鎮生活為基礎的公共衛生體制正穩定成形中。中古晚期的城鎮公衛基本上仍以瘴氣論為基礎，著重於環境的清潔如定期街道清掃、穢物清理，以及區隔市場與居住空間等，其中淨水供應的角色顯得尤其重要。因為水質潔淨不僅有助於清潔工作，也符合瘴氣論上的環境衛生標準。不過此時的公共衛生仍以少數城居人口為主，對於鄉間人口與環境則不在考慮之列；同時衛生工作的重點也在於致病環境因素的排除，未及於對整體人口健康狀態的掌握。然而我們今日所了解的公共衛生卻是在這個基礎上，隨著18世紀以後歐陸科學的發展而漸次立穩腳跟。

西歐近代衛生運動(Sanitary movement)的興起

　　從16-18世紀中期，有三件要素促成近代西方衛生運動的興起：重商主義、科學醫學以及民族國家的概念。16世紀重商主義因地理大發現而達到高峰，一方面創造了為數眾多的城市中產階級，另一方面也導致新、舊大陸的疾病四處蔓延。中產階級成為主導城鎮衛生運動

的力量後，除了維持既有的街道定期清掃與擴大廢棄物處理外，也把因經營貿易所熟稔的數量記錄習慣，運用於衛生與疾病的觀察當中。文藝復興時期許多推動衛生運動的醫師，同時也兼具商人與城市管理者的角色。至於在科學醫學發展上，維薩留斯（Andrea Vesalius）及威廉‧哈維（William Harvey）等人在解剖學與生理學上的貢獻，昭告葛倫式醫學終究要淡出醫學舞台。醫學在此時呈現出細微觀察的傾向，於是鉅細靡遺的臨床記錄成為此時流行病記載的一大特徵。此一特徵除有助於當時的醫師和公部門參閱引用並交換防疫心得外，現代醫史學家也因此能判讀出猩紅熱、天花、傷寒等病症。但也因此，使得醫學史家常涉入回溯診斷的爭議中。必須說明的是，舊病因說要完全退場，還得等到18-19世紀新科學技術如光學、化學、生物學等進一步的發展。在此之前，環境與瘴氣論仍是西方公衛運動的主流思想。無怪乎，儘管後世稱為現代流行病學調查之父的史諾（John Snow），因秉持細菌學理論的信念，讓1854年的倫敦走出霍亂的陰影，卻仍無法迫使皇家學會立即改變對瘴氣論的堅持。

在17世紀以前，西方公衛運動的主要進展是在理論或概念方面，至於機構與制度則大體上仍延續中古時期城鎮的章法。但隨著城鎮人口快速增長，貿易、檢疫及隔離所造成的經常性衝突，卻往往超出城鎮政治的範圍。18世紀時，富裕的中產階級於是企盼更上層的政治組織能居中協調，並以當時流行的自然法思想為基調，主張國家為社會契約之政治產物：對外要求國家富強，對內強調天賦健康權。兩者息息相關，因為國家的富強尤其是工業的發展，就必須保持勞動力的健康；而避免人口因疾病或生育不當造成縮減，則是維繫健康勞動力來源的根本要件。於是，人口調查、殘疾老幼的保障與流行病定期紀錄，遂為社會契約論下國家之基本責任。儘管這些理想到18世紀中

期,大體上還僅止於知識分子與中產階級,但也顯示出公衛運動已經從中古時期強調排除有害物的「清潔與衛生」,逐漸轉向具有近代意涵之預防疫情與維持「健康」狀態。

一般說來,英國經常被視爲現代公衛制度的發軔者,而德國或早期的日耳曼邦聯則是歐陸的先驅。英國從15世紀的都鐸王朝(Tudor)開始,就似乎有著一連串傳染病蔓延的紀錄,由早期難以辨別真正病因的英吉利盜汗症(English Sweat)與監獄熱(Jail fever),到17世紀以後病理清晰的猩紅熱、敗血病、梅毒、天花、傷寒、霍亂等。經常處於疫情中的英國中古市鎭,遂各自發展出許多因應的策略,其中最常見者莫過於以街道定期清掃、水道疏通爲常態性的衛生管理,以市鎭封鎖、家戶隔離爲瘟疫應變之道。至維多利亞女王時期,英國已然是歐陸的工業大國,前述的三大要素重商主義、科學醫學、民族國家也保持領先。此時英國醫界雖仍對病因有諸多的爭議,但醫界或政府已能從市鎭紀錄上掌握疾病的傳染特徵,並擴大中古時期以來的隔離檢疫制度,尤其是在海港檢疫上明確展現國家的近代公衛機能。至於傳統的市街打掃及污物清運,則在市鎭新興中產階級的持續投入下,做得比中古時期更有效率,範圍也擴大到市鎭周邊的穢物管理。或許是受到中產階級思想與流行的功利主義(Utilitarianism)影響,英國政府將傳統的市鎭管理,提升爲全國統一的衛生制度與相關法令,如人口與疾病普查、設立大型醫院與《濟貧法》(Poor Law)的制定,這大抵都是中古市鎭衛生與福利行動的國家擴大版。

相較於英國公衛運動來自於市鎭中產階級的推動與國家之因應與配合,18世紀以前的日耳曼還是一個組織鬆散的邦聯,市鎭衛生運動也難以作區域間的整合,不免遭幾次鼠疫、天花、梅毒、傷寒等疫情所重創。受限於政治現實難有作爲的德國知識界與醫界,寄望未來統

一的民族國家能解決此一困局，遂將父權政治之理想投射到其公衛運動的設計上。歐陸中古市鎮在疫情蔓延時，歸罪於異鄉人(alien)的情緒甚為普遍，加上細菌病因學尚未誕生，此時隔離與檢疫多針對「人」進行。因此，類似警察的制度成為平時監督市街清潔、廢棄物處理、疫情蔓延時監禁患者與帶病者的重要工具。雖然16-18世紀中期的日耳曼公衛運動，在執行項目上與英、法等國相類似，但其行政基礎卻不在中產階級背景的管理者，而是在一群行政官僚與警察的手上。對18世紀的日耳曼公衛運動者而言，由於警察行政被視為一門科學(Polizeiwissenschaft)，衛生警察(Medizinpolizei)理當是一種行政專職與公衛專業人員。

國家醫療(State medicine)與細菌學(Bacteriology)下的公共衛生

1750-1830年間正值歐洲啟蒙運動與工業革命之高峰，此時發生的衛生運動(sanitary movement)是直接促成近代公衛誕生的革命性事件。在啟蒙思想家人本主義的呼籲中，洛克(John Locke)要求科學及醫學的進步需為公眾所分享，並認為政府有責任教育人民保持健康與衛生；於是，衛生教育成為公衛運動之一環。類似的觀點，亦在法國啟蒙哲學家狄德羅(Denis Diderot)等人的主張裡出現。對於民族國家應有的衛生主張，包括壽命延長、人口與疾病調查、醫療的社會化與公有化等等，都指出這群思想家有意於把公衛運動從技術性清潔的範疇，擴大到社會福祉的目標上。19世紀初盛行的邊沁主義(Benthamism)更刺激整個西歐社會，從效益極大化的角度往上述方向推進。除英國外，法國大革命以後陸續進行的公衛革新，以及同時期美洲大陸上與福音教派(Evangelism)合作之衛生運動，均可視為是這

股風潮的反應。儘管也是爲了社會進步或國家發展等目的，但德語區則堅持其衛生警察的傳統與執行手段，進一步擴大了國家對公衛運動的主導與壟斷權。從1779年到19世紀末止，法蘭克(Johann Peter Frank)有關衛生警察與功能的著作，是德語區各邦最有影響力的公衛理論。有鑑於日耳曼各邦工業化程度與中產階級發展速度不同，各地對公衛與社會福祉的需求也有差異。因此德語區的衛生運動更加重視資源分配的有效與正義，促使了衛生行政體系的權威化與高度功能化的發展。衛生警察於是成爲監督社會遵守衛生規範的體制性工具，而政府則有責任制定衛生法規以利其執行。

　　有趣的是，當時病人才是要被衛生單位管制的對象；這一點不論在哪裡或哪種疫情下都一樣，於是人的特定行爲成爲公衛防治的重點。今日視之爲「職業衛生」範疇的許多現象，因而在此時被以特定「傳染行爲」的角度所發現。簡言之，這段時間的衛生運動主要從效益面或行政面思考。在英、法、美等國，此一運動起源於私人領導，並認爲原有以市鎮爲單位的管理缺乏效益，於是與國家部門尋求配合。在德語區則是傳統衛生管理機能被國家衛生部門所吸納，在開明專制(Enlighten absolutism)的政府引導下，期待一個更強大的帝國能滿足社會不同之進步需求，透過衛生警察制度性的監督，快速地達成現代衛生運動的理想。

　　從史諾控制霍亂的例子中不難發現，除了思想及理論，19世紀的衛生運動還要求更堅實的證據，來改變西方醫界對於瘴氣論的堅持以及舊式的公衛制度。18世紀出現的珍納(Edward A. Jenner)牛痘術與之後的強制接種，爲這個改變賦予了實證的成功案例。天花一直都是歐洲重要的傳染病之一，更是嬰幼兒死亡的主要原因之一；強制接種以抑制天花，彰顯了國家制定現代公衛政策的必要性，對於渴求更多

勞動力投入的工業部門來說，更是經濟持續繁榮的保障。於是，啓蒙
思想家、衛生行政者、資本家與民眾，都在接種牛痘的成功案例裡得
到滿足。不論是在英國的公衛體制還是德語區的衛生警察制度下，接
種牛痘——一個當時還不知其所以然的預防法，已經因強制接種政策
得到成效，鼓舞了衛生運動在19世紀後進一步發展，也爲後來的細菌
學革命預鋪了坦途；當然公衛行政進一步的中央化，也預告了歐洲
「國家醫療」（state medicine）的開端。

　　許多歐洲國家都在19世紀前期進行公共衛生運動之法制化，表現
在1850年代以前，西方公衛運動最有效的兩個工具：清潔與隔離檢
疫，都出現一些普遍性的共同判準。只是這些普遍標準針對的還是疑
似患者的反應，或是臨床症狀的特徵，而不是顯微鏡下才見得到的元
兇。英國的查德威克（Edwin Chadwick）所鼓吹之公衛運動，即是此一
特徵下的產物。此時的公衛運動強調淨水供給、污水與廢棄物處理、
飲食調配與食物供應，甚至母職教育等。這些和經濟條件與社會福利
攸關的項目的確在降低白喉、傷寒、麻疹，與百日咳上產生作用，如
加上先前提到的牛痘強制接種，這些傳染病在19世紀下半大都已被壓
制。但直到了19世紀下半，由於巴斯德（Louis Pasteur）與柯霍（Robert
Koch）等人的貢獻，細菌學出現驚人的進展，才改變了公衛運動方
向。

　　巴斯德利用鵝頸瓶所作的肉湯保存實驗，推翻了生命自然發生說
（spontaneous generation），而柯霍法則（Koch's postulates）則引導醫界
將特定疾病與某種微生物聯繫。簡言之，現代細菌學對於病因學或病
原論最大的影響，是把公衛運動與其防治的焦點，從環境與病人身上
移往了顯微鏡底下的各種微生物。於是，街道清掃、污水與廢棄物處
理的目的，就不完全是爲了環境清潔，而是要消滅環境裡的微生物；

隔離檢疫也不再是管制病人，而是監控患者身上的病菌。因現代細菌學發展的影響，「人」漸失去現代公衛運動裡的重要性。不過，對於那些不具傳染性，卻有顯著共發性的疾病如營養不良、礦工肺病(即今日之塵肺症)，或是當時細菌學還未能完全理解的傳染病，如肺結核與痲瘋，傳統以社會福利及病患監管為主的公衛思想，依然舉足輕重。

因受惠於現代細菌學的發展，牛痘接種術得到了解答。免疫反應成為細菌學拯救人類的新理論，而疫苗的發展則是生物科學醫學的最佳武器。從早期的狂犬病疫苗、破傷風疫苗，到霍亂、鼠疫、德國麻疹等各式各樣的疫苗，發現致病細菌並作出疫苗與之對抗，成為生物科學醫學比公衛更能快速、有效地控制疾病的保證，也掀起1960年代以前醫界與公衛運動者過度樂觀的期待。但另一方面，發展這些疫苗所需要的工業與科技能力，乃至於國家在財政或教育上的支持，都造成國家在公衛運動中扮演更關鍵的角色。嚴格來說，除了美國因堅持自由主義意識型態外，幾乎主要西方國家都強化其中央政府推動製作疫苗的能量，並將強制接種疫苗視為重要的公衛施政項目，打造名副其實的「國家醫療」時代。

小結

儘管在生物醫學技術發展的趨勢大致相同，西歐各國仍因其文化與意識型態，而在規劃現代公衛體制和設計社會福利制度時有些差異。具體來說，儘管隱含著功利主義的價值觀，但英國在政策擬定上深受社會主義影響，對於貧窮與疾病間的關係，採取比較偏向補償(compensation)與救濟的理念。遂幾度修正《濟貧法》和擴大貧民診療範圍，控制貧民的高患病率，並藉此降低瘟疫爆發的風險。法國則

在革命時期建立了公共安全委員會(Comité de Salut Public)，引入警察制度管理衛生工作。儘管後來的法國政府持續強調中央管理公共衛生的重要性，也視巴斯德的貢獻爲法蘭西民族無上的光榮，但始終都沒有像德國般建立起衛生警察的全面監管機制，而巴斯德研究所也都能維持其私人組織的姿態。如果說法國公衛體制是個折衷表現，那德國的衛生警察就是光譜的另一端。高度中央集權化的德國公衛體系，不僅延續18世紀以來傳統的衛生警察制度，細菌學重鎮之柯霍研究所也被定位爲國有部門。從德意志第一帝國到納粹主政時期，德國的公衛體制將社會醫學理論發揮到極致，甚至產生社會病理學(Sozialpathologie)與民族衛生學(Rassenhygiene)等學科，將社會管理與種族控制都納入到衛生事業的範疇中。醫史學家西格里斯(Henry Sigerist)曾說：「當德國運用警察嚴密監控其公共衛生時，英國則是採取教育和說服爲手段。」這番話雖未能全然反映兩國政策背後相似的意圖，卻也扼要地點出20世紀中期以前近代西方公衛的兩大操作範型，其他的制度規劃則多半是在此光譜中左右移動而已。

二、公衛運動與殖民主義在華人社會

公共衛生在華人社會究竟始於何時？這個問題回答不易。首先就定義而言，如同某些西方研究將公衛概念上溯至文明乍現的遠古時代，學者也可以把殷商都城規劃，作爲公共衛生觀念在中國已有悠久歷史的注腳。其次，對於何者才是「現代」公共衛生起源的不同定義，亦會影響學界論斷華人社會何時引進西方公衛運動的判斷。以制度論學者的觀點來說，租界引進西方城市管理的時間，通常即被認爲是現代西方公衛運動在華人社會出現的時刻。但認爲細菌學才是現代

公衛核心知識的學者，則更強調國家細菌檢驗能力的穩固與完成預防接種政策的制定。兩者的時間在近代中國，就有近半世紀的落差；更何況兩方觀點，也都無法自外於前述定義所可能產生無限回溯的疑慮。舉例來說，明清的北京文人曾慨嘆人民積習難改，又無有司專責，以致塵芥廢土堆積如山，雨季時溝渠積水橫流街道，居民「以街巷爲方便之所，每到清晨，攬衣方便者觸目皆是」。但發此議論者所介意者在於呼籲公共衛生與管理？在於居民方便之不雅？還是抱怨北京之灰塵與積水所造成的不便？要如何解釋這些與現代衛生相類的觀點？實仍有極大的討論空間。此外，當時春、秋溝渠定期疏通，及糞土撿拾與糞場管理的做法，似也與西方市鎮衛生管理內容相近。是以有學者以爲至遲到清代，中國就已經存在公共衛生管理機構和公共衛生管理措施了。此外，自明中葉後漸成氣候的「溫病論」，也曾被學者視爲中國已有現代傳染病理學概念之端倪。甚至有人發現傳統醫理中「蟲」的概念，日後被早期在華西醫界比附爲「細菌」，因而降低西方細菌學傳入華人社會時，可能會遭遇到的思想抗拒。此等說法，則顯然把細菌學觀念進入中國的年代，再往前移了近半個世紀或更早。

「租界」：西方公衛運動進入中國的窗口

　　如果把定義的標準置爲「西方」公衛運動傳入中國，發生的時間就可能和西方殖民主義進入亞洲的時間相當。雖說殖民主義在17世紀時已在亞洲建立不少據點，如日本的長崎、印度臥亞(Goa)或澳門等地，當時也曾帶來一些西方行之有年的公衛規劃與行動。但這些地區或受政策局限，或遠離華人主要活動範圍，對於以華人爲主之社會的影響實不甚明顯。少部分的研究曾經顯示，海外華人社會如新加坡、

馬來亞等地，最晚在18世紀初就可見到部分西方公衛運動的影響。然而海外華人的西方公衛經驗，是否曾隨其與原鄉的連結影響中國境內，則尚未有具體研究可以證實。不過，類似此種殖民都市與西方公衛運動的連結，在19世紀中葉以後，隨著通商口岸開放態勢確立，中國境內的「租界」彷彿成了西方公衛運動對華的展示窗口。

作為西洋經驗在華最耀眼的上海租界，學者對於其公共衛生發展著墨甚多。Kerrie MacPherson（程愷禮）分析上海開埠後五十年中，租界在工部局領導下完成近代公共衛生體系的歷史後，認為英國專家們在租界公共衛生建設上，扮演著對中國引介與實踐西方公衛運動的關鍵角色。羅蘇文則在此基礎上，彰顯了租界公衛建設的四個主要面向：糞穢管理與公廁、公共菜場設立、牛痘疫苗接種、鼠疫調查與登錄。與前述英國同時期的發展對照下，不難察覺作者雖將上海工部局衛生處譽為「最早起步構築公共衛生防線的前驅」，但該單位也僅能局部且有限地實踐西方公衛運動。而且就上海租界的衛生規範與政策而言，19世紀中葉前工部局所引入的制度，似乎比較接近早期英國市鎮公衛與初期衛生運動的概念，對於更大範圍的社會福利調查、傳染病定期統計與貧民管理，就難有太具體的作為。

儘管如此，西方公衛運動確實對華人社會產生了影響。李達嘉在〈公共衛生與城市變革──清末上海人生活文化的一個觀察〉中，從生活即文化的角度切入，發現清末上海西方公共衛生概念與實作，已然深入影響租界內與其邊緣的華人生活習慣。從飲水、街道清潔、疾疫的防治和醫療等方面觀察，租界就如同震盪中心般將近代西方公衛運動，透過實作與展示，一步步擴散到鄰近接壤的華人社會裡。不過這過程中倒也不全是平靜無波；中島知惠子和彭善民的研究都顯示出，華人社會對於西方公衛運動與傳統價值牴觸的部分仍有抗拒，只

是這些衝突隨著城市發展的實質需要，以及社會上對現代化（西化）的
呼聲日盛而逐漸褪去。從他們的角度來說，都市發展與現實需要才是
推動現代公衛在華人社會發展的動能，西洋醫療的實際臨床效果倒不
一定是主要推手。

　　若說上海是英式公衛思想主導下的市鎮（租界）衛生模式，那麼天
津及後來的北京則有稍微偏向德系公衛的色彩。Ruth Rogaski（羅芙
芸）博士論文的原始標題"From Protecting Life to Defending the Nation"
就相當直接地點出天津公衛發展背後的國家主義特徵。一樣是淨水供
給、垃圾糞穢處理與傳染病預防，羅芙芸展現公共衛生制度在天津被
視爲現代化的理想與目標，與統治過周邊租界的外國勢力（德、日）有
關。外國租界裡的公衛體系，成了天津發展公共衛生的模範與競爭對
手，類似的情況也產生在清末民初的北京城裡。除了運用「國富民
強」的激勵或「東亞病夫」的諷謔宣傳手法，企圖喚醒國民追求西式
公衛的理想外，隸屬於工部局的警察機構也一直是當地政府倚重的執
行工具。以北京城爲例，楊念群的許多研究描繪了國家權力控制下，
以現代醫學爲指導的公共衛生醫療網絡在北京逐步確立的過程。他認
爲這種源自西方的衛生制度監控形式甚至比警察系統，更有效地打破
了城區人民原有的日常生活節奏和秩序。此種以警察行政爲基礎的建
制，即便到了美國公衛專家蘭安生（John B. Grant）投入北京公衛發展
後，他亦只能順應既成之制度與之配合，根本的改變還得等到國民政
府遷臺後，1960年代後才產生。

　　隨著近年來城市史的發達，像福州、廈門、廣州乃至於內陸的武
漢、太原等地，有愈來愈多的研究顯示19世紀以來的中國城市，不論
是否爲租界，都逐漸成爲近代西方公衛在中國境內的試行地。但也因
爲國內政局的長時期紛擾，這些公衛發展大抵上僅得視爲「先進的」

西方市鎮衛生規模，而且也受到周邊租界衛生制度的影響。在這些城市公衛的推動過程中，洋、華商會人士的角色頗為類似西方衛生運動裡的中產階級。不過囿於中央政府的闇弱與國內政局分裂，現代公共衛生制度在中國城市發展的時間甚長，要到1920年代中期以後才晉升為國家政策。

國家衛生行政的建制

　　不論是教會醫學或租界誘發之市鎮衛生模式，長遠來看都可算是華人社會裡西方公衛運動的根源，但也因為其地理與政治上的局限性，尚難以見到對整體華人社會的立即影響。相較於日本明治維新後迅速擴展之現代醫療與公衛制度，以及臺灣在日治時期醫療與衛生體制全面西化的狀態，中國作為主要的華人社會，則因政局不穩與行政躓踣，無法有效展開西洋公衛思想與體制。

　　西方公衛運動在中國，尤其是在衛生行政的部分，一開始就深具中日間國族競爭的特色。有學者就認為「中日甲午戰爭以後，隨著日本影響的強化和中國社會對近代衛生事務的態度的日趨主動，『衛生』概念的變動也開始由暗轉明，具有近代意涵的衛生概念開始愈來愈多地出現在國人的著述中」。惟制度的推展還需其他條件配合；在西方歷史中，大型瘟疫的爆發與蔓延，正是上述制度上的必要條件。杜麗紅也認為：「雖然北京防疫取得了一些進步，但其取得較大發展是在清末東北鼠疫爆發期間，很多防疫設施和機構得到了強化。」爆發於中國東北的疫情，成為英國劍橋大學醫學院畢業的華僑伍連德，獻身華人公衛事業的踏腳石。Carol Benedict(班凱樂)即認為，1910年滿洲爆發「肺鼠疫」，創造了西洋醫學與公共衛生學在中國實施的客觀條件。負責執行鼠疫防治政策的伍連德，因具有深厚的西洋醫學背

景與政府的信任授權，不僅讓民國初年推動隔離措施和拘留疫者的防疫總署成為日後國家公衛機構的濫觴，也在執行政策的過程中，取得當時紳商的配合與支持。此一民間與政府共同防疫的過程，具體展現了近代公共衛生機制中公共性的關鍵要素，也成了區別中國傳統衛生施政的分水嶺。

儘管民國憲法與官制都明定政府有設立專司管理公共衛生的責任，由內政部成立衛生司掌理公共衛生事宜。但實際上除防疫總署尚勉強能運作外，地方業務仍如舊制般委交警察部門或各個民間自治團體。以上海為例，上海華界在民國以後發起地方自治運動，在市政建設、衛生管理、法規建設諸方面，移植洋人租界的制度，並與租界衛生機關密切合作。事實上，上海華界與租界在公共衛生管理方面，其規章制度在民初之際就幾乎已經一體化了。而在北洋政府的支持下，北京的京師警察廳和京都市政公所，也持續改善城市公共衛生。按史明正的說法，北洋政府統治時期，是北京市政近代化取得巨大進展的時期。然而這些現代公衛的行政發展，依然是以個別城市的既有規劃為基礎，不僅未能具體提升為全國之公衛體系，甚至在疫情管制或衛生檢查時也出現過相互衝突的事例。

在伍連德影響下的防疫業務，此時出現相對罕見的中央化努力。1917年因應山西鼠疫，衛生司正式成立中央防疫處，1919年再升格直屬於內務部。1920年，伍連德出任全國海港檢疫管理處處長，事實上這也是全國唯一的檢疫管理單位，次年還代表南京國民政府出席國際聯盟衛生會議。相對於現代公衛在城市執行的基礎上，不可免有著公、私利害與商業競爭的矛盾，重大傳染病對生命的無差別性威脅與社會共同的恐慌，抹去了個別利益爭執的爭端，讓「防疫」成為現代／西方公衛向上發展的重要理由。簡言之，1920年代以前的中國公衛

行政仍處於擴大清末以來「防疫」行政的局面；相較於租界已發展多年的公衛運動，現代公共衛生體制尚未在民初的國家機制中確立。有研究者即指出：「民國以後，隨著國家衛生『制度化』進程的不斷加深，國家在救療防治疫病方面的作用(才)明顯加強。」

1930-1940年代中國早夭的國家醫療

中央闇微、地方紛擾之際，外國醫學勢力已悄悄地為現代公衛在華發展的下一階段預作準備。其中美國洛克菲勒基金會（Rockefeller Foundation）與所轄中華醫藥董事會（China Medical Board），不僅支持湖南長沙湘雅醫校（Yale College of Medicine）、成立北京協和醫學院（Peking Union Medical College），更對南京時期的中華民國公衛事業影響頗深。

從北京周遭的實驗到南京的衛生部

北京協和醫學院公共衛生學系由蘭安生一手規劃，並在1923年向北洋政府提出對全中國公共衛生體制的擘劃。蘭安生的大計畫顯然未獲北洋政府支持，他轉而與協和醫學院院長劉瑞恆合作，於1925年與京師警察廳在北京內右一區試行設立第一衛生事務所，該衛生所不僅作為協和醫學院學生實習場所，並負有衛生教育、學校衛生、預防接種、環境衛生、飲水消毒、婦嬰衛生、公衛護理、生命統計等功能，儼然如具體而微的衛生行政機構。除了城市地區外，蘭安生也與在河北定縣進行農村實驗計畫的晏陽初合作，以衛生所和巡迴醫療為綱目，協助訓練在地之簡易衛生人員、護士與助產士。蘭安生與北京協和醫學院在1920年代末以前的活動，不僅僅是一系列美國公共衛生學界在中國的現代化實驗而已，1930年代以後，更隨著南京國民政府有

效掌控東南半壁以及中央官制的日趨穩定，這些來自北京周邊的公衛
經驗遂成爲國民政府衛生部設置的張本。

1928年，國民政府定都南京，在行政院下設衛生部，薛篤弼爲首
任部長，內置醫政、保健、防疫、統計及總務五司；省(市)政府設立
衛生處(局)，縣政府設立衛生院，此爲民國正式中央衛生行政系統之
濫觴，但至1937年抗戰軍興前後，國民政府的公衛設施與機構雖漸次
起步，然部會編制與執掌卻仍未臻穩定。此時對現代公衛事業眞正有
影響力的是第二任的衛生部部長——劉瑞恆。衛生部成立後，劉瑞恆
歷任衛生部(署)次長、部長、署長，兼禁煙委員會委員長，並興建中
央醫院兼任院長，負責與國際聯盟技術合作設立中央衛生設施實驗
處，身兼衛生行政、技術及醫療三個最高機構之首長。1932年，他再
奉命成立軍醫總監部並擔任總監，兼陸軍軍醫學校校長。劉瑞恆以推
廣和提高醫學教育是公共衛生建設的根本，陸續成立國立牙醫專科學
校、中央護士學校、中央助產學校、中央大學醫學院及衛生教育系、
中央衛生人員訓練所等。他亦將清末以來幾乎獨立運作之檢疫制度，
重置於中央公衛體制中，促成1930年伍連德赴上海接掌海港檢疫總
處。這些都不難看出劉瑞恆在任內積極延續並擴大協和醫學院在北京
之經驗。

1930年代中國境內的國家醫療與相應之公共衛生建制，事實上並
不適合與同時期美國境內的公衛發展相比擬，反而類似於雜糅了協和
醫學院北京經驗、歐陸發展以及中國傳統施藥救療想像的混合體。舉
例來看，國府於1937年在南京城外的江寧縣湯山，建立了第一個全國
性的衛生示範區。根據劉瑞恆的規劃，中華民國之公共衛生行政以縣
爲基本單位，根據縣內村落與區域人口的分布，配置一定數量的衛生
所；衛生所人員以公共衛生護士與助產士爲主，其功能都近似當年北

京之衛生事務所與定縣農村衛生站的規劃。1930-1940年代間，南京
政府已陸續規劃或完成了幾項配合上述規劃的公衛措施，如上海衛生
所示範區的設置(1929-1930)、北京衛生所示範區的增建(1928-
1933)、衛生工程訓練班(1933-1937)，以及全國助產士訓練班的規劃
(1929-1935)等。即便退守重慶時，也在極為困難的情況下推動四川
省衛生處的設置(1939-1945)，而時任軍醫署署長，也是前協和醫學
院生理學教授之林可勝，即主張以軍隊駐地衛生作為日後推廣鄉村衛
生的基礎，培植士兵公衛觀念以利復員後改善全國的鄉村環境衛生。

　　雖說原本劉瑞恆的規劃是以衛生所為全國公衛制度之基點，人力
則以護士、助產士為主。但1940年衛生署(由原衛生部組織縮編而來)
公布《縣衛生工作實施綱領》時，卻又根據憲法第157條，提出縣級
衛生所當有公醫之設置。此等規劃下的公醫提供低價之醫療服務，而
為公共衛生行政之一環。須強調的是，該制度的根源或有1880年代以
來的俾斯麥社會福利精神的影響，或與中國傳統之施醫濟藥之想法相
仿，但與日後1942年英國貝佛里奇報告書(Beveridge Report)建議之當
代公醫制度顯有時間上之落差，不該混為一談。不過也是在這段時間
裡，國際聯盟衛生組織(The Health Organisation, the League of
Nations)派專家來華，評估中國衛生落後、醫療不足的現況後，建議
國府仿效南斯拉夫建立公共衛生福利制度。此等建議或也是此時中央
衛生政策較具有強烈社會主義與福利概念的原因之一。

　　最後須一提的是，儘管美國醫界對民國時期的公衛影響深遠，幾
乎當時中央衛生機關的主要幹部都有美式訓練的背景，不過在地方公
共衛生人員方面，多半仍舊是以留日的醫專學生為主，相當依賴前期
所留下之警察機制處理當地的公衛需求。中央公衛機構既衍生自協和
醫學院在北京與周邊定縣農村的經驗，在1930年代要立即向下扎根到

地方與全國農村，顯然有一定之障礙。因此，1930-1940年代的現代公衛在華實踐，一如早期租借與周邊地區之關係，仍以重點城市和其四周農村爲主。迨中日戰爭爆發後，國府推動公共衛生現代化更難以爲繼。隨著南京的淪陷與戰事的擴大，1930-1940年代公共衛生現代化的努力終遭腰斬。不過這段經驗也爲戰後臺灣的公衛發展，留下了衛生所、公共衛生護士，與湯山地區DDT抗瘧實驗的遺產。就某種意義來說，殖民主義促成了現代西方公共衛生傳入中國；但卻也因爲同一個因素，讓1930年代剛萌芽的國家醫療與全國性公衛發展，在1940年代後遭受重挫並將其實踐轉進到臺灣。

日本殖民醫學與臺灣公衛發展

相較於大陸公共衛生發展受制於中央的弱勢，日據下的臺灣顯然因殖民政府的強勢而較早受到現代公衛的洗禮。1874年的牡丹社事件以及甲午戰爭(1895年)後的征臺之役，讓日軍驚懼於臺島疫病之橫行，臺灣亦因此蒙上「鬼介之島」的惡名。在殖民統治的實際需求以及明治維新以來德式公衛在日發展的呼應下，日本殖民政府遂以防治疫病作爲公權力介入醫療衛生體系之開端，爾後漸以法令與警察行政奠定臺灣衛生事務的常態性結構。

一、德國醫學與現代公衛在日本的發展

西洋醫學在日本的發展約可上溯至德川中期以後。然而幕末傳入之西洋蘭醫學，有極大的部分是當時日耳曼地區所流行的醫學知識系統。隨著蘭醫學的擴散，日本逐漸出現了自主養成的蘭醫學派。1838年，備中國足守藩士佐伯瀨左衛門的三男緒方洪庵在大阪成立一所名爲「適々齋塾」(簡稱適塾)的蘭學校。該校諸多有名的畢業生，如橋本左內、福澤諭吉、大村益次郎、大鳥圭介、長與專齋等，日後都成

爲明治維新時期，推動日本現代化的關鍵人物。若僅就蘭醫學與當時
公衛觀念的角度而言，緒方在1849年著有《病學通論》，不僅代表西
洋醫學在日本落地生根，也是第一本受到歐陸衛生學與病因論影響的
日本西洋醫書。據該書作者對疾病和健康的定義，除受蘭醫學的影響
外，也雜糅了不少傳統漢醫的理解。爾後，同爲適塾出身之長與專
齋，不僅將蘭醫學回歸德奧醫學，更身任中央衛生局長，開啓明治時
期日本醫學全面西化與公衛事務國家監理的時代。長與專齋於1854-
1860年間受學於適塾，1871年受命赴歐美考察各國醫事衛生制度。
1875年原幕末舊制之「醫務局」改制爲「衛生局」後，長與專齋即就
任爲首屆衛生局長。在自傳《松香私志》裡，長與專齋記錄了他對歐
美諸國衛生制度差異的理解，也提到爲何要由《莊子》中擷採「衛
生」作爲現代公衛事務的譯名。他的敘述有幾個特點：長與引用德文
Gesundheitspflege來註明日文健康與衛生之本意，顯示德國醫學與
1874年明治政府公布〈醫制〉，全面西化醫療體系有直接關係，也意
喻日本現代公衛概念的德國因子。

　　除了德國公衛思想傾向於以警察管理與中央集權的衛生制度外，
日本醫界的內部發展，也刺激日本現代公衛有更強的國家監理特質。
首先，美籍學者James R. Bartholomew根據幕末社會嚴格的身分階級
制推斷，幕末得以接觸蘭學者，仍屬具有一定教育基礎之士族階級。
這些武士家族，日後成爲明治政府所倚重的各式專業菁英。以西醫界
來看，日本學習德國醫學的過程中，官費留德的學生扮演了相當重要
的角色，其中爲人熟知者有後來以文名垂世的森鷗外，以及東京大學
細菌學教研室的開山始祖緒方正規、日後之北里柴三郎等。這些日本
官費留德醫學生，莫不家世顯赫並出身前朝侍醫家門，因而其衛生觀
不免有著強烈的士族階級氣息。例如，海軍軍醫監高木兼寬曾認爲，

三等貧民(賤民)是造成東京髒亂以及疫病流行的原因，力主將他們強制遷居至郊外的農村。儘管在腳氣病成因上與之勢如犄角的森鷗外，反駁高木此說過度依賴傳統的瘴氣論解釋，斥其說法「全然不足採」，但卻也沒有反對高木拆毀貧民區整頓清潔的觀點。松田誠(Matsuda Makoto)就認為，兩人所異者僅止於對於疫情或都市衛生之病原發生論，至於都市下層的貧民福祉則非其關心的焦點，甚且是必須被犧牲的對象。

　　這場引發高木兼寬與森鷗外論戰的疫情，正是1886年大流行的世界霍亂。有鑑於當時細菌檢驗技術未臻成熟，但傳統的瘴氣論影響已漸次消褪。日本社會面對來勢洶洶的霍亂疫情，實無心去深究何種細菌才是造成疫情的元兇，也對各種漢、洋療法的不確定感到不耐。此時的日本衛生學界承受德國警察行政的理想，視衛生警察制度為病因不明前即能斷然處置疫情蔓延之必要手段。因此在德國理論與現實迫切需要下，日本的衛生警察行政機制不僅確立，而且在國家菁英領導的概念下被進一步強化。長與專齋眼見此等轉變，遂視虎列拉(霍亂)為日本現代衛生事業之母；而與臺灣衛生事業密切相關的後藤新平，也因其對衛生警察之譯述與鼓吹，獲得繼任為日本中央衛生局局長的機會。

二、現代衛生制度在日治時期臺灣之發軔

　　1895年，後藤新平受聘擔任臺灣總督府衛生顧問，著手規劃關於鴉片政策、衛生、自來水和下水道等建設。接任民政長官(1898-1906)後，後藤逐步引進日本醫界菁英如高木友枝等人來臺主持衛生大計，並曾說：「殖民地行政計畫，在目前科學進步之下，必須根據生物學的原則。也就是要發展農業、工業、衛生、教育、交通、警察。」在後藤的規劃中，公醫制度與警察互為車之兩輪，協力互助日

本在臺之殖民事業。相較於警察是衛生事務的監督者，後藤新平賦予公醫「文明的拓殖者」的定位。然就其實際狀況來看，日治時期臺灣的公醫多執行法醫、傳染病、環境衛生改善、醫藥人員督導等相關業務，因此更像是「具有醫學專業的公衛政策執行者」，不純然是治療提供者的角色。

在改善衛生條件方面，下水道工程發軔尤早。日本領臺次年（1896），東京大學衛生工學教師巴爾登（William K. Burton）即來臺投入衛生與水道工程的相關調查與設計。巴爾登染病過世後，其學生濱野彌四郎繼續其規劃；師徒兩人的衛生工程，深刻地影響了臺灣都市衛生與潔淨供水上的需求。至於在傳染病防治方面，臺灣總督府於1897年制定〈傳染病豫防規則〉，明定法定傳染病八種，並規劃牛痘接種。1902年為防堵鼠疫與霍亂流行，總督府設臨時防疫局； 1903年增設臨時防疫委員會，置防疫醫官及事務官協助地方。因鼠疫與霍亂威脅降低，高木友枝在1910年建請將公衛重心轉為防治瘧疾。總督府遂於1911年召開會議，落實瘧疾撲滅計畫；除動員保甲制度、強制整頓環境、舉辦衛生講習外，亦投以奎寧於預防和治療。1913年，總督府訂頒〈瘧疾防遏規則〉，結合衛生警察與保甲，強制執行以防瘧為中心的各種環境衛生建設。日治時期衛生警察與保甲制度，在衛生行政與防疫工作上分層負責、強制管理，深入社會基層控制每個人。綿密的衛生控制與管理規劃，可說是日本殖民統治的特色，亦在臺灣留下深刻影響。

以警察行政為執行機制的殖民地公衛體制，以日人較為集中的都市或移民村為重點，改善環境衛生，如設置自來水、興建下水道、推行住宅改良（注重家屋之通風、採光等、提倡使用改良式廁所、強制春秋二季施行全臺定期清潔大掃除等），逐漸將現代衛生的概念與實

踐擴散於周邊之臺灣人村落或居住區。1915年之前，日治臺灣之公衛重心在法定傳染病如鼠疫、霍亂與風土病如瘧疾防治等方面，從而規劃許多重要的公衛機制，如疫情通報、檢疫運作與消毒方式，公醫與警察的執掌等。但隨著全島瘧疾防治計畫的推展，防瘧到1929年左右已粗見成效，同時全島整體死亡率亦出現明顯改善、出生率增加而導致人口自然增長。因應整體健康與疾病情勢的轉變，日治時期臺灣之殖民衛生體制遂將焦點轉往慢性傳染病，如癩病和結核病等。日治時期，臺灣各式結核或癩病療養院設立的目的，除安置慢性傳染病患者外，有時還偶有收容罹患精神疾病者。但這類以療養院收容病患為主的公衛機制，在財政不足、民眾抗拒的情況下，並未能達到預期之理想。另外，殖民時代的臺灣公衛角色亦及於貧民救濟，如臺北仁濟院、臺南慈惠院、彰化慈惠院等，雖在1923年由官方組織改為民間財團法人，但因財源多由政府提供，事務運作仍由官吏主導，實質上仍可視為政府公衛機關的一支。

　　二戰前日本在臺殖民醫學的發展，逐漸建構起一個以醫師為主軸的醫療體系。在公衛方面，演化自早期緊急防疫制度的衛生行政體系，讓衛生警察所代表的監控權，不僅在疫情蔓延之際施展，還能在平時成為掌控臺民醫療行為與衛生習慣的利器。雖然同時期或爾後的美國專家常批評日治時期的公衛作為落後且無效，但當時的流行病紀錄與人口指標，都顯示這套制度只要資源供應無虞，的確能改善當時臺灣社會的健康條件。整體來說，日治時期臺灣總督府為了吸引日人來臺，並實踐1860年代以來由西方所習得的知識，極力改善殖民地臺灣的環境衛生，從公醫與警察的設計、自來水及下水道的工程、傳染病的預防、社會救濟事業的統整與開展等，在在都提供臺灣一個接觸西方醫學知識的機會與現代化的管道。日本據臺五十年間也訓練出一

批具備西方衛生知識的菁英，這樣的成果加上種種衛生建設與制度規劃，成爲日後國府遷臺後發展公共衛生的重要基礎。

三、世界公衛組織的設立與對華人社會的影響

19世紀中期後細菌學理論的發展，除了提供西方既有衛生管理機制持續、中止或標準化的客觀基礎外，也對國際防疫合作與全球性的健康照護產生重大影響。但最早國際合作的動力卻不是基於科學理由，而是爲了防堵疫病從「骯髒的亞洲」傳到「乾淨的歐美」地區，或單純爲了消弭國際貿易爭端。1851年歐洲主要國家於巴黎召開第一屆國際衛生會議(the first International Sanitary Conference)，會中選定霍亂、鼠疫及黃熱病爲必要通報之傳染病，其理由在於防止前兩者從亞洲傳入歐洲，以及遏止黃熱病由中南美洲進入北美與西歐。然而此時歐美天花、猩紅熱等依然肆虐，儘管這些疾病發生的次數與總死亡個案都高於後來慣稱的法定傳染病，卻都未見會議代表主張將之列入通報項目。同時，通報的方向也都是以出口地爲非歐美地區時，才有通知歐美進口港的必要性；對於從殖民母國向殖民地移動的客貨，並沒有具體的通報規定。此外，對歐美國家間的疾病通報，仍舊屬於外交事務，經常在政治、經濟優先，或國家主權爭議當中被刻意忽略。不過，由於1851年後的五年間，亞洲型霍亂隨國際貿易網絡傳播，未能得到有效控制，而重創了英國疫情控制的國際公信力，也逐漸動搖了將國際防疫置於外交事務掌控的舊觀念。在1851年的基礎上，到1897年共召開了十次國際衛生會議(International Sanitary Conference/Convention)。在主要通報原則與管道未變的前提下，唯一有變化的是不斷擴大的法定傳染病名單，而且爲了保障逐漸發展且擴大的北美

殖民城市，部分舊大陸的疾病如天花與猩紅熱、回歸熱(relapsing fever)等也納入法定傳染病名單中，並將國與國通報原則轉為港對港通報原則。1870年後正式轉向西洋醫學發展的日本，均派代表出席這些國際會議，並分別在1894年、1897年兩次正式提交發言紀錄。就時間點來看，應和當時亞洲鼠疫之爆發，與日本專家參與調查香港及臺灣鼠疫的背景有關。

1903年第十一屆國際衛生會議於巴黎召開，此時亦值細菌致病論發展的早期高峰，因此從1893年起就不斷被提及的國際防疫中央化與機構化主張，乃在此次會議中正式定調。原本的防疫通報機制，乃以參與會議國家之雙邊或多邊條約為法律基礎，因此外交部門的考量遠大於各國科學部門的影響。但1903年的會議決定設立國際公共衛生辦公室(The Office International de l'Hygiène Publique，但因事涉各國外交協商與內政之故，延至1907年才成立)，作為彙整與傳遞法定傳染病國際疫情通報之國際級中央機構。此通報原則必須符合一定之客觀標準與格式化的表格填報，這正好提供新興細菌學界取代外交勢力，介入國際衛生行政的絕佳機會。而該年所制定的此項原則，日後更是建立國聯衛生組織(1923)，以及二次大戰後成立國際衛生組織(World Health Organization, WHO, 1948)的概念基礎。

如前所述，1910年12月東北爆發鼠疫不久，清廷即任命伍連德為東三省防疫事務總管理處全權總醫官，進行抗疫。1911年4月，以國際聯盟專家為首組成的萬國鼠疫研究會議在瀋陽召開，伍連德擔任會議主席，並協調制定出防疫與檢疫規則。這個萬國鼠疫會議有幾個特殊的歷史意義。首先，清末的中國政府並未特別關注國內與國際的防疫工作，因此也未如日本般積極參與相關之萬國衛生會議，因此在鼠疫疫情爆發之初，鄰接之俄國租界地人員，即屢與華界發生主權上之

爭議。這些爭議有很大一部分是來自於疾病或病菌無國界的科學概
念；但不容諱言，確也有一部分的爭議，是因爲中國無法有效區分國
家主權與科學判準之關係，因而造成外人予取予求的窘境。然在該年
的萬國鼠疫會議上，或許是因爲伍連德的西洋醫學訓練背景，他能以
中國全權代表的身分，力抗在香港鼠疫判斷上爆享大名的日籍專家北
里柴三郎，並在其主導下擬定東北鼠疫防治相關規則。這是中國第一
次以國家名義主導的國際衛生會議，儘管並非有意延續此一做法，但
爾後中國海港檢疫權的回收，大體上也都沿著類似的概念與模式推
進。

　　民國成立後的1912年，中華民國依憲法所頒內政部官制規定成立
衛生司，掌理公共衛生事宜，下分四科。但實際上衛生司經費與人力
有限，除因襲自清末舊制之防疫總署尙勉強能運作外，地方業務仍如
舊制委交警察部門或各個民間自治團體，範圍亦多局限於租借地和周
邊華界，各項發展已如前述。就防疫業務的中央化而言，1930年中國
才頒布全國檢疫條例，正式收回海港檢疫的權力；伍連德方能前往上
海擔任全國海港檢疫管理處處長，兼任上海海港檢疫所所長，並於
1931年代表南京國民政府出席國際聯盟衛生會議。就時間點來說，中
國參與國際衛生合作的時間恰與北伐成功、南京政府企圖與美國合作
擘劃中國現代公共衛生體制的時機相當，因此兩者或可視爲一事之兩
端。不論是國內抑或國際領域，以美國醫學爲代表，日漸興盛的細菌
學觀念與現代科學醫學，都使得西方公共衛生的概念及實作，逐漸從
中國沿海向內陸擴散。但因中日戰爭的阻延，到1945年爲止，中國主
要的細菌學檢驗與防治單位，以及國際疫情通報機制都仍舊以上海爲
主；廣州公衛雖也有長足發展，但因鄰近香港——西歐在亞洲最重要
的貿易與資訊轉運站——因此其角色更重在對內輸入西洋知識與制度

資訊，而非就地發展中國之現代化公衛機構。

　　至於臺灣方面，1895年後日本雖將現代公共衛生制度引入，但因臺灣僅為日本帝國之一部分。儘管作為日本第一個殖民地，在醫學與公衛上有實驗前進基地的意義，但在法治關係上，仍僅屬於帝國行政體制中的地方行政，因而早期相關之疫情通報或港口檢疫，都因循國內標準而從簡。舉例而言，1897年日本衛生局根據國際衛生會議建議頒布海港檢疫規則，但在臺灣因人力、物力有限，將應該分項檢查之霍亂、鼠疫等法定傳染病，依〈臺灣海港簡易檢疫規則〉併為一條，並交同一機構執行和處置。類似的資源整合作法，也發生於日後臺灣總督府中央研究所的組織中。臺灣總督府所轄中央研究所衛生部，並非公衛行政的執行機構，而是衛生判斷與細菌檢驗的幕僚機構和實驗室，其人員有很大一部分與當時的臺灣醫師會成員以及醫學校日籍教師重疊。因此，原本應該分屬政策建議之幕僚作業與檢驗判斷工作之實驗，在臺灣卻是長期合一，而其資訊直接彙報的對象，亦是位於東京的衛生局或1938年後的厚生省。無怪乎，1945年美籍專家會同國府衛生部官員來臺評估時，認為基隆港與高雄的檢疫條件及標準，僅約等於一個國內二等或三等港之水準。

　　臺灣檢疫制度上的從簡或許有著國內法地位的先天限制，難免造成國際疫情資訊流通之限制，但這並不代表日治時期臺灣公共衛生完全隔絕於國際公衛發展之外。以臺灣總督府派員參與國際癩病會議及與會1932年後幾次的「極東熱帶醫學會議」（Far Eastern Tropical Medicine Conference）來看，臺灣本地公共衛生的知識應該未與國際脫節。此外，觀察中央研究所衛生部歷年的研究業績也可以發現，儘管刻意選擇研究主題，但整體的實驗方向有不少仍是複製國際學界的發現，或企圖擴大已知的國際醫學成果或進行在地觀察。這些作為多

少對戰後臺灣公衛發展，以及美援在公衛方面的接榫提供了機會。

國民政府於1947年將內政部衛生署升格為行政院衛生部，轄下有數個美援支持單位，如中央衛生實驗院、東南鼠疫防治處等，對於戰後引入外援提升公衛能力，尤其是與國際相關衛生機制接軌，甚是重要。但隨著國共內戰情勢急轉直下，國民政府公衛體制面臨機構裁撤與縮減。1949年國府遷臺，原本為戰後復興所做的公共衛生規劃，不是中斷就是隨遷臺機關而局部移轉。戰後臺灣公共衛生因此部分受到大陸時期美式公衛的影響，除了行政組織由警察部門轉往衛生專責機構外，以1948年WHO為核心之公衛體制也在戰後臺灣逐步開展。和過去以國際防疫、疫情通報為基調不同，WHO的國際公衛重心在於降低各國健康風險因子(health risk factors)，並據此以各個健康區域(health zone)為單元，兼顧國際統一之衛生檢驗標準，以及當地的社會、經濟因素，甚至是對健康的不同定義。這樣的理想在實踐上受到美國醫界與衛生學界極大的影響，在所謂開創「健康區域」的說法上，也和當年協和醫院進行示範性的衛生站的目的相仿。事實上，整個1950-1960年代穿梭於臺灣與國際公衛界的人物，有不少像是當年協和醫院教授蘭安生這類的人物，同時兼任美國洛克菲勒基金會與WHO顧問的身分。以蘭安生為例，他於1950年代投入成立臺大醫學院公共衛生教育，促使公共衛生奠定在臺灣醫學界的專業地位。而1955年，美國海軍第二醫學研究所(U.S. Naval Medical Research Unit No.2; NAMRU-2)確定落腳臺大醫院，更顯示，中華民國公共衛生和美方主導下與WHO的公衛合作即將進入新的階段。

一般咸信，臺灣DDT抗瘧是奠定戰後公衛發展的契機，亦導因於WHO所主導之全球瘧疾防治或撲滅計畫，臺灣的防瘧工作也在這一波全球性行動中重獲外援。透過農復會的支持與推廣，臺灣的DDT防

瘧工作不僅得以延續，更在1960年代後開展爲更廣泛的農村衛生計畫。從瘧疾防治轉型而來的寄生蟲防治計畫，恢復了155個戰前已經存在的瘧疾防遏所，轉型爲地區／農村衛生所，還將瘧原蟲／寄生蟲篩檢的工作向學校推展。透過衛生所、公衛人員與學校衛生室／保健室的合作關係，建構起一個綿密的衛生調查與投藥網絡。藉由DDT成功撲滅瘧疾的經驗，以及農村衛生所的網絡設置，美式公共衛生的模式逐漸在1970年代後的臺灣生根，也符合臺灣在WHO架構下成爲一個健康區域的理想。

四、小結：公衛、社會與身體——新起點

　　透過不同的定義與角度，可以發展出許多有異於本文的公共衛生簡史；上述的說明僅是以西洋公共衛生發展爲骨架，略爲描繪現代公共衛生，尤其是細菌學影響下的公衛興起與傳入華人社會之梗概。如此的觀點雖說便捷，但也有所不足。其中有關華人傳統的衛生觀，如日本人曾大力讚揚臺民之飲用開水，儘管完全符合今日的衛生標準，卻因爲此等行爲來自經驗而非細菌學理論，以至於無法在上述的說明裡得到適當的發揮。此外，細菌學的發展伴隨19世紀民族國家之興起，迅速讓公共衛生與預防醫學發展結合，大規模強制預防接種就是最明顯的例子。但正因爲如此，使得現代公共衛生概念與傳統西歐社會發展的衛生運動，產生了意識型態上的割裂。帶有一部分社會價值或環境主義的西洋公共衛生，在衛肖（Rudolf Virchow）、佩登可夫（Max Josef von Pettenkofer）等人的影響力淡出後，以及國家醫療概念的主導下被割裂出去。公共衛生與預防醫學遂成爲一組同義複詞，而實務上則見到公衛人員重要性的下降與醫師地位的上升。於是，19世

紀以後現代公共衛生的發展，展現的是國家的重要性凌駕於社會的自我管理之上。據此，當細菌學理論誘發了國家醫療與預防醫學的發展後，一方面提升了國家執行公共衛生政策的成功率；但另一方面，歐洲中古以來，衛生運動裡社會衛生自治的價值也日趨淡薄。既然公共衛生為預防醫學所消融，國家在制定與執行相關政策上的重要性，又凌駕於社會自主管理的理想上，20世紀後以各種公衛政策穿透、監管個人的身體與疾病紀錄，乃成為現代性的象徵且引發各國競相效尤。

上述的現代公共衛生傳入華人社會簡史，基本上乃以細菌學為現代公共衛生概念發展之始點，定位19世紀傳入華人社會的西洋公共衛生：相較於傳統的衛生或袪病的方法，屬於一組「新的」衛生概念與事務。當然在現實的發展上，這般武斷的切割並不足以完全解釋歷史發展的路徑。因此，更需要有來自個人經驗或社會集體行為的觀察與研究，才能平衡描繪現代公共衛生在華人社會的衝擊與接榫。麥克翁（Thomas McKeown）在他的著作 *The Role of Medicine and the Origin of Human Disease* 中，認為人類健康之所以進步，其原因並非醫藥，而是營養、衛生環境與生活習慣等社會、環境，甚至是個人的因素。他亦推論，抗生素與疫苗並非傳染病減少的原因，糧食生產的進步、運輸技術和食物儲存方法，以及改善個人衛生習慣，才是降低傳染病的主因。麥克翁的異說再次把社會與個人身體管理的重要性，從預防醫學成就的迷思中拉回到公共衛生的領域，但也無異將原來國家所分擔的公衛責任拋回給個人。於是，日後受麥克翁啟發之實證研究顯示，社經條件愈好的人愈易維持其衛生與健康，而「健康不平等」(health inequality)的概念，遂成為統攝這一系列非醫學因子的新課題。至於在公共衛生學史的研究中，有愈來愈多的學者，為了反對視個人健康為國家利益或總體經濟成本的舊思維，在探討衛生技術進步之餘，點

出納入社會和身體因素的必要性。有趣的是，這樣的學術風氣發展，和預防醫學在1980年代後，從撲滅傳染病的過度樂觀，轉而強調老年醫學及慢性病控制的趨勢重合；看來預防醫學與公共衛生兩者之間的糾葛，還有極大的發展空間，因勢開展的華人社會公共衛生史，自然也有更多的可能研究議題等待開發。

參考書目

余新忠編，《清以來的疾病、醫療和衛生：以社會文化史爲視角的探索》。北京：三聯書店，2009。

范燕秋，〈日治前期臺灣公共衛生之形成(1895-1920)：一種制度面的觀察〉，《思與言》33.2 (1996)：211-258。

楊翠華，〈美援對臺灣的衛生計畫與醫療體制之形塑〉，《近代史研究所集刊》62 (2008)：91-139。

劉士永，〈延續或斷裂？1940-50年代臺灣的公共衛生〉，范燕秋主編，《多元鑲嵌與創造轉化：臺灣公共衛生百年史》。台北：遠流，2012，頁100-170。

鈴木哲造，〈日治初年臺灣衛生政策之展開——以「公醫報告」之分析爲中心〉，《臺灣師大歷史學報》37 (2007)：143-180。

Detels, Roger, *et al.* eds. *Oxford Textbook of Public Health*. Oxford: Oxford University Press, 2009.

Lee, Kelly, and Dodgson Richard. "Globalization and Cholera: Implications for Global Governance." *Global Governance* 6 (2000): 213-236.

Porter, Dorothy. *Health, Civilization, and the State: A History of Public*

Health from Ancient to Modern Times. London: Routledge, 1999.

Rosen, George. *A History of Public Health*. Baltimore: The Johns Hopkins University Press, 1993.

第二章

近代中國醫院的誕生

梁其姿（香港大學香港人文社會研究所）

一、前言：何謂「醫院」？

「醫院」這個醫療機構在清末開始遍及華人社會，先是西方醫院
(hospital)開始在中國主要商埠設立。但是當時「醫院」這個名詞所
指涉的醫療機構並沒有一致的建築形式、組織架構、技術內涵、功能
項目甚至服務對象。「醫院」大概只指有醫療服務的建築物，有時還
收容病人，與今日一般人心目中的「醫院」有一段距離。當代醫院的
形式與功能基本上是1920-1930年代以後在歐美工業國家發展出來的
模式。就算這樣，每所醫院仍必然有本身的特色，反映其社區文化或
其任務特點。誠如西方醫院史學者Guenter Risse所說：「『醫院』作
為一個種類名稱其實是抽象名詞。在現實世界裡，只有個別的醫院。
每一間都有獨特的名字、管理人員與醫院的任務、建築物、雇員與病
人。」

話雖如此，有相同文化背景的醫院仍有可比較之處，因為醫院作
為療疾場所的想像離不開社會與醫療文化因素。因此，研究者仍可以
追溯醫院發展的歷史軌跡。本文處理的「醫院」是近代才出現的醫療

機構，深受早期在華建立的西式醫院影響，與中國古代寺廟或地方官員所辦的「六疾館」、「養病坊」等傳統機構的相連性已不明顯。不過，中國近代本土的醫院也不完全是西式醫院的翻版；中國城市的西醫院與在西方社會的醫院也不盡相同。本土的西醫院對近代中國都市的醫學知識與文化建構有極重要的影響。本文先簡單描述西方與中國「醫院」的歷史傳統，繼而以近代廣州／香港地區的醫院為例，看中國近代醫院發展的歷史。

(一)醫院的傳統：中西之別

1. 西方傳統

西方學者多以4世紀拜占庭帝國在土耳其東南Antioch建立的xenodocheia作為西方醫院最早的始源，xenones的希臘字源，意指收容外來人的房子。其主事者為城居的主教，是所專為貧民而設的慈善機構，以收容流浪人與外方病患為主要任務。稍後其功能多樣化，包括收容貧困病人、傷殘人、痲瘋病人等。著名的中古史學者Peter Brown認為，主教透過醫院的建立確定本身在都市的權力，同時藉此機構以城市貧民作為宗教社會論述焦點，確保教會財富的妥當性。由於此一嶄新的觀念與做法，反映了一場都市革命。自此以後，都市宗教領袖透過醫院處理城市貧民的病與死，並以此任務作為權力的象徵與凝聚點。

在8-9世紀間，伊斯蘭文明繼承了上述傳統，現今伊朗伊拉克地區成立了bimaristan(源自波斯語，意即病坊)，最著名的一個在巴格達，名為bimaristanal-'Aduhi。據文獻所載，這所病院內有24個醫生，包括眼科、外科、矯形推拿的專科醫生，主治大夫是名領月薪的御醫。後來類似的機構遍及包含埃及在內的伊斯蘭地區。12-13世紀是

伊斯蘭醫院發展的高峰。1154年大馬士革成立了有教學功能的醫院。但這些醫院基本上仍以照顧貧病之人為主。大部分學者認為這些機構規模都不甚大，平均只有十幾至幾十張床，醫院總數目也不是很多，出現的時間多在經濟較蓬勃時期。社會對疾病救濟的需要其實不大，醫院的出現主要仍為了宣示施善者的權力及確定其財富的妥當性。不過，醫院也確實養活了一些都市下層人，即院內的看護、工人、仵工等。更重要的是，這些伊斯蘭機構在形式與任務上較接近近代的西醫院。

　　一些學者認為病坊裡施行的醫療其實很簡單，看不出重要的醫學學術價值。另有學者則表示伊斯蘭醫院裡的醫學最早為波斯本土醫學，摻雜了印度醫學，性質不同於以希臘醫學為主的拜占庭病院。況且希臘蓋倫醫學（Galenic medicine）成為伊斯蘭醫學主流還是10世紀以後的事。至於這些被認為是中古歐洲醫院始祖的伊斯蘭病院到底主要是安置貧苦病人的慈善機構，或者已經是純粹、專門的醫療機構，學者的意見仍然分歧。不過，學者大致上肯定，14世紀以後西歐的一些醫院已接近近代醫院的型態。

　　雖然西方醫院有共同的歷史淵源，但是近代醫院的發展，比我們想像中仍要多元與複雜。一直到19世紀後期，西方醫院仍以收容貧苦病人為主。美國學者Rosenberg與Warner均指出，美國19世紀前半葉的醫院其實仍比較接近傳統的慈善機構，只有貧苦的病人才願意入院；且他們也多半抱著等死的態度，不敢期待自己會健康地走出去。同時，醫院的治療方式、所依據的專業知識等，在19世紀上半期仍處於傳統與現代的過渡期，每所醫院的治療方式仍充滿地方特色，學者認為，當時的醫院反映了顯著的地方文化差異。19世紀英國的醫院一樣接近濟貧院，有錢人通常請醫生到家裡看病，拒絕與住醫院的貧苦

大眾混雜。19世紀的法國醫院也沒有太多昂貴的醫療設施，其實更像一個收集疾病與醫學資料的場所。

西方的醫院要到19世紀最後10年才逐步發展共同的技術設備、治療原則與管理方式。歐陸的醫院大約要到1900年左右才因配備了住家無法裝置的用具與儀器，如手術床、電療與X光等設備，而漸成為真正專業的醫療機構，而不再是濟貧組織。至於醫學教學單位與醫院之間的相互依賴關係，要到20世紀才穩定逐步建立成為制度。主要的醫學院必須附設教學醫院的制度，很晚才普及。換言之，今天我們心目中典型的醫院形象，基本上是20世紀以後漸塑造出來的。

認識近代西方醫院的發展過程，可以幫助我們更準確地了解所謂西方醫學在1830年代進入中國，開始建立的第一批西式「醫院」，直至19世紀後期西醫院林立各都市時，西人（尤其是最早在廣州興建醫院、來自美國東北的新教傳教士醫生）心目中的「醫院」是什麼？他們要向中國社會宣揚的「西醫」又是什麼？其實，從19世紀至20世紀初，無論西式與本土醫院均處在劇烈震盪的時代，醫學知識、全球社會政治都經歷革命性的變化。我們不能說中國本土醫學因為西醫進入中國而「現代化」，因為西方醫學與醫院本身也同時在探討「現代化」的過程。在中國的中、西醫院其實均同時在變化多端的社會與知識環境裡摸索發展之路。

2. 中國傳統

不少中國醫史學者都不假思索、異口同聲地認為古代中國也有醫院，如釋教六朝病坊(六疾館)、唐代養病坊以及宋代政府設立的安濟坊到明清的養濟院、明清地方士紳建立的普濟院、病坊等。這些宗教性或非宗教性以收容貧苦病人為任務的機構與部分西方古代「醫院」有雷同之處，但是它們始終以施善濟貧或宣揚宗教義理為主要任務，

在醫學研究與醫學知識的創造與傳播方面，或醫療及護理人員的訓練
方面，並沒有重要的角色，文獻也極少提到機構裡的醫生、科別等。

如果要追溯「醫院」這個名辭的出現，最早大概可能是在13世紀
的蘇州市平面圖：「平江圖」裡。明初洪武年間的蘇州地方的《姑蘇
志》記載了這所「醫院」的來由：「安養院在州鈐廳後，舊曰醫
院。」這個原來稱為「醫院」的政府機構，在南宋寶慶時（1225-
1227）改名為安養院，它主要的功能是讓待審判的生病囚犯養病。如
同宋代許多的醫療機構，蘇州「醫院」的建立主要是為了彰顯在位者
對人民的關懷，就算囚犯也不例外。換言之，這所醫院的任務很特
殊，與宋代醫學學術發展沒有關係，也未產生重要的社會影響，遑論
對後來元明清醫療制度產生承前啟後的作用。同時，稱為「醫院」的
機構在宋以後一直到清中葉，就不曾再見諸文獻。「醫院」的再出
現，要到1830年代以後，而這些近代的「醫院」，已與傳統中國的
「醫院」、「病坊」等組織很不一樣。

(二)中國近代「醫院」的出現

近代「醫院」一辭的出現與西醫進入中國有關。歐洲新教傳教士
於1833年廣州創辦的教會期刊《東西洋考每月統記傳》在1837年初第
一次提到「廣東省城醫院」：「今有此教(耶穌教)之門徒，普濟施
恩，開醫院、廣行陰騭、盡情。真可謂懷瞯急之仁。每日接雜病人及
各項症效……有盲目者來，多人復見。連染痼疾，得醫矣。四方之人
常院內擠擁，好不鬧熱。醫生溫和慈心，不忍坐視顛危而不持不扶
也。貴賤男女老幼，諸品會聚得痊。」這段文字雖然仍以「普濟施
恩」為醫院的主要特色，但已談到醫生的角色、治療的重點(眼疾)等
屬醫藥專業的細節。不過並未提及留醫(按：即住院)、教學、研究等

近代西方醫院的主要活動，同時也盡量淡化了醫院的宗教因素。此後，「醫院」一辭漸約定俗成地指涉西洋傳教士在商埠設立的醫療場所。1876年以宣傳西方科技為目標、由傅蘭雅（John Fryer, 1839-1928）編的上海傳教刊物《格致彙編》則這樣描述「醫院」：「凡貧病者一概送診，如為重病可以住宿，有名之醫生治病發藥不取分文……所設之醫院大半與教會相副，間有教外行善之人所設者。又有專為治西人疾病者。」該文作者也提及當時華人多不信西醫，而且願捐錢建院的人很少，所以認為華人在中國設醫院尚言之過早。這段話被廣東著名史學家陳援庵在一篇名為〈釋醫院〉（1911）的文章中引用。陳垣以史學者身分指出「吾國醫院之制，蓋起於六朝矣」的歷史淵源，又同時強調洋人與華人心目中的醫院有完全不同的意義。他認為，洋人「無不以入醫院為樂，彼固視醫院猶己之外府，未有如吾國人之以醫院為不祥也。」他的觀察已隱約透露兩點：第一，對當時有識之士而言，沿自傳統「病坊」的中國「醫院」與來自西洋的「醫院」有基本上的差別；其次，有識之士對傳統本土醫學已漸不信任，而對西方醫學則充滿期待。陳垣的看法也說明了，雖然傳教士宣揚的理想「醫院」，其實與西方實況有一段距離，但經過在華傳教士為西方醫學所作的八十多年宣傳，上層文人對西方醫療機構已充滿憧憬；也滿足了中國文人對西方文化，尤其科技文化方面的想像。

到了20世紀，在華的西式醫院，尤其以具新教背景的醫院有更令人注目的發展：如1906年由耶魯大學雅禮協會在長沙興辦的湘雅醫院、1921年由洛克菲勒基金會設立的北京協和醫院與醫學院、前身為1835年廣州眼科醫院的中山大學醫院均為近代中國西醫學發展的主要推動力量，直至今日仍然是全中國最重要的西醫院。又如建於1912年，以淡水馬偕醫館為基礎的馬偕醫院，也一直是臺灣的重要醫院。

有教會背景的西式醫院在整個20世紀的華人社會發展極為蓬勃。1936年由著名的伍連德與王吉民合著的《中國醫史》一書記錄了1934年中國各省共426所西式醫院的統計，其中江浙最多，冀、魯次之，閩、粵又次之，偏遠的甘肅與黑龍江也各有一所。可以說，20世紀上半葉是專業西式醫院在中國奠定基礎的時代。這段時間其實也是在西方的醫院現代化的關鍵時代。

本文以港、穗地區的醫院為例，說明19世紀末、20世紀初各類「醫院」的內容與活動，以闡釋本土與西方醫院在華人社會所塑造的醫療文化。雖然在上文提到1934年的紀錄裡粵省只有23所西醫院，與江蘇的91所及浙江的73所相差甚遠，但本文仍以廣州／香港的醫院作為例子，其中原因有三：第一、這裡是近代西方人最早設立診所與醫院的地方，早在鴉片戰爭之前已有澳門與廣州的眼科醫院成立；第二、粵省的本土傳統醫學在清末以來發展漸成規模，並有本身的特色；第三、此地區也有多個以傳統醫學為主的「醫院」，與當地西式醫院競爭。這些醫院的功能和醫療特色與西式醫院不同，其中不乏傳統宗教色彩的「善堂」。這些不同背景但均以治病為主要任務的機構在清末民初的廣州塑造了當地特殊的醫療文化，由傳統醫者與西方醫者的共同參與，混合了本土醫學與西方醫學的特色，包容傳統與近代的各種治療方式，包括宗教儀式的療法等等。而不同類型的醫院往往是這個多元、混合的醫療文化塑造的場所。透過穗、港地區或許能呈現醫院在近代中國都市醫療文化形成的角色。

(三)近代穗、港醫院的特色與演變

清末民初，在廣州、香港，甚至澳門的醫院大致可分為三大類：第一類是由新教傳教士建立的西式醫院，也是最早的醫院；第二類是

由本地人成立，以傳統醫學爲主的本土中醫院；第三類是由本地人成立，以西醫爲主的本土醫院。第一類以1835年成立的廣州眼科醫院最重要。第二類以香港的東華醫院(1872)、廣州的方便醫院(1899)最具代表性。第三類則以香港的雅麗氏何妙齡那打素醫院(1887)最具特色。三類醫院中，第一類成立最早，第二類在清代最後三、四十年間的角色最重要，但是兩者的重要性在20世紀中期以後漸減，第三類的醫院則在20世紀後半葉以來有較大的發展。

1. 廣州眼科醫院：在華最早的新教醫院

　　著名的美國醫學傳教士伯駕(Peter Parker, 1804-1888)1835年在廣州創辦了在中國本土最早的近代醫院。這所醫院在草創時稱爲「廣州眼科醫院」，前身爲在澳門的眼科醫院。中國醫史學者通常以此爲近代科學醫學進入中國的里程碑。如果仔細看這所醫院早期的醫療活動，便可以發現伯駕採用的醫療原則與方式其實非常傳統。從早期的醫院季報中可看到傳統的療法如放血、放水蛭在傷口吸血、酒療法、大黃瀉法、鴉片、甘汞療法等，與19世紀中期歐美一些地方醫院大致相同。當時西醫對疾病的分析仍以病人的體質、種族、性別、社會地位、地理環境作爲主要考慮因素；特別強調臨床經驗與觀察，認爲每個病案均具特異性，療法應因人、因地、因病而異。其實這些原則與傳統中國治療原則沒有太大的差別。不過，西式療法中的外科手術有特別的意義。這個以機械式手工操作爲主的療法被認爲是唯一最具普世性、最前沿的療法，醫生不用顧慮病患的特異性，用同樣的手術步驟處理同類的外科病。但是在1830年代，由於麻醉藥與消毒技術仍未發展成熟(廣州醫院到1847年才開始用麻醉藥)，醫生對細菌與病毒的認識仍很有限。博濟醫院的醫史透露出嘉約翰(John Kerr, 1824-1901)到退休前仍是個「老派」的外科醫生，常隨身拿著手術小刀，不經消

毒出其不意地替朋友割除瘡腫,這個做法其實與傳統中醫外科分別並不太大。博濟醫院的醫療文化要到1899年施旺(John M. Swan)醫生駐院後才「現代化」,並把細菌論的醫療特色帶進醫院,消毒才成為重要的步驟。所以,19世紀在廣州進行的西式外科手術不但為病患帶來極大肉體上的痛楚,而且手術失敗、細菌感染導致死亡的可能性極高。當時,只有患上嚴重外傷、致盲的眼疾、膀胱結石、疝氣、腫瘤等讓人痛不欲生疾病的病人才甘願忍受皮肉之痛與冒生命危險接受外科手術。

顧名思義,廣州眼科醫院就是標榜西洋醫學以外科手術醫治眼疾。在創院之初二、三十年的醫療活動,基本上就是以各種外科手術為主。當時醫學傳教士很有意識地選擇外科手術作為主要療法。由於他們自認對中國人的體質、風土、社會等了解仍不深入,沒有太大信心處理中國人大部分的內科疾病,也因此策略性地把資源集中在處理眼疾、膀胱結石、腫瘤等需要外科手術的疾病,即被認為最具普世性的外科疾病。伯駕也觀察到,廣州人遇上急性病時只看傳統醫生,對傳統中國內科醫學信心不可動搖,只有患上需要手術的外科病人才會考慮到眼科醫院;醫院也因此固定每周四進行手術。這也是為何在眼科醫院成立三年後,季報這樣描寫醫院的活動:「除了眼病和其他嚴格地需要開刀的疾病外,醫院裡很少看到其他疾病,如傳染病、有發燒的病等。」換言之,這第一所西醫院的任務並不是處理廣州人一般最常見的疾病,而是要向中國社會宣揚西醫外科手術的優勢,特別是傳統中國醫學沒有的大型手術。因此,「醫院主要是外科手術進行與示範場所」,此一印象深深地植入華人腦海中。1894年,香港醫療委員會詢問為何到政府醫院看診的華人那麼少。當時的代理院長回答:「大概很多華人都不知道我們。不過,如果我們做一次普通的眼科手

術之後，往後幾天一定會引來很多病人。」意即華人對西醫院最深刻的印象，就是手術場所；他們對西醫外科技術具有信心，但對西醫治療內科病，仍沒有太大信心。

1865年以後，嘉約翰更爲到院求助的難產婦女用當時西方新式的「戴維斯」鉗子助產。這群產婦主要是廣州中下層婦女，她們成爲最早接觸西式由男性主導的助產手術之中國女性。另一項醫院賣力向廣州民眾宣傳的，就是牛痘接種。雖然早在1807年牛痘即傳入廣州，本地的牛痘師也很快散播這項技術，不過新鮮牛痘疫苗仍然難以在中國取得。自1860年代開始，廣州醫院不單爲當地人種牛痘，也提供從外國進口的牛痘苗給與醫院有關係的痘師與醫生，並派發小冊子，教導痘師們如何保存痘苗的新鮮。

除了宣揚外科、種痘技術外，廣州眼科醫院其實並不堅持其他的西洋醫學原則。雖然洋醫生對中國傳統醫學知識與療法半信半疑，但是並不排斥偶然用本地醫術處理各種問題。例如1843年間醫院召進一名本地產婆替一個受了槍傷的婦人接生，伯駕也因爲這次經驗對中國傳統接生術有了認識。此外，伯駕也允許他的病人同時看本地醫生、吃草藥。從醫院定期報告的附錄清單中可看出，醫院也會購買地方草藥。1840年代創立惠愛醫院於廣州金利埠的傳教醫生合信（Benjamin Hobson, 1816-1873）也常在醫院與本土醫生討論中西醫學之異同，並透過廣州醫生了解當地的醫療習慣。早期廣州西醫院這些做法不但是爲了討好廣州人，也反映了伯駕、合信等傳教士醫生抱持內科疾病有「特異性」的信念；一方面不輕言以西法處理中國人的內科病，另一方面則不放過任何了解、學習中國風土、醫學的機會。一本由嘉約翰口述，由其徒筆錄的《花柳指迷》，與明陳司成的《霉瘡秘錄》合編，由博濟出版。這個出版方式顯示了醫書市場的考慮，但也可能反

映了當時「西醫」生對傳統中醫知識仍相當包容。換言之，早期在華的西醫院並不單純地向華人社會「推銷」西洋醫學知識與技術，同時也是西洋醫生直接觀察、了解甚至學習本土醫術與療法的主要場所。

　　早期廣州西洋醫院除了引入外科手術及相關的藥物(如麻醉用的氯仿與消毒用的化學物)與工具外，更逐步讓這些知識與技術在廣州社會生根。醫院在1860年代的報告中透露，當時廣州的工匠已開始製造西式的醫療工具，在醫院習醫的當地人就是用這些本土製造的工具習醫與行醫。換言之，西醫學的引進不單在知識的層面衝擊傳統本土醫學，在地方製造業方面也產生了影響。雖然廣州工匠所能造的大概是比較簡單的工具，如種牛痘用的小刀或貯存痘漿的器皿等。這項發展與19世紀中葉以來廣州人學習西醫的濃厚興趣息息相關。伯駕與接任的嘉約翰有計畫地在眼科醫院傳授醫學，尤其是外科技術。1840年代，他們開始訓練中國助手，特別注重解剖學與外科手術。接任伯駕的嘉約翰在1860年代即不定期地教授解剖學。醫院裡無人認領的死者屍體成為主要的解剖學教材，解剖的場所就在醫院的中庭。解剖學自然地成為本土學生學習外科手術的基本課程。醫院在1860年代的季報裡說明，一些聰明的助手在1860年代已能獨立行醫、種痘、開刀等。其中一名獲得當地一位傳統醫生提供房子作診所行醫，連縣令都是他的病人。一位在虎門設義診的美國醫生在1870年的年報中提到：「本地醫生對西洋醫學極感興趣。他們都在研讀合信的書。」

　　值得注意的是，不少前來西醫院求學的當地人本身是傳統醫生，也包含傳統醫師的子弟。這充分顯示本土醫生對新的、外來的醫學充滿好奇。在西醫院習醫的學徒有不少後來在廣州獨立開業，也有一些到其他醫院行醫，甚至包括當地的中式醫院。隨後，甚至有女性學員學會用鉗子助產，成為第一批「西式女助產士」。醫院裡資深的本地

助手的月薪看來也頗可觀，如1830-1840年代工作表現最為突出的關滔月薪高達128元，而當時傳教士在佛山開的診所的月租也不過92元。醫院成立不到四十年，曾受伯駕與嘉約翰訓練的學員已紛紛建立自己的診所。嘉約翰在1873年提到，十來個曾在醫院受訓三年以上的學員已有穩定的獨立醫療事業，有時候他們會讓需要手術的病人轉診到醫院，其中尤以關滔的事業最成功。廣州人黃寬成為第一個在歐洲（英國愛丁堡大學）取得醫學學位的中國人，足以說明西醫學教育在廣州早期發展的具體成果。黃寬在1850年代後期返國後在不同的醫院行醫，也成為廣州海關第一位中國籍的醫官。1866年至他辭世的1878年間，黃寬成為後改名為博濟的廣州眼科醫院裡教學與執行外科手術的主力醫生。

由於博濟醫院自1830年代開始即需要本地人作為助手，傳教醫生向當地人教授西醫較鄰近的英殖民地香港要早得多。廣州學徒的數量與影響力也因此比香港或其他中國大商埠更多、更廣泛。除了上文提及自行開業行醫而成名致富者外，有的學徒在廣州各慈善醫院服務，包括幾個女性助產士；也有一些在19世紀後期轉到於1887年在香港成立為中國學生建立的醫學院繼續習醫，畢業後在香港或其他英國殖民地的醫院當助手。到了1894年，嘉約翰驕傲地指出，廣州有一百多名曾受訓於博濟醫院的本地醫生。由於當時並沒有醫生認證制度，博濟醫院為「畢業」的學員頒發證書，替學員在廣州執業行醫的能力背書。1899年在廣州創辦的夏葛女醫學校所吸引的學生，是廣州富貴人家的女兒，足見當時西醫已被視為一種高級的行業。1914年洛克菲勒基金會在全中國做調查即發現，廣州市是全中國習西醫學員最多的地方，而且西醫生在當地有崇高的社會地位。可見廣州社會普遍對西洋醫學感到興趣與信心。後來基金會資助的協和醫院決定建在北京而不

在廣州，主要是因為北京仍被美國人視為中國的政治與文化首都。

　　博濟醫院在訓練最早期的廣州西醫師方面功不可沒。除了傳教醫生的教導外，還翻譯、編譯了一系列的西醫書。這些書部分由中國助手從英語原文翻譯，有時則由嘉約翰口述，助手筆錄編輯成書。1911年的年報記錄了十六種由醫院編譯與出版的西醫書。換言之，19世紀的廣州醫院見證了西洋醫學在中國本土生根、發展的具體經過，也說明了當時新教傳教醫士對中國傳統醫學亦有一定的尊重與好奇。廣州醫院不但是新教傳教醫士展示、傳授最前沿的外科手術、解剖學知識的理想場所，也是他們直接觀察本土民眾與醫生如何理解、處理疾病的場所。在細菌論仍未主宰整個西方醫學界之前，早期廣州醫院的聲譽建立在外科手術上。伯駕、嘉約翰等選擇性地重點展示西醫學在外科疾病方面的療法，而淡化西醫對內科病的療法，因為當時一般華人仍只相信傳統本土醫學最適合本地人的體質。由於對傳統醫學根深柢固的信任，但也因西式醫院在1830年代以來已成功地展示了一個新的、能吸引社會資源的醫療機構模式，在1870年代以後，以傳統醫學為主的「醫院」在廣州、香港地區漸普及起來。

2. 以傳統醫學為主的本土醫院

　　太平天國平定後，清政府管理社會的力量瀕臨瓦解，社會重建工作迫在眉睫。此時，中國的本土「醫院」或有醫療服務的「善堂」如雨後春筍般成立於各大城市，這些機構一方面延續明清慈善組織的傳統，以施醫濟貧作為穩定社會的主要方式。另一方面，新的本土醫院與善堂也承擔了新的社會任務：以西醫院的形式提供傳統醫術的治療。本土醫院的出現的確反映了西醫院的影響。在傳教醫士眼中，這個現象是華人社會對西醫學的反制。面對香港華人菁英在1872年成立東華醫院，博濟醫院在當年年報有這樣的反應：「這個醫院的建立反

映了以下事實：華人承認了西方制度優於中國，但他們要表示他們自己也可以以本身的方式管理自己的慈善機構，不必外國人伸出援手。」可以看出，此時主持西醫院的傳教醫生已感覺到本土醫院對他們所構成的威脅。清末最後的幾十年，本土醫院與善堂的確與西醫院在慈善醫療市場進行激烈的競爭，在廣州最具代表性的有1871年成立的愛育善堂、1899年成立的方便所，在香港則是東華醫院。

西方醫學在20世紀初的技術與知識發展使醫院成為生產新醫學知識的主要場所，焦點在於大型手術、實驗研究必須在醫院策畫執行。以傳統中國醫學為療法的本土醫院任務究竟是什麼，是個麻煩的問題。在技術發展方面，傳統醫學並沒有突破性的發展，而新知識的產生並不依賴以醫院為形式的機構，傳統醫學不需要實驗室來進行研究，也不需要手術房的儀器做手術。基本上，所有治療都可以在病患家或醫生診所進行，研究則建立在經典的鑽研與臨床經驗之上，也不必涉及醫院這個場所。那麼，早期本土醫院到底有什麼特別的、不同於前代的任務？

從廣州與香港的例子可看出，本土醫院最早的任務與傳統的善堂較接近：收容貧窮垂死的病人並施棺助葬。這種助葬的善堂在清代後期即遍及全國。最早在穗、港成立的愛育善堂(1871)、東華醫院，與日後在廣州成為最大本土醫院的方便醫院成立之初均以施棺助葬為主要任務。東華醫院的成立是因為一直以擺放靈柩、收容垂死病人的廣福義祠惡劣衛生條件引來香港政府的關注。由於在港華人不信任西醫，也害怕死後遺體遭到解剖，因而不願到政府的西醫院求醫，政府即責成在港有經濟實力的華人菁英在港府的督導下成立東華醫院，以傳統醫學為華人治病，並清除廣福祠的亂象。東華醫院草創時期的義莊服務與醫院工作同樣重要，後來義莊服務更跨越海外。許多華僑的

骨灰或靈柩從僑居地運返國內歸葬，也是經由本土醫院或善堂處理。一直到今天，東華醫院的義莊仍在運作。廣州的方便醫院成立的過程也與東華相似。清末廣州鼠疫頻仍，不少城裡居民因而死亡，城內外多處設有「方便所」接待病危的貧民，其實方便所主要是貧病等待死亡、收殮的地方。方便醫院的前身就是在城西的方便所，1901年改建為「城西方便醫院」，當時可收容約百人左右。不過，入院留醫須有地保或店號蓋章擔保，方得收納。約1909年左右始開方便之門，到院留醫之人，不用擔保，不納分文、隨到隨收、隨收隨治、日夜生死兼收；或者可以說本土「醫院」初以處理死亡收殮為主要任務，療疾為次要任務，這個比重後來才漸發生變化。

　　方便醫院的成立與功能顯然受香港東華醫院的影響。可以說，東華與方便醫院這兩所以傳統本土醫藥為主的醫院，是按西方醫院的模式把傳統施醫助葬的善堂功能進一步推展，擴大與加強收容、治療病人的功能，並強調以中醫藥治病，滿足絕大部分華人病患的需要。換言之，中醫院的成立讓傳統醫療有一個更現代化的平台，以展示傳統醫學的療法與效果，以滿足穗、港兩地大眾的需要。意即，在華西式醫院提供了本土醫院一個有別於傳統善堂的參考模式；另一方面，也正由於西醫院成功地推廣西醫對傳統醫學界構成壓力，也成為本土醫院發展的推動力之一。

　　本土醫院在清末民初的穗、港醫療市場確實有不錯的競爭力，博濟醫院的主治醫生嘉約翰的擔憂足可說明這一點。當時西醫對穗、港地區許多疫症均沒有有效的療法，其中最引人注意的是鼠疫。嘉約翰承認，當時西醫學面對鼠疫束手無策：「這個疾病可怕的死亡率無法讓任何一種醫療方法顯示它的優越性。而本土醫生常宣稱他們的療法與歐洲醫生的療法同樣有效，甚至更有效。」1894-1895年穗、港大

鼠疫爆發那一年，在廣州行醫的美國女醫生賴瑪西(Mary Niles)觀察到，本土醫生有時會醫好鼠疫病人，她特別提到一個鼠疫女病人服了熊膽的藥物後痊癒；她也注意到，廣州本地醫生認為傳統醫藥可治癒約五分之一的鼠疫病人。當年在城西也有一個當地人用草蓆搭建了個通風乾淨的臨時鼠疫「醫院」，甚至連嘉約翰都認為那是「一個理想的疫症醫院」。當時唯一一本鼠疫專門醫書就是由廣東石城(今廉江)人羅汝蘭所著的《鼠疫彙編》(1893)。這本中國第一本討論鼠疫的專書首四句要語就是：「居要通風，臥勿黏地。藥取清解，食戒熱滯。」換言之，當時廣州傳統醫生對鼠疫的療法已有一些看法與一套做法。而廣州居民在面臨這場大疫災時，無疑對本土醫藥更具信心，這也是鼠疫高峰期大批香港居民湧回廣州的原因之一。

除了鼠疫這種急性病外，當時西醫學對另一種被視為華南的慢性風土病「腳氣」病也同樣感到束手。雖然荷蘭籍醫生很早提出了白米與腳氣的關係，但當時西醫學界對此病的病因與性質莫衷一是，沒有定論，遑論療法。正如上文提到的眼科醫院季報所述，西醫院並不太處理廣州人最常患上的各種包括瘧疾的「熱病」等內科病，這也讓本土醫院有了極大的發展空間。香港東華醫院成為清末至民初間處理華人腳氣病的主要醫院，其駐院醫生曾超然著有近代最重要的一本腳氣病專書《腳氣芻言》(1887)。尤有進者，當時大量從廣東移民到海外的勞工，一旦發現患上腳氣，即千方百計返回廣州治療，有時先經香港東華醫院的轉介。他們認為，這種「轉水土」、返家鄉的方式是治療腳氣的最好方法。因此，廣州的方便醫院就是華南收容最多腳氣病人的醫院，有時醫院同時收容七百多個腳氣病人，院內也有治療本病的專科醫生。

無論鼠疫或腳氣，在20世紀轉折間的死亡率均極高，入院治療的

病患能安然走出醫院的不多。本土醫院在很大程度上仍然沿用明清善堂的傳統，收容這些病患並照顧他們的身後事。然而，本土醫院相對於傳統善堂仍稱得上是有現代化特色的醫療機構。它們有專科的醫生，也有收容病人的一定程序，規模也遠比傳統的病坊大得多。最重要的是，駐院的本土醫生顯然盡量利用治療院內病人的經驗整理、傳播醫學知識。除了《腳氣芻言》一書外，方便醫院在民國時期的年報中，設了「醫案」部分，由不同專科的駐院醫生執筆，記錄他們認為最具代表性的醫案。這些醫案多記錄病人的基本資料，如籍貫、年齡、社會背景等，以及他們入出院的時間，留院期間的治療過程等，內容主要是服用劑藥的種種反應。《腳氣芻言》中最重要的部分也是十件醫案，應是曾超然在東華醫院的經驗。換言之，雖然本土醫院沒有西醫院的外科、電療、X光等大型設備診療非得在醫院處理不可的疾病，但是從機構的組織形式，以及在新的組織形式下進行醫學知識的累積、整理與傳播方面的功能而言，本土醫院已脫離了傳統病坊、善堂的模式，不止於施醫濟貧，且在醫療專業發展方面有了突破性的改變，特別在知識的創造與傳播方面，成為近代城市的新現象。

　　本土醫院向西醫院借鏡的不單是組織形式，還有特殊的醫療技術。雖然本土醫院強調以傳統醫學為本，但他們以開放的態度包容一些已為廣州社會接受的西式療法。例如贈種牛痘是許多近代善堂都實行的善舉，東華醫院甚至派專人帶著新鮮牛痘苗到國內各處施種。又如方便醫院在20世紀初提供所謂的西式助產，醫院與受過西式助產訓練的女助產士簽約，為到院登記求助的產婦助產，由醫院出資。1929年的年報列出至少有26名西式助產士與醫院有合約關係。她們有的曾在博濟受訓，有的在1899年成立的夏葛婦產科學院受訓，有的在其他由本地人辦的助產學校受訓。由上可見，20世紀初期廣州社會選擇性

地包容西醫學，本土醫院順理成章地把這些為一般民眾接受的新技術納入捐醫的項目中。

民國成立以後，廣州市政府在衛生、防疫方面的改革焦點，也往往著重在本土醫院。如1922年5月份，廣州市政府衛生局指謫城西方便醫院不依照防疫辦法，未診斷留醫病人，逕行收受；遇患傳染病者又不設法隔離，混合治療。該院對於衛生局要求傳染病、死亡等報告，「竟敢置之不理」，並登報辯論，意存反對傳染病人送市立傳染病院療治的條例。本土醫院與早期國民政府之間的矛盾反映了其在回應社會需求、尊重傳統習慣與配合「現代化」衛生規條與紀律之間的左右為難。後來方便醫院在院內設了「傳染病區」以應付衛生局的指謫。在反中醫聲浪最高漲的1929年左右，國民政府甚至曾禁止以傳統方式治病的地方稱為「醫院」。他們的理由是，西醫院主要的活動如消毒、執行大手術、解剖屍體等，而傳統中國醫學並沒有這些技術，也不需要這些技術。意即，國民政府認為醫院存在的主要理由就是要執行這些特別的任務。雖然後來中式醫院還是被允許稱作「醫院」，但是它們也必須妥協，例如開始消毒或建立隔離傳染病人等設備。換言之，本土醫院在自願或外在壓力之下，漸引入部分西方醫學與公共衛生的原則，為了繼續被稱作「醫院」，本土中式醫院不得不對新式的公共衛生要求作出讓步。

此外，西醫院的外科手術對廣州社會產生的影響亦反映在本土醫院的發展。例如，方便醫院雖以傳統中國醫學為主，但是在1929年的報告裡，可清楚看到醫院裡有手術房。雖然我們並不清楚這個手術房裡進行什麼手術，報告亦沒有對「手術」作交代，但是足以反映出「手術房為醫院的構成部分之一」的概念已深植廣州人的心目中。又如被視為廣州九大善堂之一的惠行善院(1903年成立)，也是以傳統醫

學為主的本土醫院，它的最大特色是專門治療傳統醫學定義下的「外科」疾病，即瘍科類的各種皮膚疾病及損傷跌打等。當然，惠行善院並不以西式手術處理「外科」疾病，而以傳統的丸散膏丹治療形諸皮膚與身體外觀的疾病；但是以處理「外科」為專業，以別於絕大部分治療「內科」的本土醫院，也與傳統施醫善堂有所不同。惠行善院的選擇看來也受了西醫強調治理「外科」的啟發，或者有意標榜中國傳統也有「外科」的專科。

3. 本土的西式醫院：香港雅麗氏醫院

香港華人何啟在1887年創辦的西醫院是為了紀念於1884年因病去世的英國妻子雅麗氏，這所醫院是香港第一所由華人出資的西醫院。當時在香港有政府國家醫院(Civil Hospital)，無論管理方式與形式都絕對英國化，香港一般華人極少涉足。此外，1872年成立的東華醫院則以傳統醫學治療華人大眾為主。換言之，香港一般華人其實沒有太多機會接觸西醫，雅麗氏醫院的成立提供了一個新的平台，讓在香港的專業西醫生可直接觀察中國病人。最初參與醫院院務的是當時香港最著名的兩位醫生：英國熱帶醫學之父萬巴德(Patrick Manson, 1844-1922)與他的弟子、後來創辦香港醫學院的康德黎(James Cantlie, 1851-1926)。他們都是英國主流的專業醫生，與廣州眼科醫院的英美傳教士醫生的身分有所不同。

對華人而言，這所醫院的優點是，它提供西醫療法，卻極尊重華人的習俗。例如，盡量以華人醫生照顧華人病患；如果病患不幸病逝，醫院也讓親人為死者洗殮穿衣，並在醫院內執行他們習慣的宗教儀式。更重要的是，醫院不要求一定要為死者解剖。因為得到華人社會的肯定，雅麗氏醫院一開始就吸引了大量的當地病人前來留醫或看門診。正因如此，萬巴德與康德黎才有機會親自觀察到一些華人特別

的風土病，如腳氣病。在雅麗氏醫院成立之前，這兩位醫生以爲腳氣病只流行在東南亞與日本，因爲他們從沒有機會親眼看過病人。香港政府對腳氣病的觀察、研究與重視，可說始於這所用西醫照顧華人的本土醫院。有關香港腳氣病的第一篇完成於1900年的報告，就是西醫生對雅麗氏醫院的病患觀察後寫成的。不過，由於當時西醫並沒有有效的療法，患者主要也是華人，香港政府仍然責成東華醫院處理所有的腳氣病患，直至1930年代後期爲止。

由華人舉辦的西式醫院在進入20世紀以後快速發展，尤其在廣州。例如，1907年的「廣東巡警醫院」、東莞惠育醫院、廣東公醫校院、廣東光華醫院、婦孺醫院等等。其中，婦孺醫院成立於1908年，由曾在博濟醫院任職的女醫生謝愛瓊創辦。當時，美國長老教會已於1902年興辦夏葛女醫學院以訓婦產科與練助產士，婦孺醫院與其在廣州競爭婦產科醫療市場。民初，廣州菁英積極推動中國「現代」化，紛紛以追求「世界大同科學化之醫學」爲己任，以傳統醫學爲主的醫院在大戰前即漸失去發展的動力。

二、中、西醫院的共同特色

清末民初在穗、港的醫院，無論以西洋醫學或傳統本土醫學爲主，都有一些共同的特色，反映了當時廣州社會的歷史發展。首先，醫院一直與權貴保持密切關係。早期的眼科醫院雖然以治療廣州平民百姓爲號召，但是它在當地持久的影響力，與伯駕、嘉約翰等傳教醫士的人際網絡能及廣州各級官員有密切關係。在醫院的季報裡，清末廣州的南海縣令、粵省的按察使都曾是兩位美國醫生的病人；甚至鴉片戰爭前，林則徐也曾請美國醫生替他翻譯當時一些英語的國際法律

文字；他也曾就其疝氣病向醫生書面問診。曾任兩廣總督並參與簽署《南京條約》、《望廈條約》的耆英也是醫院的病患，伯駕把他的皮膚病宿疾治癒。通常醫生到官邸看診，並堅持不收診金或任何貴重的禮物。耆英為了答謝伯駕，親手寫了一副「妙手回春，壽世濟人」的對聯送給醫院。這副對聯被當時醫院的油畫師關喬昌(英國人稱之Lamqua)畫入一幅著名的油畫。油畫正中坐著手持線裝書的伯駕，後方是他的弟子、關喬昌的姪兒關滔，正為病人做眼科手術。畫中人物、對聯與畫中兩本精美的線裝書有意識地顯示眼科醫院在廣州牢固、廣泛的社會、政治關係，以及伯駕等傳教士醫生融入清末廣州社會文化的成就。

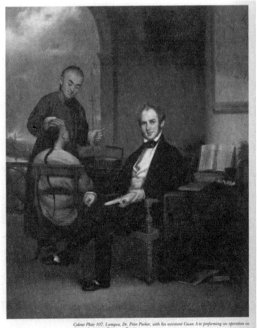

Colour Plate 107. Lamqua, Dr. Peter Parker, with his assistant Guan A-to performing an operation on the eye of a patient. Private collection

268

　　到了民國時期，廣州的醫院愈來愈依附經濟上的權貴。眼科醫院改名爲博濟醫院後，與廣州地區的商號及有錢的商人關係更趨緊密。如在19世紀末的X光設備就是由當地華商捐贈的。清代的醫院季報只以英文撰寫，讀者主要是會捐款的外國人或教會人士，但1911年以後，季報改爲年報，同時每一期有中文的「徵信錄」版。從中可看到，捐錢的除了官員與洋行外，還有不少廣州的本土商號與個別華人。華商也開始成爲醫院董事，如1917年政治與經濟勢力遍及穗、港的廣州商團團長陳廉伯成爲醫院董事，並捐款300元，當時民國軍政府也捐助醫院1000元。陳廉伯後來也是方便醫院、東華等醫院的董事。如仔細比較清末，特別是民初穗、港各西醫院與本土醫院的董事名單，可以發現不少商界權貴如陳廉伯等同時是多間醫院與善堂的董事與金主，足見醫院在當時穗、港社會與地方政治、經濟力量息息相關。一方面，醫院固然要依賴這些人的資助，但同時這些人的社會影響力也多透過醫院等善堂得以鞏固、擴張。本土醫院的贊助人更遠及海外華商。香港東華醫院、廣州方便醫院的董事皆包括海外幾百名商人與僑領。如從這個角度看本土醫院，它其實是傳統善堂在近代的一種延伸。

　　在政治情勢瞬息萬變的民國廣州，方便醫院與鄰近的東華醫院其任務不單是照顧一般華人的健康與衛生，也處理與華人、華僑相關的其他社會事務。在紛亂的政治情勢中，勉強維持著某種社會持續性。醫院之所以得到眾多華商的支持，理由之一是對商業活動而言，起碼的社會穩定或持續性乃不可或缺。對海外患腳氣病華人的跨國照顧便是一例。清末以來，到海外經商、勞動的廣東華人不少患有腳氣病，當時華人認爲轉換水土，或返回家鄉有助病情。因此，東華醫院在1903年左右就開始招待返國或過境的病患，並安排他們乘船返至廣州

的方便醫院留醫治理。一直到1937年這三十多年間，東華醫院與方便醫院聯手處理腳氣病這個國際性的流行病。此外，本土醫院亦與西洋基督教教會一樣，建立跨國網絡擴張影響力。清末時期，廣州方便醫院以宣揚中醫為己任，派遣院內中醫生到法屬安南、金邊等地治病，如安南光緒三十二年(1906)之花疫。當時院方文獻記錄：「安南讓中醫之得理疫症者，自鄧暢懷(方便醫院醫生)始。」同樣地，東華醫院也派醫生到國內地區行醫施種牛痘，有時遠至海南島。這兩所醫院因為有港、澳、南洋各英屬殖民地僑領作為董事，兼具在廣州的政治影響力，因此能周旋在廣州軍政府與香港、東南亞等英殖民地，甚至法殖民地政府等不同的體制間；透過動員僑界的經濟與政治資源，介入各地粵僑的生死事務，為其打造了比一般善堂更大的政治舞台，扮演了微妙的中介角色，甚至有時擔負了間接的政治任務。清末民初，在穗、港的西醫院與本土醫院都深深明白其活動範圍不限於醫療市場，它們的政治角色也同樣重要。在這方面，兩者在20世紀初仍刻意兼顧專業醫療機構與傳統善堂的兩個身分。

三、結論

從穗、港地區19世紀的醫院史看來，美國傳教士無疑在1830年代創辦了最早的醫院模式，以本土傳統醫學為主要療法的醫院要到1870年代始成立。不過，一直到20世紀初，這個地區的中西醫院無論在療法、醫生身分、服務功能上都沒有截然的分別。不論博濟醫院、東華醫院、雅麗氏醫院、方便醫院等都包容了西醫與傳統本土醫學的療法與管理方法。博濟醫院的許多學員有本地傳統醫學背景，東華醫院與方便醫院也不排斥西式醫療技術，包括種牛痘、建「手術室」、實行

所謂西式接生法等，也有受西醫訓練的華人醫生提供一般內科治療。最早的西式醫院亦如香港的雅麗氏醫院，為了吸引更多民眾，比較尊重華人病患的習慣，不堅持純粹西醫院的住醫規矩。而傳統中醫院雖然號稱以傳統醫藥為主，但也往往提供西醫診治。所有上述「醫院」都是複雜的混合體，有林林總總的服務、各式各樣的醫事人員，服務項目也不限治病，也包括施棺贈藥、施粥濟貧等。當時的本地傳統醫生顯然對西醫學有濃厚興趣，西醫生也同樣掌握機會向本地人了解中國醫學的理念與方法。最大的不同在於，本土醫生學習西醫以行醫的例子很多，而傳教士醫生對本土醫學的興趣多只停留在滿足好奇。至於當時本土學徒如何了解西醫、如何進行西醫書的翻譯、如何實踐西醫，包括所謂西式產法等，仍要進一步探討。

　　當時無論中式或西式醫院，均是慈善組織與醫療機構的混合體。為了取得更大的社會肯定，它們免不了緊張的競爭關係，也同樣積極經營與地方政治、社會、商業菁英的密切關係，藉此取得更多資源與更大發展的空間。西方教會醫院欲藉此進一步滲透民眾，而傳統醫院則體會到醫院是捍衛漸受懷疑的傳統醫學之最佳平台。在近代醫院誕生初期，它們的醫療專業恐怕比不上善堂作為穩定社會的功能來得重要。也正因如此，早期穗、港的醫院充分與具體地反映了這個以商業精神、華洋雜處、外向傳統見稱的地區，在一個劇烈動盪時代的社會與文化特色。

參考書目

《方便醫院統計彙刊》。1929。
《方便》醫報。

《中國醫院大全——閩粵分冊》。哈爾濱：光明日報出版社，1989。

《全粵社會實錄初編》。1910。

《東西洋考每月統記傳》。1837年2月。

《格致彙編》。1877 年第9期。

《博濟》醫報。

《粵東省城惠行善院徵信錄》。1923、1924、1925。

《廣州方便醫院徵信彙刊》。1934。

《廣州市各醫院沿革》。1934。

《廣州市第一人民醫院院志》（1899-1999）〔前方便醫院〕。廣州
　　市，1999。

廣州市檔案館：方便醫院檔案。

《廣州城西方便醫院統計彙刊》。1929。

《廣東夏葛女醫學校章程》。1916。

《廣東通志稿》。全國圖書文獻縮微複製中心，2001。

丁新豹，《善與人同：與香港同步成長的東華三院1870-1997》。香
　　港：三聯，2010。

李禾、賴文合著，〈羅芝園《鼠疫彙編》在嶺南鼠疫病史之地位及價
　　值〉，《中華醫史雜誌》29.2 (1999)：100-103。

何佩然，《源與流：東華醫院的創立與演進》。香港：三聯，2009。

冼玉儀、劉潤和合著，《益善行道—東華三院135周年紀念專題文
　　集》。香港：三聯，2006。

梁其姿，《施善與教化：明清的慈善組織》。台北：聯經，1997。

梁毅文，〈西關夏葛女子醫學校的片斷回憶〉，《廣州文史資料》
　　(1986)：147-151。

陳援菴，〈釋醫院〉，《中西醫學報》10 (1911)：10-15。

曹麗娟，〈民國時期中醫醫院類型研究〉，《中華醫史雜誌》36.1
（2006）：18-22。

葉漢明，《東華義莊與寰球慈善網絡》。香港：三聯，2009。

鄭洪，《「國醫」之殤——百年中醫沉浮錄》。廣州：廣東科技出版
社，2010。

熊燕，〈九善堂與清末民初廣州社會〉，收於華南研究第二輯《經營
文化—中國社會單元的管理與運作》。香港：教育圖書公司，
1999，頁346-370。

Canton Hospital Annual Reports. 1835-1920.

China Medical Missionary Journal. 1894.

Chinese Repository. 1836, 1838, 1839, 1844.

Minutes of the Senate of the Hong Kong College of Medicine for Chinese.
1902.

Barry, J., and C. Jone. *Medicine and Charity before the Welfare State.* NY:
Routledge 1991.

Bowers. "The Founding of Peking Union Medical College: Policies and
Personalities." *Bulletin of the History of Medicine* XLV 4 and XLV 5
（1971）.

Cadbury, W.W. *At the Point of a Lancet. One Hundred Years of the
Canton Hospital.* Shanghai: Kelly and Walsh, 1935.

Dols, M. "The Origins of the Islamic Hospital: Myth and Reality." *Bulletin
of the History Medicine* 61（1987）: 367-390.

Elman, B. *A Cultural History of Modern Science in China.* Harvard
University Press, 2006.

Finzsch, N., and R. Jutte. *Institutions of Confinement.* Washington DC:

Cambridge University Press, 1996.

Hobson, B. *General Report of the Hospital at Kum-le-fau*. Canton: Press of W. Wells Williams, 1850.

———. *Report of the Missionary Hospital in the Western Suburb of Canton under the Care of Dr. Hobson*. Canton: Wells Williams, 1955.

Horden, P. "The Earliest Hospitals in Byzantium, Western Europe, and Islam." *Journal of Interdisciplinary History* 35.3（2005）: 361-389.

Howell, J. *Technology in the Hospital. Transforming Patient Care in the Early 20th Century*. Baltimore: Johns Hopkins University Press.

Hunter, W., and W. Koch. "A Research into the Etiology of Beri-Beri: Together with a Report on an Outbreak in the Po-Leung-Kuk." 1906 report.

Imbault-Huart, M-J. "Médicalisation et fonction sociale de l'hôpital: convergences et contradictions." In *Depuis 100 ans, la société, l'hôpital et les pauvres*. Paris: Doin éditeurs, Assistance publique/ Hôpital de Paris, 1996-1997.

Kerr, J. "Benevolent Institutions of Canton." *The China Review* 2.3 （1874）.

———. "The Bubonic Plague." *China Medical Missionary Journal* 8.4 （1894）.

———. "A Chinese Benevolent Association." *China Medical Missionary Journal* 3.4（1889）.

Leung, AKC. "The Business of Vaccination in 19th-Century Canton." *Late Imperial China* 29.1（June 2008）supplement: 7-39.

Levine, P. *Prostitution, Race, and Politics. Policing Venereal Disease in the British Empire*. NY: Routledge, 2003.

Manson-Bahr, P., and A. Alcock. *The Life and Works of Sir Patrick Manson*. London: Cassell and Co. Ltd., 1927.

Micheau, F. *La medicine arabe et l'Occident medieval*. Paris: Maisonneuve et Larose, 1990.

Renshaw, M. *Accomodating the Chinese. The American Hospital in China, 1880-1920*. New York and London: Routledge, 2005.

Risse, G. *Mending Bodies, Saving Souls. A History of Hospitals*. NY, Oxford: Oxford University Press, 1999.

Rosenberg, C. *The Care of Strangers. The Rise of America's Hospital System*. NY: Basic Books, 1987.

Siena, K. *Venereal Disease, Hospitals and the Urban Poor. London "Foul Wards", 1600-1800*. University of Rochester Press, 2004.

Sinn, E. *Charity and Power. The Early History of the Tung Wah Hospital, Hong Kong*. HK: Oxford University Press, 1989.

Waddington, K. *Charity and the London Hospitals, 1850-1898*. The Royal Historical Society. The Boydell Press, 2000.

Warner, J. *The Therapeutic Perspective. Medical Practice, Knowledge, and Identity in America, 1820-1885*. Princeton University Press, 1997.

Wong, C-m, and Wu, L-t. *History of Chinese Medicine*. Shanghai: National Quarantine Service, 1936（1977 reprint, Taipei: Southern Materials Center）.

第三章
十九世紀中國通商港埠的衛生狀況：

海關醫官的觀點

李尚仁(中央研究院歷史語言研究所)

在華人世界談到19世紀中國的通商港埠，一般人首先聯想到的事情，大概會是「不平等條約」、「租借地」等帶有強烈帝國主義負面意象的政治產物。然而，通商港埠的開設在中國醫學史上具有劃時代的重要意義。隨著《天津條約》實施後，掌控中國帝國海關(The Chinese Imperial Maritime Customs)的英國人不久就在通商港埠派駐醫官、建立海關醫療勤務(medical service)，並發行半年刊的《海關醫報》(*Customs Gazette: The Half-Yearly Medical Reports*)，刊載醫官對通商港埠醫療衛生狀況的觀察紀錄。《海關醫報》是中國第一本現代醫學刊物，發行時間長達四十年(1871-1910)。雖然不同港埠的報告內容長短不一、品質參差不齊，甚至不見得每位醫官都定期交出報告；然而，這分刊物仍舊是清末中國通商港埠衛生狀況最重要的紀錄，內含豐富的資料和許多值得深入探討的課題。這篇文章將分析這分刊物關於19世紀中國通商港埠衛生狀況的記載。

在此必須先說明，雖然這些報告的作者是受過當代西方醫學專業

教育的醫師；然而，西方醫療保健的知識內容從19世紀到今日還是經歷過相當大的變化，海關醫官的研究不只受到當時醫學理論引領，他們也透過當時各種文化觀念對中國社會進行觀察。基本上，有三個重要的因素形塑了海關醫官對中國衛生狀況的了解：一、英國殖民醫學，尤其是在印度的醫療保健經驗；二、19世紀初英國的公共衛生運動；三、歐洲優越感、種族主義以及文明教化任務(civilizing mission)的意識型態。本文將依序介紹這三個面向，探討它們如何形塑海關醫官對中國通商港埠衛生狀況的認識。在此之前，必須先簡單介紹海關醫療勤務的創立過程，並且將此一特殊的機構放在19世紀中英關係以及大英帝國擴張的脈絡。

海關醫療勤務的創建

英國取得中國海關的管理權始於1854年，且僅限上海一地。那年，秘密教門「小刀會」起事占領上海海關，妨礙貿易的進行，導致當地英國勢力的干預。動盪平息之後，上海道台和當地外國領事達成協議，將上海海關設立在英國租界區並由英國人管理。為避免其他外國勢力的抗議，英國政府決定將英籍的上海海關稅務司定位為「替上海道台執行公務的中國官員，而非英王的僕人」。1858年簽訂的《天津條約》將此一做法延伸到中國所有的通商港埠，中國帝國海關則直屬於清廷掌管外交事務的總理各國事務衙門之下。中國的海關在《天津條約》及接續的上海關稅會議(Shanghai Tariff Conference)之後，便由英國籍的總稅務司長(Inspector-General)掌理，引進西式的管理辦法並聘用外籍人員擔任主要職務。就體制而言，海關官員都是中國政府的人員。海關負責徵收關稅，稅收則有一部分用來償還中國對列

強的戰爭賠款。這樣的安排使中國失去關稅自主，顯然侵犯大清帝國的主權，卻也產生了一個對清政府極有助益的重大後果：海關在外籍人員管理下效率大增，關稅收入成為清政府重要的財源。例如在1870年，海關關稅收入就占該年清政府歲入的20%。

這樣的特殊體制使部分研究大英帝國史的學者認為，相較於印度等受到英國直接殖民統治的地區，19世紀下半的中國是英國「非正式帝國」的一部分。歐斯特哈默(Jürgen Osterhammel)的近代中英關係研究強調，從兩次中英戰爭(1840-42; 1856-60)之後，條約體系的建立「使一大部分的中國成為〔大英〕未加以殖民的帝國延伸(an uncolonized extension of Empire)」。在這種「與殖民統治平行」的關係底下，強國避免對弱國進行直接統治，但其施加的「『不平等』條約與種種制度安排」及政治與軍事干預的威脅，卻是「具有完整主權的國家所無法接受的」。歐斯特哈默主張，非正式帝國有「三大支柱」：「(1)外國人的法律特權；(2)外界強加的自由貿易體制；(3)部署炮艦和『帝國』領事館等干預工具。」歐斯特哈默在《殖民主義》(Colonialism)一書進一步申論，非正式帝國是種「類似殖民的控制」(Quasi-colonial control)，遭控制的「弱國還是獨立的政體，有自身的政治體制」，不論外交或內政大體都還是自己主持。

之前已有學者用非正式帝國的概念討論英國在中國的科學活動。例如，范發迪那本探討晚清時期英國自然史學者在中國研究活動的重要專書，便將英國領事館(Consular Service)與中國海關並列為大英帝國在中國的「非正式帝國機構」(Institutions of Informal Empire)。然而，范發迪沒有說明這個分類的理由，也沒有對「非正式帝國」這個概念多加闡述。他對非正式帝國的定義似乎較為寬鬆，除了上述兩個官方機構之外，范發迪把新教傳教組織與英國商人的網絡都放在此章

討論。不過，中國海關確實是學者心目中典型的「非正式帝國機構」。歐斯特哈默就指出，非正式帝國沒有殖民行政機構，「但有時候會設立本國與外國混雜的行政機構，尤其在財政的領域」，中國帝國海關就是典型的例子。父親在中國海關擔任官員的知名左派學者派里‧安德生（Perry Anderson）則認爲，中國海關是歐洲帝國主義列強的組合體，歷史上唯一近似的組織是「奧圖曼帝國的公債管理（Public Debt Administration）」；由於列強在該怎麼對待清帝國與奧圖曼帝國的做法無法達到共識，因此設立一個共管其財務稅收的機構，以確保賠款的取得。

安德生的描述也許比較適用於庚子賠款後的中國海關。在此之前，英國控制海關的主要目的，是要確保貿易能夠順利進行，維護其在中國的商業利益。1898年，中國答應英國的要求：「只要英國是中國最大的貿易對象，中國海關的總稅務司就應該由英國人擔任。」事實上，歷年的總稅務司都是英國籍。由於英國沒有直接殖民中國的領土野心，其所認定在華的最大利益是貿易，這樣的要求並不令人意外。稍後的討論將會看到，這樣的機構安排對於海關醫療勤務的定位與功能也有深遠影響。

費正清（John K. Fairbank）、史景遷（Jonathan Spence）等學者皆指出，赫德（Robert Hart, 1835-1911）在1863-1911年間擔任總稅務司達半個世紀之久，是歷任總稅務司中最具權勢、影響最大、最深遠的一位。當時有人認爲，他對英國外交部的影響還高於英國駐華大使。赫德介入中國外交與內政甚深，且清廷高官在涉外事務方面常諮詢他的意見。一般認爲，他是這段期間對中國當局最具影響力的來華西方人。赫德不只改革海關的管理，且熱衷將新科技引進中國，他1885年在給倫敦友人的信中指出：「我管理的機構叫海關，但是它的範圍更

廣。」赫德其實懷有改造中國社會的遠大抱負，其具體實踐表現在由海關建造與管理燈塔、進行水文探勘，並設立中國最早的現代郵政系統等實務事業。他在1873年發下豪語：「在看到礦場運作、鐵路暢行、電報普及之前，我絕不甘心離開中國。」赫德於1862年推動同文館這所中國早期西式教育機構的創立，他也是自強運動的支持者。不少學者指出，19世紀英國政府對華政策的整體目標，向來是維持中國的穩定與改革開放，使之成為一個有利可圖的重要市場。赫德經營中國海關的方針也符合上述思維。

　　赫德在1863年創設的海關醫療勤務負責港口船隻檢疫、船員與租界區外國人的健康照顧。在19世紀，除廣州醫官黃寬外，海關醫官都是西方人且絕大多數是英國人，其中又以蘇格蘭與愛爾蘭醫學校的畢業生居多。這樣的組成，和英國的軍醫、船醫、殖民醫官乃至醫療傳教士等殖民醫學的骨幹相當一致。1870年，赫德下令出版半年刊的《海關醫報》，並於1871年出版第一期。赫德在發刊的公文中指出，下此決定乃因有人建議：「海關很適合蒐集住在中國的外國人及當地人的疾病資訊」，進而促進「中國與母國的醫學專業進步」。因此，他要求醫官注意港埠的健康狀況、「外國人死亡率，並盡可能分類其死因」、「盛行的疾病」、「一般的疾病及其特殊之處、併發症與治療的方法」、「疾病和季節、氣候變化、當地環境如排水等之關係」、「特殊疾病，尤其是痲瘋」、「有無傳染病，其原因、病程與治療、致死率」等。由上述要求看來，赫德想要進行對通商港埠衛生狀況的監控與疾病資訊蒐集的長期工作，而且特別強調疾病和當地環境的關係。那麼，海關醫官觀察到什麼？又是用什麼方式、在怎樣的理論架構下進行觀察？首先，必須把海關醫官的研究放在英國海外殖民經驗的醫學脈絡中考察。

醫療地誌學的傳統

閱讀《海關醫報》讓人感到驚訝的第一印象，就是報告中對氣候的重視。這些報告經常規律記錄當地雨量、溫度與氣壓的變化，彷彿海關醫官還兼職氣象觀測員。更有意思的是，這些醫官經常長篇大論地討論當地氣候環境與盛行疾病及居民健康之間的關係。許多今日會推測、歸類爲細菌、病毒或寄生蟲感染引起的疾病，這些報告往往將之歸咎於當地氣候變化及地質土壤等環境因素。海關醫官普遍認爲，氣候的變化和疾病的產生有密切的關係，這點在科學上毋庸置疑。赫德也要求海關醫官在報告中記錄、探討氣候對當地人與外國人健康的影響。現今我們仍舊認爲天氣變化和疾病的發生有關係，例如突然變冷容易感冒，在嚴寒的冬天高血壓、中風和心臟病發作的機會更高，乃至夏天容易流行腸病毒等。然而，現代醫學頂多認爲氣候是導致這些疾病流行或容易發作的間接因素，並非能直接引發疾病。就這方面而言，海關醫官是在一個被現代醫學幾乎已經完全遺忘的傳統中工作。

大衛・阿諾（David Arnold）和馬克・哈里森（Mark Harrison）等醫學史學者的研究皆指出，認爲氣候環境會直接影響健康的想法，在西方醫學傳統中源遠流長，可追溯至希波克拉底著作（Hippocratic Works）的《空氣、水與地方》（*Airs, Waters and Places*），該書探討氣候環境如何影響健康，可說是西方古代風土醫學最重要的經典；啓蒙時代卡巴尼（P.J.G. Cabanis, 1757-1808）及其他法國醫師領導的新希波克拉底運動（neo-Hippocratic movement），進一步發展這套環境醫學理論。哲學家孟德斯鳩（Montesquieu）在《法意》（*The Spirits of Laws,*

1748)一書中，強調環境對種族的身體、道德及文明發展的影響。
17、18世紀，歐洲國家追求強化對其境內地理環境、自然資源及人口
狀況的掌握，環境醫學(environmental medicine)的研究取向，也是此
種知識建構工作的重要部分。此外，隨著歐洲在海外的帝國擴張和殖
民地的增加，對於環境和健康之間關係的探討也在熱帶地區展開。熱
帶衛生學(tropical hygiene)的要旨即在於，探討熱帶氣候如何影響歐
洲人的健康與歐洲人在熱帶環境中的保健之道。例如，英國熱帶衛生
學權威詹姆士・朗納德・馬丁(James Ronald Martin)便認為，醫學地
誌學應該研究會導致種族退化、讓人活力與生命力降低的環境因素，
也要探討引發疾病的外在因素、其傳播途徑與預防方式。醫學地誌學
要多方規劃改善人們身體狀況的具體做法，乃至更進一步增進其道德
水準。18世紀末與19世紀初，醫學家將衛生學(hygiene)、人類學、
地質學、地理學及氣候學等學科的研究，整合於他們的環境醫學理論
中，目標則是有系統地研究環境對人類身體健康與道德狀況的影響。

　　哈里森認為，這門學問在英國的興起有其遠近因素。遠因是18世
紀有愈來愈多的醫師認為，古典醫學的體液學說及其對於個人體質與
生活方式的強調，難以對瘟疫等嚴重傳染病的發生提出合理解釋；他
們開始回歸希波克拉底典籍《空氣、水與地方》一書對環境氣候的重
視，以環境因素解釋傳染病的發生。17世紀英國名醫辛登漢(Thomas
Sydenham)注意到，疫病重複出現似乎有其規律，並懷疑這個現象和
氣候變化有密切關係，進而展開規律的觀察研究。辛登漢的學說影響
相當深遠，可說是此一醫學潮流的代表人物。此外，英國東印度公司
在1824-1826年間征討緬甸的戰役中，構成部隊主力的孟加拉士兵大
量感染疾病、死亡人數眾多，使環境、種族體質與部隊健康的關係受
到注目，印度的英國醫師也開始熱烈探討挑選部隊駐紮地點所需要考

量的環境因素。殖民醫學的上述發展，使醫療地誌學成為一門顯學。

當海關醫官在討論中國的氣候時，有一點相當值得注意：儘管大多數中國領土不屬於熱帶，許多醫官卻相信中國的氣候與環境和熱帶一樣危險。醫官們對中國環境影響其健康不是無端的憂慮，其看法往往具深意而值得分析。北京海關醫官德貞（John H. Dudgeon）就表示，中國，乃至整個亞洲，基本上氣候都不算溫和。不過，他認為中國人應付這種不利健康的氣候很有一套。德貞在觀察、記錄北京居民的行為習慣後，認為中國人的飲食、衣著和生活習慣都很適合當地的「熱帶」氣候，可以說他們已經找到了健康長壽的秘訣。如此評論顯示，德貞把中國當作熱帶國家。《海關醫報》的編輯詹姆生（Robert Alexander Jamieson）甚至宣稱，上海的夏天和號稱「白人墳墓」的西非之致命氣候沒有兩樣。

中國絕大部分區域的緯度並不位於熱帶，氣候和西非也不相同。除上海、北京等地夏天確實很炎熱之外，這種類比還有更深層的醫學與文化因素。殖民醫學史學者阿諾認為，西方把某個地方稱為「熱帶」，就是在文化、政治與環境上把當地視為歐洲的異己。因此，西方人所謂的熱帶指涉的並不只是地理的空間，更是「概念的空間」，這樣的空間乃由種族觀念、醫學論述與帝國擴張活動構成。西方人用「熱帶」一詞指稱地理上不屬於熱帶的中國，一方面凸顯他們眼中的中國是不同於歐洲的「他者」，另一方面也是英國將殖民醫學的概念空間投射於中國的產物。

歐洲人將其在熱帶氣候的高罹病率與高死亡率，歸咎於氣候削弱了他們的體質。西方醫師宣稱，中國的氣候之所以導致歐洲人容易生病，不只是因其高於歐洲的氣溫帶來的影響，更在於歐洲人的體質無法適應中國氣候的變化。他們認為，中國氣候變化極端且極不穩定，

容易傷害歐洲人的身體而導致疾病。漢口海關醫官瑞德(A.G. Reid)認為，中國過於炎熱、寒冷和潮濕的極端氣候，導致歐洲人的生命力降低，容易罹患疾病；這樣的氣候也是各種傳染病滋生的溫床。德貞表示，北京溫度變化十分劇烈，氣溫的突然改變經常導致腹瀉與痢疾。廈門海關醫官穆勒(Augustus Müller)與萬巴德(Patrick Manson)就描述，廈門突如其來的東北季風會令氣溫驟降，讓體質不好的人肝臟充血、黏膜發炎，甚至會因突來的惡寒導致瘧疾復發。事實上，當時熱帶衛生學認為，成功的風土適應不只要讓歐洲人適應炎熱的氣溫，更得適應與溫帶不同的氣候變化模式。西方醫師表示，中國天氣變化迅猛激烈，不像歐洲規律分明的溫帶氣候，因而對歐洲人的風土適應(acclimatization)構成重大挑戰。

西方醫師雖然認為中國的氣候和歐洲人的體質有所扞格，導致歐洲人容易罹患某些疾病；然而，他們並不認為中國氣候對歐洲人健康的不良影響無法預防，因為在中國還是可以找到不少氣候與環境較健康的地方。梧州海關醫官麥當勞(Roderick J.J. MacDonald)認為，西方人如果沒有選擇適當的地點居住，而住在當地的貧民窟或瘧疾盛行的低窪地區，就很難保持健康，更不可能適應當地的氣候。即使氣候最不健康的熱帶地區，仍舊可以找到環境宜人、適合歐洲人居住的地點。例如廣東與廣西在西江旁的山區鄉下，就相當適合歐洲人生活，定居梧州的歐洲人也能夠享有健康強壯的體魄。麥爾(W.W. Myer)則宣稱，煙台的氣候溫和、環境優良，可說世界上最適合歐洲人居住的港埠之一。如果身體真的無法承受中國氣候帶來的衝擊，回歐洲度假一趟或到日本等氣候較溫和的地區旅行，都可以幫助西方人恢復身體的健康與活力。尤其染上瘧疾等疾病之後，一趟旅行可說是康復的必要條件。假如不幸在中國罹患熱帶口瘡(sprue)這個難以治癒的疾

病，唯一的治療方法就是回到溫帶氣候地區居住。

　　除了尋找氣候溫和的區域居住之外，海關醫官大多認爲西方人應該調節自己的生活方式以減少氣候對身體的衝擊，乃至強化自身體質以適應氣候變化。許多西方醫師認爲，大多數疾病的發生不是氣候這個單一因素所造成，而和個人飲食起居等生活習慣有密切關係。根據當時西方醫學界盛行的「風土適應」學說，海關醫官大多認爲在中國的氣候影響下，歐洲人日常生活必須遵守各種保健原則，以協助他們調整體質逐步適應當地氣候，從而保持身體健康。大多數來華的西方醫師對歐洲人是否能適應中國「熱帶」氣候的看法抱持審慎樂觀的態度，認爲只要注意個人行爲與衛生，歐洲人在中國還是可以保持身體健康。例如，福州的海關醫官史都華(J.A. Stewart)認爲，在中國生活的歐洲人只要節制飲食、避免受寒、不讓強烈陽光直接照射在身上，就可擁有健康的身體。史都華還提到，在福州居住時間最久、年紀最大的一位歐洲男性，卻也是當地最健康的外國居民。他甚至還宣稱，英國人在福州只要日常保健謹愼用心，會比在故鄉更長壽、更不易罹患疾病。

　　在西方列強爭逐海外利益與影響力的帝國主義脈絡下，對中國自然環境、氣候與衛生間關係的觀察與研究，是19世紀殖民醫學關注的重點。海關醫官對中國氣候環境和歐洲人健康之間關係的觀察，可說是歐洲蒐集中國資訊的事業之一部分。19世紀歐洲帝國在世界各地進行天文、地理、水文、地質與動植物相關的觀測與樣本蒐集，這類研究活動不盡然都出於單純超然的求知興趣，而是帶有透過掌控知識進而征服、控制及有效利用資源與增進各種利益的帝國科學。海關醫官關於歐洲人在中國保健之道的探討，在理論和概念上都接踵殖民醫學的研究成果和關切。他們這方面的努力，主要目標在於保護西方人的

健康安全，和中國人的健康福祉關係不大。此外，有關於西方人在中國飲食起居的個人衛生宣導，雖然不同醫師對細節的看法有所分歧，但他們的衛生教導都帶有強烈道德規訓的性質。此醫療論述強調西方人體質容易受到中國氣候環境的不良影響，增加其對周遭環境的不安與隔閡，使得來華西方人因自認與中國人體質差異甚大，而強化其身分認同。

中國城市的衛生狀況

來華海關醫官除了關切當地氣候之外，對當地城市人為造成的衛生狀況於健康的影響也同樣重視。大體而言，他們對中國城市的評價相當負面，認為居民嚴重缺乏清潔習慣，政府則完全沒有負起維護公共衛生的責任。甚至認為，中國人個人衛生觀念偏差、對公共衛生毫無認識，更不可能實施必要的相關措施。1871年在中國廈門海關擔任醫官的蘇格蘭醫師萬巴德及其同僚穆勒的描述，就很有代表性。他們宣稱，廈門如同絕大多數的中國城鎮般非常骯髒，街道極度污穢而充斥著令人不悅的種種不潔。歐洲城市有著精心規劃的衛生機制，廈門卻只有在垃圾堆中翻撿食物的豬和狗負責清潔的工作。

萬巴德提出的對比確實相當強烈；然而，他們對廈門的描述基本上也適用於不到一百年前的歐洲。海關醫官對公共衛生的重視及對中國城市衛生狀況的惡評，有其時代背景，其中最重要的是西方公共衛生運動的興起。19世紀是西歐和北美推展公共衛生的重要年代，其公共衛生運動有特殊的社會與經濟背景。以英國為例，快速工業化和都市化並沒有伴隨適切的衛生設施、都市基礎建設與法令規範，造成都市地區嚴重的環境污染與衛生問題；加上農村人口流入都市成為新興

工業的勞動大軍，自由放任的資本主義造成嚴重貧富不均，使勞動階級居住的地區生活機能與設施嚴重不足、空間極度擁擠、居住環境惡劣，這些貧窮的區域成為疾病的溫床。都市環境的惡化促成1830年代英國公共衛生運動的興起。歷史學家翰林（Christopher Hamlin）等人的研究指出，艾德溫‧查德威克（Edwin Chadwick）等公共衛生推動者，企圖對都市環境衛生與勞動人口健康問題提出技術性的解決方案。查德威克依據一套化約論的疾病理論（reductionist disease theory），認為垃圾和污水散發出的微細粒子毒素是傳染病的病因，人們吸入含有致病粒子的空氣或飲用受污染的水，就會罹患疾病。因此，只要透過垃圾清運制度、下水道工程、改善建築物與街道的通風及建立乾淨的供水系統等衛生技術，就可解決都市的疾病問題。在這些公共衛生鼓吹者大力推動之下，英國率先進行大規模的下水道工程等公共衛生建設。不過，查德威克主張的公共衛生運動也是套化約式、片面的解決方案，英國勞動大眾健康問題的根源還是在於貧富不均。

　　相較於英國政府對公共衛生的關注及所投入的大量資源與人力，在英國醫師眼中，中國城市幾乎沒有任何衛生設施可言。他們認為，不負責任的政府加上中國人缺乏良好的衛生習慣，導致中國城市環境骯髒無比。北京醫官德貞宣稱，北京乃至中國各大城市都缺乏專人負責道路清潔工作，使馬路成為容納垃圾污物的場所。他注意到，北京過去雖曾修建具備相當規模的排水溝，卻由於缺乏維修和疏濬而荒廢堵塞，每次下起大雨污水就會漫流路面，使整條馬路充斥污水爛泥和垃圾。廣西北海市的海關醫官羅瑞（J.H. Lowry）則提到，他已經懶得討論當地的衛生狀況，北海之骯髒就如同中國任何一座城市，腐爛的動植物四處丟棄，卻沒有人負責清理。羅瑞認為，依據西方衛生的標準，實在難以想像人類怎能活在這樣骯髒的環境。讓他尤其受不了的

是，許多坐落在熱鬧市街的廁所都直接對著來來往往的人潮敞開大門，當地人卻絲毫不以為意。不少其他口岸的海關醫官對中國城市街道也有類似批評；上海醫官詹姆生則抱怨，中國許多水溝的設計與修建方式完全錯誤，這些水溝對衛生的危害比不興建還要嚴重。

除了批評中國污水排放系統不良、缺乏良好的垃圾清運制度之外，一些海關醫官對中國墳場的位置與埋葬死者的方式也極為不滿。漢口海關醫官貝格（Charles Begg）認為，當初英國官方在當地選擇了非常差的租界地，這個地點不只難以取得乾淨的用水，以前還是個墳場。他批評，英國外交官員在選擇這個地點時，一定沒有諮詢洋商和醫療專家的意見。煙台海關醫官麥爾（W.W. Myers）則抱怨，當地對墳場的範圍缺乏明確規定，墳墓散布各處。他認為，四處埋葬的屍體必已污染了水井，因為地下水在到達井底前必然先從墳墓流過。也有海關醫官認為中國許多墳場的地點和墳墓建築方式都有問題。北京外國人居住區域後方就是個龐大的墳場，墳墓興建不良導致覆蓋的土壤流失，死者遺體因而暴露在外任憑風吹雨打，甚至遭到狗、狐狸或豬等動物的啃食。德貞就曾在距離外國人住家不遠處蒐集死人遺體部位。他因而認為，當地外國人簡直住在墳場當中。梧州海關醫官麥當勞則痛斥中國人埋葬死者的方式，破壞景觀也污染了泉水。他諷刺地評論：中國人忌諱「死」這個字眼，然而，他們醜陋而建築品質低劣的墳墓、沒有密合釘牢也沒掩埋好的棺材，以及沒有好好封閉收納的骨罈，都在在讓人的視線無法迴避。這樣的狀況使麥當勞形容整個中國其實就是個「巨大的墳場」（a vast necropolis）。

海關醫官另一個主要的衛生關切，就是能否取得潔淨的用水。基本上，英國醫師認為中國河川非常骯髒，無法提供安全的飲用水。詹姆生表示，取得「純淨的供水從衛生觀點來看」是上海「最迫切的需

求」。牛莊的醫官詹姆士・華生（James Watson）在1879年的報告中宣稱，當地外國人之所以經常腹瀉而中國人常感染寄生蟲，就是因為飲水主要來自水質不佳的池塘。華生認為，要取得乾淨飲水並不難，中國人卻堅決不肯去做這樣利人利己的事情。十五年過後，情況似乎沒有改變。牛莊繼任的海關醫官達里（C.C. de Burgh Daly），在斷定一位患者是因飲水不潔而罹病死亡之後，感嘆這無謂的犧牲，更懷疑不知道還要喪失多少寶貴的性命，才能讓中國人理解到飲用糞便污染的飲水與牛奶會引發嚴重的疾病。達里的感嘆有雙重意涵：一方面，他不滿中國人缺乏正確醫學觀念、更無心改變錯誤的做法；另一方面，他的感嘆也透露出無力感，因為海關醫療勤務並沒有足夠的資源進行必要的公共衛生建設，更無權力強制當地人改變生活習慣。

由於海關名義上是清政府機關，如果中國政府無意推動公共衛生，海關大體上也無能為力。除了中國官方與民眾的無意配合之外，大多數通商口岸的外國居民為數不多，因而沒有足夠的資源和力量推動興建污水排放系統或供應乾淨用水的工程。就公共衛生而言，除割讓給英國成為殖民地的香港之外，租借區最具規模的上海是19世紀中國少數設有西方現代公共衛生設施與實施相關法規的地方。凱莉・麥佛森（Kerrie L. Macpherson）的研究指出，上海英國租界在1883年設置的自來水供應系統，是由一家倫敦的公司所承攬、興建並與租界當局簽訂契約經營管理，而非公立機構。同樣地，英租界自1871年設置衛生官（Health Officer）一職開始，向來都由來自蘇格蘭的開業醫師韓德生（Edward Henderson, 1841?-1913）兼職擔任，要到1898年才將此一職務改為專任並由英格蘭籍的醫師史丹利（Arthur Stanley）接任。此種公家避免深度介入而具有民間自治色彩的管理制度，和英國在本國乃至殖民地印度推動公共衛生的國家醫學性格有相當的差別。華洋居住區

域隔離的理想在現實上難以貫徹、無力在通商港埠推動公共衛生建設
與措施，都顯示西方強權在通商港埠能施展的力量有所限制。雖然，
哈里森的研究指出，英國醫學在印度對當地社會的介入往往斷斷續
續、有許多缺漏，相較於海關醫療勤務對通商港埠公共衛生狀況的一
籌莫展，英國醫學在印度的干預仍要高出許多，且在鼠疫發生的緊急
狀況下，展現出強烈的威權性格。這樣的權力和干預能力是海關醫療
勤務所沒有的。

中國人的衛生習慣

　　德貞強調，中國住家垃圾清理方式極不衛生，將垃圾任意棄置在
街上的惡劣習慣隨處可見。海關醫官麥當勞也有類似的觀察，他認為
中國人把垃圾和死掉的動物棄置街頭，任由腐敗惡臭的氣體污染周遭
空氣，實在令人震驚。除了對任意拋棄動物屍體的不良習慣感到憂
心，海關醫官對中國人處理遺體的方式更不以為然。江蘇鎮江的海關
醫官普拉特(A.R. Platt)在報告中提到：中國人遲遲不肯將死者下葬，
寧可將遺體放在製造品質低劣的棺材，任其漫長腐敗。這不只剝奪死
者的莊重與尊嚴，更會引發疾病傳染導致更多的死亡。德貞則指責，
中國人喜歡把屍體停放在家中好幾年，甚至好幾代；他斷言這種習俗
在疫病好發的季節必然造成嚴重災難。麥當勞指出，中國法律規定人
死後三個月內必須下葬，但許多人因聽從風水師建議，屍體停放家中
的時間遠超此一期限。麥當勞有一位罹患熱病的病人，隔壁鄰居家中
就擺著一具停放已久的屍體。他認為前者之染病和後者脫不了關係。
　　除了死屍之外，隨處可見的糞便是另一個讓來華英國人感到中國
城市骯髒的重要因素。不少海關醫官提到，中國缺乏公廁和糞便處理

設備。德貞形容：北京沒有公廁，當地街道就是人與動物通用的廁所。中國男人天黑後就蹲在街上大解，甚至大白天在最繁忙的街道也有人這麼做；巷口及倒塌或無人居住的房屋經常成為便溺場所。漢口海關醫官瑞德說，中國城市即使有廁所，建造方式也完全不符合清潔衛生的原則。此外，中國人還任由廁所糞便堆積數周，直到巨大的糞坑堆滿為止；等到不得不清理其中糞便時，撲鼻的強烈惡臭令人無法抵擋。然而，瑞德卻驚訝地發現，中國人不只不在意居家緊鄰廁所，甚至把餐廳開在旁邊，生意還非常興隆。

　　法國歷史學者柯邦（Alain Corbin）研究法國人氣味認知的文化史，指出對待處理排泄物的態度與方式，其實展現該社會對秩序的看法和權力運作的方式。正因為清潔與秩序、骯髒與失序之間的對應關係，骯髒也就經常被視為是種道德缺失。19世紀的公共衛生論述常認為，窮人與勞動階級滋生的骯髒、疾病是他們缺乏紀律、道德敗壞的徵象與產物，這段期間的公共衛生措施往往也是種道德矯正與紀律規訓的手段。因此，來華西方醫師會從中國的廁所問題推導出對中國人的道德教訓，也就不令人感到意外。例如，麥當勞宣稱：每天使用骯髒廁所的中國人，其語言怎麼可能會彬彬有禮，又怎麼可能教養出溫柔婉約的女子。他表示：在通商港埠，中國人徹底忽略衛生的現象完全暴露在全世界的目光之下，使這個國家舉世蒙羞。麥當勞及許多海關醫官類似的說法顯示，許多19世紀在中國的西方人認為，中國人對衛生的無知、忽略和他們對骯髒的麻木不仁，證明其文明的低劣和道德之敗壞。若企圖教化中國人，衛生知識的教育和清潔習慣的培養是不可或缺的一環。德貞曾建議歐洲應透過外交努力，幫助「對化學無知」的中國人學習糞便處理，以教化民眾、提升其文明。

　　來華英國醫師主張，外國人必須和中國人保持距離。許多歐美醫

師認為,喜愛擁擠是中國人的習慣,一群中國人總是想辦法盡可能擠成一團,而且愈擠愈好。詹姆生引用舊金山衛生當局1885年的報告,宣稱擁擠是中國人根深柢固的習俗;這份報告形容,只要一進入舊金山中國城,放眼所見之擁擠骯髒,景象有如但丁《神曲》描繪的地獄般恐怖。英國醫師之所以這麼在意人與人之間的空間距離,乃因就西方醫學而言,擁擠意味人體可能接觸到他人身體與呼吸散發出的氣息,以及容易產生污濁不通的空氣;擁擠也意味危險:從他人身上直接受到感染(contagion)的危險、呼吸到病氣(miasma)引發疫病的危險。

海關醫官認為,在中國通商港埠惡劣的衛生環境之下,居住當地的歐洲人等於被中國人形成的疾病淵藪所包圍。海口的海關醫官阿德里治(E.A. Aldridge)抱怨:「歐洲人如果不想放棄戶外活動的樂趣,就得忍受骯髒的景象與可怕的惡臭。」他認為,當地街上到處亂丟的垃圾及四處充斥的惡臭,會導致包括霍亂在內的各種傳染病發生。許多來華西方醫師因此主張隔離西方人和中國人的居住區域,不少通商港埠租界區原本的設計也是如此。英國人希望,他們居住的區域能和中國居民在空間上有所區隔,但實際上大多無法做到這點,各種經濟活動使華洋雜處成為無可避免的現實。上海海關醫官詹姆生就抱怨,英國租界區出現愈來愈多中國人的商店和住家,對外國人的健康構成威脅。他認為,隔離制度是預防疾病最好的做法,西方人無法阻止或改變中國人殘害自身的不良衛生習慣,只能想辦法保護自己不受其害。德貞在1875年時也同意上述看法,認為天津、上海和芝罘等城市的英國人社區和中國人居住區域太過接近,使疫病傳播的危險性大增。

除了商業活動之外,歐洲人的生活習慣與家務分工也讓他們在日

常生活中與中國人無法分離。19世紀，在東方的西方家庭為了維持體面的外觀與生活方式，幾乎都需要雇用當地僕人處理各種日常庶務。然而，接受當地傭人的服務意味生活中必須與當地人密切接觸，這種狀況讓一些英國醫師感到非常不安。詹姆生建議在中國居住的外國人，必須經常對傭人的房間進行嚴格而徹底的檢查，否則將會讓各種病菌侵入他們的住所。他還宣稱，第一次做這樣的檢查通常是個令西方主人極度震驚的經驗，他們會發現，「最體面的僕人居住的地方是無法置信的骯髒，房間裡有著他們（中國僕人）最珍愛的害蟲（vermin）」。西方主人給了這些中國傭人足夠寬敞的空間，但後者總是把這地方弄得過度地擁擠。Anne Stoler形容，布爾喬亞家庭的傭人是「馴化的外人」（domesticated outsiders）；殖民地的歐洲家庭，當地傭人、女傭及保母「監督、管理私領域的疆界，擔任『街頭』與家的中介，身處布爾喬亞私密生活的內部。簡而言之，他們是性別、階級與種族區隔的看門人，而他們的出現就已逾越了這些界線」。處在西方主人家庭私生活暴露在傭人目光、傭人生活空間卻隱藏於主人視線之外的情況下，更有顛覆兩者權力關係的危險。衛生的顧慮不見得是經常檢查、監視傭人處所的唯一理由，西方主人對中國僕人生活空間骯髒狀況的疑慮和想像，不僅出自衛生的考量，也是對未能保持種族和階級距離的不安和焦慮。

　　海關醫官認為，中國的都市環境及其住民的生活習慣都非常不衛生，卻驚訝地發現通商港埠沒有爆發嚴重的疫情，且當地的中國居民似乎還算健康。例如，海關醫官常批評通商口岸難以確保乾淨飲水的取得，卻發現當地居民似乎很少因此生病。中國城市骯髒的環境和當地中國人乃至歐洲人居民的健康狀態形成強烈對比，這讓海關醫官相當困惑。宜昌的醫官麥法蘭（MacFarlane）在報告中指出，大多數外國

人住在當地人建造的房子，而且就住在城牆之內，無法避開當地不良
衛生環境所散發出的氣體。然而，在1878-1879年這兩年，這些外國
人的健康卻相當良好。麥法蘭宣稱，宜昌雖有衛生不良的惡名，但它
其實是個相當健康的地方。萬巴德和穆勒則驚嘆，根據西方的衛生法
則和經驗，廈門是個髒得連豬都不能養的地方，當地人卻活得好生興
旺。所有異常現象中，最讓海關醫官驚訝的是，中國人的糞便處理方
式並沒有導致疫病流行。德貞觀察到，北京的挑糞工人並沒有因工作
而染病，他們不只沒有生病，還身強力壯。除了中國人之外，住在城
內的歐洲人也安然無恙。醫官索莫維爾（J.R. Somerville）在報告指
出，福州到處充滿散發致病氣體的腐敗物質，溫度又高，當地歐洲人
卻非常健康，十一年來沒有人感染疫病。索莫維爾無法對這種異常狀
態提出有效的理論解釋，因此謙稱他的報告只是「陳述事實」和「蒐
集材料」以供未來研究之用。有些醫官，如詹姆生與麥爾，試著用當
地的特殊環境因素解釋這種異常現象。詹姆生觀察中國農田施用水肥
的做法時提到，理論上這種做法應該會把導致有害身體的微細粒子散
播到空氣中，實際上卻沒有引發疾病。麥爾認為之所以如此有三個主
要原因。一是當地土質鬆散，很快就吸收這些空氣中的粒子；其次，
當地經常颳大風，把有害粒子吹散掉；其三，腐敗的糞便用來作肥
料，其散發的致病粒子會被農作物吸收。

　　除了訴諸特殊環境因素之外，海關醫官也藉由19世紀日益深化的
種族體質學說理解他們在中國遭遇的保健問題、疾病威脅及白人和中
國人之間的差異。西方醫學界很早就注意到，歐洲殖民者在熱帶的罹
病率與死亡率遠高於當地居民，中國的西方醫師也觀察到同樣現象。
九江醫官席爾（George Shear）就發現，和中國人相較之下，歐洲人罹
患痢疾時的虛脫狀態要來得嚴重。華生則驚嘆：中國人如此缺乏衛生

習慣，卻未見瘟疫橫行，可見其免疫力實在驚人。然而，中國人出乎意料的免疫力並沒有減輕海關醫官對中國氣候環境與衛生狀況的憂慮，畢竟他們的主要關切是來華西方人的健康狀況。

結論

在非正式帝國的體制安排下，西方現代醫學透過海關醫療勤務這個相當特殊的機構，首度對中國的衛生狀況進行長時間有系統的觀察、記錄與分析。整體而言，他們的評價極為負面，雖然當中有許多人注意到，在他們所謂非常不衛生而有害健康的環境下，不論中國人或來華西方人的健康狀況都要比預期來得好；然而，除了北京醫官德貞等極少數人之外，很少有海關醫官反省其所秉持的醫學理論或修正其觀察與分析。

該如何解釋這樣的矛盾呢？首先，海關醫官對中國環境的不滿，強化西方人的優越感及確保他們和中國人之間的種族區隔。柯邦認為，歐洲人對於腐化過程的關切與著迷，「不只要偵測疾病傳染的危險威脅，也產生出對於個人和自我的消解(the dissolution of individuals and the self)的恆久監控」。近年來身體史和醫學史研究則指出，歐洲人在殖民地對於當地習俗與生活方式的態度，舉凡是否穿著當地服裝、採用當地烹飪與飲食方式及使用當地醫學的治療方法，以及他們日常生活和當地人的關係與距離，很大程度上取決於殖民統治者和當地社會的政治緊張關係與種族主義的影響。哈里森與阿諾都指出，18世紀歐洲殖民者較樂於接納當地社會的事物與習俗，認為這有利於適應當地環境與保持健康。到了19世紀，隨著歐洲種族主義的高漲，以及對西方科學、醫學乃至一般文明的優越性產生高度的自

信，殖民者隨之刻意和當地社會區隔並保持距離，刻意強調己身與當地人的差異。哈里森強調，英國在18世紀還認爲，只要透過適當的保健措施，英國人就可以適應熱帶環境與氣候，隨著歐洲科學種族主義（scientific racism）在19世紀的高漲，英國人開始普遍認定印度的氣候難以適應，也強烈認爲印度人的生活方式不可取、骯髒不衛生。這種態度隨1857年印度士兵的叛變而更加強硬鞏固。柯苓茵（Elizabeth Collingham）的研究也指出，英國人對印度的身體經驗（physical experience）在19世紀初發生相當大的轉變；18世紀，在印度的英國人認爲自身「是開放的身體，和周遭環境保持流通的狀態」，隨著19世紀初英國在印度推動「英國化改革」（Anglocizing "reform"），英國人和印度人的身體疆界隨之鞏固確立。

　　海關醫官對骯髒的恐懼與迴避，以及和當地人及其社區保持距離，對當地房屋、街道、土壤等環境的疑慮，這些禁忌與區隔同樣也是封閉身體和保持種族距離的實作（practice）；這些實作又反過來確定與強化西方人對中國通商港埠髒亂狀況的認知。此外，海關醫官的負面評價或許也和他們對於改變中國環境的無力感有關。換言之，他們對中國衛生狀況的批評，和自身的種族主義與文明優越感、其教化改革中國人的姿態，以及這種文明化的努力所遭到的困難與挫折感，是密不可分的。人類學家瑪莉·道格拉斯（Mary Douglas）的研究指出，潔淨與秩序、骯髒與失序之間有對應關係。海關醫官對中國環境衛生的批評，也是對於中國社會文化秩序未能符合西方標準的一種反應。

參考書目

李尙仁，〈健康的道德經濟：德貞論中國人的生活習慣和衛生〉，
《中央研究院歷史語言研究所集刊》76.3（2005）：467-509。

Customs Gazette: The Half-Yearly Medical Reports.

Anderson, Perry. "A Belated Encounter." *London Review of Books* 20.15
（1998）: 3, 6-11.

Anderson, Warwick. "Climate of Opinion." *Victorian Studies* 35（1992）:
135-157.

Arnold, David. *Colonizing the Body: State Medicine and Epidemic
Disease in Nineteenthe-Century India.* Berkeley: University of
California Press, 1993.

————. "Introduction: Tropical Medicine before Manson." In David
Arnold ed. *Warm Climates and Western Medicine: The Emergence of
Tropical Medicine, 1500-1900.* Atlanta, GA.: Rodopi, 1996, pp. 1-19.

Bashford, Alison. *Purity and Pollution: Gender, Embodiment and
Victorian Medicine.* Basingstoke: Macmillan, 1998.

Cain, P.J., and Anthony G. Hopkins. *British Imperialism, 1688-2000.*
Harlow: Longman, 1993.

Collingham, E.M. *Imperial Bodies: The Physical Experience of the Raj, c.
1800-1947.* Cambridge: Polity Press, 2001.

Corbin, Alain. *The Foul and the Fragrant: Odor and the French Social
Imagination.* Cambridge, MA.: Harvard University Press, 1986.

Douglas, Mary. *Purity and Danger: An Analysis of Concept of Pollution and Taboo*. New York: Routledge, 2002.

Fan, Fa-ti. *British Naturalists in Qing China: Science, Empire and Cultural Encounter*. Cambridge, MA. and London, England: Harvard University Press, 2004.

Fairbank, John K. "The Creation of the Treaty System." In Denis Twitchett and John K. Fairbank eds., *The Cambridge History of China, vol. 10: Late Ch'ing*. Cambridge: Cambridge University Press, 1978, pp. 213-263.

Fairbank, John K., *et al.* eds. *The I.G. in Peking: Letters of Robert Hart, Chinese Maritime Customs, 1868-1907*. Cambridge, MA.: Harvard University Press, 1975.

———. *Robert Hart and China's Early Modernization: His Journal, 1863-1866*. Cambridge, MA.: Harvard University Press, 1991.

Hamlin, Christopher. "Providence and Putrefaction: Victorian Sanitarians and the Natural Theology of Health and Disease." *Victorian Studies* 28.3（1985）: 381-411.

———. *Public Health and Social Justice in the Age of Chadwick: Britain, 1800-1854*. Cambridge: Cambridge University Press, 1998.

Harrison, Mark. *Public Health in British India: Anglo-India Preventive Medicine 1859-1914*. Cambridge: Cambridge University Press, 1994.

———. *Climates and Constitutions: Health, Race, Enviroment and British Imperialism in India 1600-1850*. New Delhi: Oxford University Press, 1999.

Jordanova, Ludmilla. "Earth Science and Environmental Medicine: The Synthesis of the Late Enlightenment." In Ludmilla Jordanoya and

Roy Porter eds., *Images of the Earth*. Oxford: British Society for the History of Science, 1995, 2nd ed., pp. 127-151.

Kuo, Tinh-Yee. "Self-Strengthening: The Pursuit of Western Technology." In Denis Twitchett and John K. Fairbank eds., *The Cambridge History of China, vol. 10: Late Ch'ing*. Cambridge: Cambridge University Press, 1978, pp. 491-542.

Li, Shang-Jen. "British Imperial Medicine in Late Nineteenth-Century China and the Early Career of Patrick Manson." Unpublished Ph.D. Thesis: University of London, 1999.

Livingstone, David N. "Human Acclimatization: Perspectives on a Contested Field in Science, Medicine and Geography." *History of Science* 25 (1987): 259-294.

Macpherson, Kerrie L. *A Wilderness of Marshes: The Origins of Public Health in Shanghai, 1843-1893*. Hong Kong: Oxford University Press, 1987.

Manson, Patrick. "Note on Sprue." *Med. Rep.* 19 (1880): 33-37.

Martin, James Ronald. *The Influence of Tropical Climates on European Constitutions*, 2nd ed. London: John Churchill, 1861.

Osborne, Michael A. "Resurrecting Hippocrates: Hygienic Sciences and the French Scientific Expeditions to Egypt, Morea and Algeria." In David Arnold ed., *Warm Climates and Western Medicine: The Emergence of Tropical Medicine, 1500-1900*. Amsterdam: Rodopi, 1996, pp. 80-98.

Osterhammel, Jürgen. "Britain and China, 1842-1914." In Andrew Porter ed., *The Oxford History of the British Empire: The Nineteenth*

Century. Oxford: Oxford University Press, 1999, pp. 146-169.

———. *Colonialism: A Theoretical Overview*, 2nd ed. Princeton: Markus Wiener Publisher, 2005.

Spence, Jonathan. *To Change China: Western Advisers in China 1620-1960*. Boston: Little, Brown and Company, 1969.

Stoler, Ann Laura. *Race and the Education of Desire: Foucault's History of Sexuality and the Colonial Order of Things*. Durham: Duke University Press, 1995.

———. "A Sentimental Education: Native Servants and the Cultivation of European Children in the Netherlands Indies." In Laurie J. Sears ed., *Fantasizing the Feminine in Indonesia*. Durham: Duke University Press, 1996, pp.71-91.

———. *Carnal Knowledge and Imperial Power: Race and the Intimate in Colonial Rule.* Berkeley: University of California Press, 2002.

Wong, K. Chimin, and Wu Lien-the. *History of Chinese Medicine*. Shanghai: National Quarantine Service, 1936.

Wood, Frances. *No Dogs and Not Many Chinese: Treaty Port Life in China, 1843-1943*. London, 1998.

Wright, S.F. *China's Struggle for Tariff Autonomy, 1843-1938*. Shanghai: Kelly and Walsh Ltd., 1938.

———. *Hart and the Chinese Customs*. Belfast: Published for Queen's University, 1950.

第四章

瘟疫與社會：

以清代的痧症爲例

祝平一（中央研究院歷史語言研究所）

一、前言

　　疫病乃衛生史的重要課題之一。瘟疫來襲常造成人口大量喪亡，打亂日常生活的步調，是以現代國家莫不謹慎以對，動員各種機制防疫，也趁機重申國家的權力與疆界，凸顯了國家的性質與對社會控制的強弱。疫病因而成了觀察疾病、國家、社會體制、醫療社群和文化觀念互動的界面。

　　然而，在不同的時空中，人們對瘟疫的反應並非一成不變。本選輯中，劉士永、郭文華和林宜平的論文以臺灣爲例，說明自殖民政府以降的現代國家對抗疫病的複雜歷史。本文則以痧爲例，說明清代的中國如何對抗瘟疫。與前三文對比，正可顯示瘟疫的歷史因嵌鑲在特定的時空脈絡與醫療體制，而有不同的風貌。

　　一般瘟疫史的研究方法，主要以文獻辨識某瘟疫對應現在之某種疾病，進而分析疫病的傳染途徑、對人口與社會的衝擊、社會如何回應和疫病與環境變遷的關係。研究者收集了大量描述疫情和社會反應的材料，但對於疫病本身較少著墨，且常以現代的疾病分類討論歷史

中的疾疫。這一取徑也常遇到下列問題：如文獻中描寫的症狀無法完全和現代病理學配合，而難以斷定疫病的性質、在戰爭或饑荒的情況下，常有多種疫病同時並起，難以判斷疫病的影響等。本文採用查爾士·盧森堡（Charles Rosenberg）「框架疾病」（framing disease）的概念，討論清人應付痧疫的方式。盧森堡認為，人們要處理某種疾病，必須先為該病命名（naming），而後疾病才會為人們所認知，並使之成為動員防疫運作的中介。疾病在未被命名以前，無法成為論述的對象，也無法介入醫病關係與醫療政策，甚至可以說該疾病並不存在。然而一旦被命名後，疾病便成為實體，與各種社會成員與體制互動。這種中距性的研究（middle range theory），可以兼顧醫生和病家認知疾病的過程，也能更具體地討論某一特定疾病和社會的互動，避免直觀地視疾病為自古已存的實體，而更重視人們談論與控制疫病的具體脈絡。尤其用在像痧這樣模糊的疾病，「框架疾病」的研究方法似乎更為有效。

　　盧森堡又以「戲」（dramaturgic episode）為喻，將疫病發生時之社會反應分成四個階段，認為疫病仿如設定了一定的腳本，邀請社會中各個行動者中入戲。根據盧森堡的看法，疫病的第一階段是「日益顯露」（progressive revelation）。由於防疫措施會導致社會利益的衝突，因此疫病初發時，人們第一個反應是不願承認其嚴重性，直到疫病的威脅「日益顯露」，衝擊著脆弱的社會時，才起而行動。第二階段則是控管隨機性（managing randomness）。此時，人們開始找尋對疫病的解釋，這些詮解不一定是醫學性的，宗教也往往是人們理解疫病的重要資源。在此過程中，人們同時也尋求傳染疫病的代罪羔羊，並解釋何以有些人能倖免於疫。第三階段則進到公共反應的協商（negotiating public response）。在這個階段，國家與社會開始動員各種

力量對抗疫病，如公權力要求隔離檢疫、醫學社群對疫病之研究和人們以各種宗教儀式禳除災疫等。抗疫之役，因而也顯露出國家與社會的性質。最後則是消褪與省思（subsidence and retrospection）。在疫病過境後，人們開始反省疫病過程中的舉措是否得當。這些反省不但有知性上的意義，也同時具備道德意涵，促使人們正視各種行為與疫病的可能關聯和防疫制度的設計。雖然盧森堡聲稱疫病來襲時，一般社會皆會經歷上述四個階段，但盧森堡也指出，每場疫病都發生在特定的時空，必須掌握時空的殊異性，才能理解社會對疫病的反應；疫病帶起的社會動員，也正好是觀察社會形構與其文化預設的指針。瘟疫的歷史就如戲一樣，雖有一定的形式結構，但每齣戲卻有不同的內容。

　　直到清末以前，中國的資料可能沒有詳細到可以觀察疫病的四個階段。中國雖然很早就有疫病的記載，卻少有文獻仔細描述瘟疫從初起到消褪的整個過程。清代的記錄雖然比較多，也有不少研究，但是要指出社會對每場疫病的反應，只怕還得結合方志、文集、檔案和醫療文獻等，進行更多分析才能分曉。

　　和現在一聞疫病，國家便高度警戒，採取隔離檢疫的措施相當不同，直到清朝覆滅之前，清政府很少以隔離檢疫的手段直接介入疫病的控制。對抗疫病，大都由地方官紳以施藥或救災的方式進行。至於醫者對疫病的研究，也無法以西方在醫院或實驗室所發展出來的生物醫學模式理解。「痧」成了清代疫病的代稱，且論痧與治痧的醫者大體居於醫療市場的邊緣。在國家未成為抗疫的主要行動者時，這些邊緣醫者如何框架痧之為疾及其治痧的技能，便成為本文的焦點。

二、框架清代的痧

現代華人社會對「痧」並不陌生。如刮痧在臺灣仍然流行，一般用以治療中暑、肩背痛或輕微感冒。清人治痧雖也用刮、挑(用針放血)，但他們所認識的痧症和現在的認知頗有差異。在清代，刮或挑通常用於治療稱爲「痧」的疫病所引發的急症。

痧作爲一疾病不始自清代。在宋代以前，痧通常寫作「沙」，是一種因沙虱鑽入皮膚引起的疾病；其症狀通常是皮膚起紅疹如砂粒，而治法則是刮去蟲子，這也是後來刮痧的起源。從宋到明代，「痧」逐漸取代了「沙」，而且通常被認爲是和瘴氣有關的疾病。刮乃是治療痧的一種方法，刮痧沒有特定的器具，可以採用繩子、碗片到銅錢等。到了清代，痧的性質有了相當大的轉變。痧被某些醫家獨立出來，不再指涉單一疾病，而通常指涉瘟疫，並以專著討論痧之病機及治法。

痧在性質上的改變，與明末瘟疫盛行息息相關。明末兵災與饑荒四起，疫病大行。這些奪人性命的瘟疫有種種不同的名稱，或稱「羊毛瘟」、「蝦蟆瘟」、「大頭瘟」等。面對瘟疫引起的危機，明代朝廷近乎無所作爲。這不僅是因爲當時中國並沒有現代公共衛生的概念，也在於疾病通常被視爲個人之事，和個人的道德修行有關。疫病的傳染性質，使人們易於接受宗教性的解釋，如某群體「承負」了罪，以致禍及池魚；或某一場所有著宗教意義上的「不潔」，而使人致病。當時應付瘟疫主要靠士紳的支持，政府能做的主要是禳祈消災和掩埋災民。

明末的疫病也讓醫家重新思索瘟疫的性質。吳有性(1592-1672)

的《溫疫論》一書，以與「疫」同音的「役」形容瘟疫，喚醒了瘟疫如「徭役」攤派之可憎、可怖，並提出「戾氣」解釋疫病的醫學成因，不再將瘟疫視爲是不時之氣所引發。但後續的清代醫家並沒有將吳有性所謂的「溫疫」或「溫病」完全視爲「瘟疫」，反而將「溫病」與中國傳統醫學中的「傷寒」對立，成爲另一解釋外感病的一般性理論。

與吳有性的《溫疫論》相同，痧作爲指稱疫病的範疇，亦出於明末瘟疫大行的背景。一位名叫王庭的人士，在崇禎年間目睹北京流行一種不知名的疫病，他描述受此瘟疫侵擾之「患者胸腹稍滿，生白毛如羊，日死人數千」，並稱此爲「痧」。王庭描述的正是明末人人聞之色變的「羊毛瘟」，不過他卻稱之爲「痧」。在浙江地區，「痧」常用來指稱痘疹等疫病，將痧用於泛稱瘟疫，可能是浙江地區的習俗。清初撰寫治療痧症的幾位作者皆來自浙江，亦可爲旁證，至於其他的地區則用「翻」或「扎」稱之。

王庭曾爲專論痧的第一部專著《痧脹玉衡》作序。該書爲郭志邃所撰，在康熙十三年(1674)初刊，十七年時又再增補出版。郭氏相當自覺他在處理疫病，並以「痧」爲各種疫病的總稱。雖說該書是論痧的第一部專著，但對於痧的理論性說明卻相當簡短。《痧脹玉衡》的第一部分主要說明如何分辨痧症和治痧；第二部分則以醫案的形式，探討各種不同痧症的療治。此書乃郭氏的經驗談，他從中歸納出各種不同痧的變症，以爲治痧之方略。書中也附上了備用藥方，使《痧脹玉衡》帶有方書的色彩。康熙十七年的增補版只是加入更多的材料，並未有更多理論分疏，整部書仿如醫案和實用的方書合編，重治驗而理論色彩不濃，不似動輒引經據典以爲辨證論治之據的菁英醫者的作品；不過，該書也不似一般以刮挑爲主的下層醫者的著作。郭氏仍像

菁英醫者般，以痧毒入何脈解釋各類痧症的病因和方藥之使用。即便如此，強調舌診和刮挑這種必須動手並且會使病家較不舒服，屬於醫療市場邊緣醫者的手法，成爲《痧脹玉衡》的主要特色。

和吳有性一樣，郭志邃也注意到瘟疫的傳染性質，並以之爲痧的特點。他指出痧傳染甚速，「甚至闔門被禍，鄰里相傳」，而且是早上發病，晚上便死的急症。大體說來，痧症屬於熱病，多發於暑熱之時。雖然其病四方俱有，但以地形卑濕的江、浙、閩、粵居多。清代的醫家認爲，痧和「穢氣」襲人有關，其病程由外入裡，「穢氣」從口鼻和皮膚進入體內而發病，重則深入經絡臟腑。但發病與否以及病勢強弱和個人的體質與行爲有關，不論是身體受寒、過於飢飽、飲酒過度、房事不節，都可能使邪氣乘虛而入，形成痧症。

更可怕的是，病人常在疼痛中死去。染痧之人不但生命危在旦夕，而且疼痛逾常。其痛的程度、部位和痧症的進程有關。痧剛發作時，胸悶嘔吐而腹痛；等到痧毒衝心，則心胸大痛；攻腹，則盤腸弔痛。當痧毒進到不同的經絡時，則引起不同的疼痛：如腰背頭頂脹痛難忍；兩目紅赤，唇乾鼻燥，腹中絞痛；脇肋腫脹，痛連兩耳、腹脹痛，不能屈伸，四肢無力、泄瀉不已、心胸弔痛，身重難移而且腫脹、痛連腰腎，小腹脹硬、半身疼痛，麻木不仁，左足不能屈伸、半身脹痛，不能曲身，右足不能屈伸者；甚至昏迷不醒，狂言亂語，不省人事。這些都是痧症發作時，所引發的各種疼痛。痧症襲來之速，其痛之暴，其傳之快，使痧成了令人恐慌的疾病。從清代流傳的「翻圖」中，亦可見當時人對於痧症各種變化萬端的痛疼之想像（圖一至二）。這些現在看來綜合了許多疾病的症狀，卻統統歸諸痧的名下，被視爲是痧症臨床的生理表現。

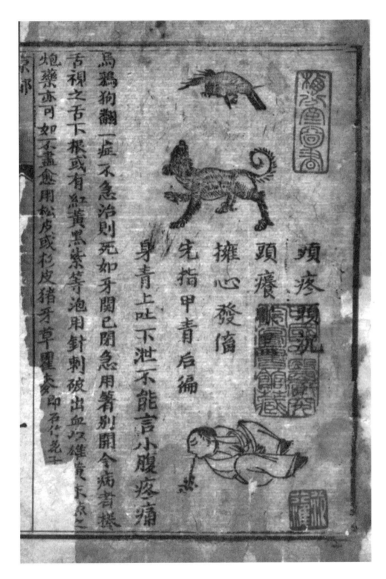

圖一　烏鴉翻、狗翻（《繡像翻症》，1851）

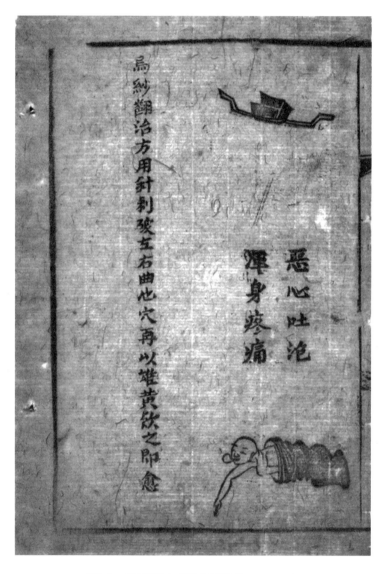

圖二　烏紗翻（《繡像翻症》，1851）

《痧脹玉衡》改變了痧的性質，使痧成為和疫癘相關的疾病範疇，也開創了痧書的文本傳統。其後的論痧著作主要有王凱於1686年出版的《痧症全書》(或稱《晰微補化全書》)和撰者不詳的《痧症指微》。《晰微補化全書》的內容幾乎全襲自《痧脹玉衡》，但影響最大。沈金鰲(1717-1776)將之收入他的大書《雜病源流犀燭》時，改為一卷的〈痧脹源流〉。在十九世紀疫病流行時，《痧症全書》曾被多次重新改名出版。《痧症指微》兩條指導性的原則抄自《痧脹玉衡》與《痧症全書》，刺穴之法亦襲自《痧症全書》。《痧症指微》的結構全以經脈為主，以痧入何經何脈判定為何種痧症。書中的歌括和經絡穴位圖則是方便初學或是識字不多的下層醫者而設。由於《痧症指微》篇幅比較短，內容以簡易的刮放為治痧的主要方法，因此常收入其他書中。

和清代的溫病論述相較，清代醫家對溫病不斷有理論性的反思，爭議溫病是否純為瘟疫而設，或是可以作為疾病的一般理論；但有關痧症的討論卻只是改寫《痧脹玉衡》的文本再生產。治痧的文本有幾個特點：一、理論性的討論不多。二、痧書有如實用手冊，鮮增添新內容，經由文本的重編，以便檢索和使用。痧書不僅以湊合的形式擴編，亦有化繁為簡的收縮形式，將病因、治法編為條例，約為歌訣，以便記誦臨症。三、纂抄痧書的醫者大多位處醫療市場的邊緣，履歷不詳。四、強調括挑技法的神祕性，必須有師承才能習得。由於十九世紀的痧書多出版於疫病流行之時，因此痧和瘟疫一直關係緊密。

總之，有關痧症的書就像碎形(fractal)一般，從主要的幾個文本不斷分裂，循環重複，各本又多少有點出入。這些無止盡的文本重複、改編、合輯和撮要，並非無其功能：這正是指稱(naming)「痧症」，使「痧」成為可辨識的疾病範疇。痧症的文本傳統始自郭志邃

的《痧脹玉衡》。面對明末疾疫流行時，他以「痧」指稱疫病，有如
吳有性以「溫病」指稱瘟疫一般。由於溫病的名目源自古典醫經，與
傷寒立異，因此一直成為清代嫻熟醫經的醫者討論的對象，並由此衍
伸出許多不同的新理論。痧的情形則相當不同，從文本形式大致可看
出治痧的醫者大多位處醫療市場的邊緣。他們的文本修為或不如一般
熟諳醫經的醫者，也因而較少理論色彩，以辨證和實用為取向。治痧
醫者以文本指稱痧之為疾，描述一群痧的症狀，強調刮放手技之重
要，甚至以刮出痧筋來定義「痧」。

三、痧症的治療與痧醫專業形象的塑造

清代痧症的誕生，實乃醫者應對明末以來連番大疫的努力。他們
將疫病總名為「痧」，並為之提供解決之道，由此形塑他們的專業。
瘟疫的破壞力，促使醫者質疑傳統的醫學理論是否足以為治療瘟疫提
供解答。吳有性與郭志邃都相當自覺他們所面對的新問題，無法在現
有的醫學傳統中找到答案。郭志邃便自謂為了治療痧症，翻遍醫書，
尋訪異人，卻不得其門而入。沈金鰲也認為古代沒有痧的專名，而且
其治法自古未詳。他因此推論，痧雖是古代已有的疾病，但因流行不
廣，故古籍中缺乏相關的記載。其他痧書的作者、編者、出版者也常
提到，痧因無法在古代文本或醫家中找到相關的論述，使痧成為醫學
上的新問題。由於過往的醫學經驗與知識無法提供治痧之助，因此醫
者必須找出痧之特性與獨特的療法。痧便在這一過程中被形塑為指稱
疫病的範疇，促使清代的醫家找尋療痧之道，以此合理化他們為痧建
立的治法與治則，提高了治痧醫者的知識權威和身價。

雖然清代痧醫認為傳統的醫學資源不足以應對痧症，但他們對痧

是否是新的疾病，前後卻有不同的看法。最早討論痧的郭志邃提到，痧在古書中已有記載，只是不夠詳審。許多清前期的醫家也接受郭氏的觀點，認為痧作為疾病是一種自存的實體，並非新事物，只是因為時異地變，而有不同的名稱，難以分別。有的人甚且認為，痧不但不是新病，而且古方已可治療。他們也同意清代以前的醫家便已論及痧症，只是未成為專門的範疇。

有關痧是否是新病和古方能否治新病的爭議，不僅是疾病認識論的問題；對於疾病認識論不同的立場，也往往反映醫療市場上的階層區分。要理解清代醫家對痧的爭議，必須先釐清清代醫療市場的特殊結構及其階層化的原則。行醫在清代是賺錢但競爭的行業，此尤以名醫匯聚的江南地區為然。清代人口迅速增加，更增長了對醫藥的需求。明代以降，科舉益難，不少士人轉而從醫。然而，明、清時期的國家不管制醫師的質與量，除了宮中的御醫，開業醫生不須考試與證照，任何人都可以進到醫療市場，宣稱自己醫生的身分或從事醫療行為。醫療市場的開放，更使醫者間的競爭白熱化，醫者必須與走方郎中和宗教醫療人員在開放的市場中競爭。由於市場中有各樣從事醫療的人員，彼此都得提出說服病家的理由。對醫家而言，「知識」是他們最重要的資源。而所謂有知識、能言理的醫者，指的是醫家掌握醫學文本的能力。尤其因科舉不順遂轉而業醫的「尚儒醫士」，往往以之正當化自己的知識、技術和地位。醫學文本之間亦隱隱然有階序之別，以之作為醫事人員階層化的理據。醫學以《內經》、《神農本草》、《難經》等為最高等級；所謂金、元四大家的著作，則地位較低，甚至在清代還常受人抨擊；至於其他方書或純言醫技之作，則更在疑似之間。以經典傳統為主的醫者，構成了醫療市場中的菁英階層。他們遇到疾病時，首先援引文本傳統中的資源治療病家；而病家

和醫家對於沒有文本根據的民間醫療，較不信任，也評價較低。以痧類比痘瘡、牙疳等外科病，只是證實了治痧醫者在醫療市場中位居下流的事實。痧醫則從實效的觀點，主張治法即使沒有古典的依據，只要能救人命，都是一件功德。不拘於古典理論與古方，以功效論成敗，成爲痧醫合理化其專業的論據。

郭志邃的《痧脹玉衡》可視爲從儒業醫之一例，且位居醫療場域中較邊緣的位置，藉著疫病建構其醫療理論的戰鬥策略。郭氏本業儒，在改朝換代之後，放棄舉業，轉以醫術謀生，專攻痧症一門。他認爲現存的醫學傳統對痧探討不足，所以才著書立說，以廣傳其治痧之想法與經驗。郭氏可能沒拜師學藝，而是從宋以降後的醫籍和自己的經驗整理出一本治痧專著。和一般高談醫經的醫者不同，他認爲這些後起的文本，可與醫學經典互參，不必計較其位階之高低。郭氏雖以儒醫自許，但在當時醫療場域中可能居於邊緣。《痧脹玉衡》的內容也的確顯示郭志邃這一可能的社會位置。它不像一般菁英儒醫的著作，大量引經據典，闊談醫理。他甚至批評許多動輒引用《內經》之人，竟不知如何治療痧疫，也不知治痧的刮放即古經針砭之法。爲該書撰序或校訂的人，既不是官員也非名士，而是同鄉之里人，可見郭志邃社會網絡的侷限性。

王凱之書雖襲自郭志邃，但他利用傳統醫書的依托之術，增加其作品的份量。依托指假借古代醫學傳統中的聖人，如黃帝、岐伯或神仙異人的傳授，甚至直接使用古聖之名，來發表著作的手法。王氏宣稱其治痧之法承自隱者之祕傳，甚至將治痧的藥方分屬於《易經》六十四卦之下，將功效託諸帶有宇宙論色彩的祕方。但他亦不忘利用當時醫家延請有地位者品題的常用手法，增加他作品的可信度。雖然《痧症全書》不斷被改寫和再版，但書中以六十四卦分方的方式卻未

被承襲。治痧醫者的實用邏輯，似乎壓倒了該領域某些醫者神化自己地位與形象的企圖。

在治療方面，郭志邃和王凱都強調刮痧和挑痧等技法的重要。雖然治痧的書都會列出方藥，但總的來說，痧書卻傾向於以刮放爲要點。由於清以前的痧特重皮膚上的症狀，並企圖以刮挑之法治之。刮挑之法雖見載於以往的醫書，也普遍行於郭氏所出的浙江地區，甚至是一般人或婦女都會的技藝，也因而不受醫者的重視。然而，當郭志邃將痧當成疫病後，除了用藥外，也保留刮痧和挑痧的手法，作爲痧症初發之時的療法和急救之方，並以之批判那些只會用方藥，而不識手法的醫者。

郭志邃還爲刮挑之法提供了醫理上的依據。他注意到以藥療痧，常常效果不佳。因爲痧由外入，留於肌膚血肉之間，很難驅除。因此，他認爲「治痧者，莫先於刮之放之」，先清除肌膚血肉之間的毒，再用藥驅除臟腑中的熱毒。雖然有時刮放後再施藥也依然無效，但他認爲此乃刮放未盡所致，非刮放的療法有問題。對於刮放的強調，成爲痧醫形塑自己專業形象的手段。治痧的醫者強調「手法」這種及身技術的重要，以說明治痧的醫者必須有特別訓練，並非一般醫者所能仿效。王凱及其後的痧醫甚至宣傳其「手法」乃祕密傳授，將刮放的技能限制於一定的師傳。他們宣稱即使這類手法已文本化，但缺乏直接授受，便難掌握，以壟斷這一及身之術。他們強調，若非行家，看似容易的刮挑甚至可能危害健康。王凱因而將當時流行在某些地域的刮挑之術形塑爲治痧的關鍵技術，並排除了一般人使用此手技的正當性。

治痧的醫者還特別強調刮放的長處。只要醫者識痧，不用診脈，不必用藥，不耗元氣，不費厚資，直探病根，依法撫摩，按穴針刮，

便能奏效。許多痧書甚至附圖，讓病家可以按圖索驥。刮放省錢和速效的優點在醫療資源相對匱乏的地方，更具吸引力，並可爲急救之資。不僅如此，有些痧書的作者甚至標出用藥也有風險，不如刮放痧來得可恃。而且痧是古籍中沒有記載的新病，若醫者不明痧症的性質，即使是精於用藥的醫者，也可能誤治，刮放反而少了藥害的風險。

雖然像王凱一類的醫者想壟斷刮挑之法，但許多後來出版的痧書卻強調刮放不必學習醫理，能自學，亦易學，可以自治治人。刮痧這種流行於民間的療法，一方面爲醫者所吸收，成爲文本傳統中的一部分，而醫者也試圖以此區隔市場；另一方面，刮放的技藝經醫者再造後，又以文本形式再流回常民社會，變得更爲普及。

對於一般以藥療疾的醫者而言，刮放固是痧醫的特色；但對於一般刮放已流行的區域，方藥才是痧書的重點。郭志邃整合手邊的醫學資源，摶成治痧的對策；他爲前此以刮挑爲主的治療引進了大量方劑，從而改變了痧的性質和其在疾病版圖中的重要性。但刮放與方劑有階層性的區別：刮放用於痧症初起之時；方藥用於痧氣深入之後。其理據在於，痧由外入裡，必須識其病程，依序施治。郭氏治痧的方法，在後來的痧書中不斷被提及，成爲痧症的典型療法。郭氏對於痧的性質和治法的雙重建構，使他爲痧在醫療市場建立一定的區位（niche）。他使用方劑，以此有別於只會手法的一般治痧醫者；他強調手法的重要；以立異於一般只會用方藥的醫家。

治病必先識症，郭志邃挪用了前此醫書中已有的兩種診法：舌診和看痧筋，以別於仰賴脈診的一般醫者。由於痧症來勢洶洶，一襲病人，患者便可能無法言語，乃至昏迷不醒，使一般的望、聞、問、切四診難以施力。而且郭氏還強調痧的特點正在於症脈不合，以脈爲

準，反常誤診。因此，郭氏建議以舌診替代。其次，一般醫者不識痧
筋，可能出現誤診；善放痧者，也可能不識痧筋，以爲放痧已足，而
後施藥，卻可能使痧症復發，變得更嚴重。辨識痧筋的能力，配合刮
放手法，成爲定義痧的專門知識。痧筋作爲概念雖然易於理解，但實
際操作並不容易，就像痧症的分類龐雜，痧筋也有種種變異。痧筋細
微的差異，就如脈象一般，並非尋常人能區辨。郭志邃因此再度強調
痧醫辨證的專業能力，以區隔一般只會刮放之人。在治痧醫者以其特
殊的手法和用藥形塑其專業形象時，也不忘認定痧醫的道德權威。郭
志邃強調痧雖爲凶症，但守護病人是醫者的責任，不當因其會傳染，
選擇病家而醫。

　　郭志邃雖然試圖爲痧醫建立專業形象，但這也是關於痧爲何疾爭
議的開端。若是痧無法以當時已知的醫學知識診斷，且痧醫所挪用的
是傳統醫學中的資源，那麼痧醫又如何能自外於其他醫者，獨識痧
筋？另外，郭氏對痧的研究似乎自始便有膨脹的趨向。郭氏似乎也一
直將痧視爲統籌各種疫病的範疇，他運用醫學傳統的知識和語言，描
述他認爲是新的現象，也可能導致更多混淆。再加上他認爲痧的症狀
和其他疾病常有相似之處，而其他疾病也可能演變爲痧症，且痧也會
因個人的體質、行爲和性別而有不同的表現。爲了仔細描述痧的變
異，自郭志邃始，便試著以分類來解決問題。清中葉以降的一些痧書
更以各種動物形象形容病徵，並刻製爲「翻圖」。然而，這些痧症的
名稱並沒有統一，致使痧症有如不斷擴張的帝國，愈形龐雜；但也像
所有帝國一樣，擴張過了極限，便開始崩解，致使許多清代醫者質疑
痧症的性質爲何？首先分類痧症的郭志邃可能也已察覺這個問題，但
他似乎沒有更好的辦法。他甚至說：「怪病之謂痧。」痧的例子顯
示，醫者將難解的病徵歸因於某些單一範疇，以簡化複雜病理現象的

努力；再以分類歸納的方式，處理單一範疇包含了太多複雜元素的問題。但這也使痧失去了特殊性，倒似是疾病王國中無法歸類的剩餘範疇。清代醫者也為痧為何物，而議論紛紛。

雖然治痧的醫者努力建構其專業形象，但許多熟知經典傳統，在醫療場域中占有較重要發言位置的醫者，卻頗不以為然。他們寧願採用文本傳統中已有的稱謂，如「霍亂轉筋」、「絞腸痧」或瘟疫描述所謂的痧症。他們也大力批評痧書製造出新而不必要的範疇，甚至是「偽病」。刮放之法，行之於下層醫者、婦女、隱者、道釋等邊緣醫者，而受到批評。治痧的醫者也知道許多醫家並不信有痧；但否認痧的存在，無異也否定痧醫的功能與地位。痧醫則從實效的觀點，主張治法即使沒有古典的依據，只要能救人命，都是一件功德，不必得從古典醫籍尋找理據。

不過，有關痧症是否為新疾病的爭議並沒有因此而停止。痧字之起雖晚，但可以相假的沙之為疾，已見於《抱朴子》；而以痧為痘、疹、霍亂之異名者，更常見於宋以來的醫書。這些疾病之所以稱沙，皆與「身上有斑點如沙」這一生理表現有關，且處理的方式亦大多為刮放，只不過後來的痧醫反以刮挑出痧筋來定義痧症，擴大了痧的範圍。雖然文獻早已提及痧，但清代痧醫或痧書的出版者無論將痧視為舊疾或新病，都致力於將痧塑造成一疾病範疇，以解釋群醫束手、痛苦難堪、倏來忽死、脈證不符的怪病。他們試圖理解痧的種種症狀，分類描述各類的痧，並以刮放技術定義痧筋之有無，以判痧症之有無。

四、清代社會對痧的反應

由於痧的傳染性，許多治痧的醫者也注意到痧和環境之不潔，時

行之不調，因而產生穢氣觸人有關。不過，痧書卻重在個別患者的治療，對於環境之改善甚少著墨。本來中國所謂的「衛生」指的是保衛生命，與「養生」意義相似，要到十九世紀下半葉，近代公共衛生的概念才慢慢滲入中國社會。因此，希望在痧書中發現改善公共衛生的建議，恐怕是一個時代錯亂的期待。然而，這也令我們思考，清代的中國人如何看待「不潔」、「穢濁」等問題。另外，宋元時代刻書以應付疾病，是政府責任的一部分。明清時代，政府撤出醫療保健的領域後，維護現代稱為「公共衛生」的任務，交由士紳承擔。痧書的出版見證了政府控制力消褪的清代社會中，人們透過慈善活動抗拒疫疾的努力。

地方士紳以善堂為機構回應瘟疫。在疫病流行時，善堂頒發治痧丸藥，鳩資刻印相關的醫書，令人自力救濟。許多痧書的改寫、重編和重刊，多出於道光以後，疫病流行之際。這些出版品，雖然仍透過出版商，但有許多是認捐刊刻，有類善書，任人取用，以在亂世中救世濟人。王凱的書便曾於乾隆丙午(1786)於南京重刊施送，其後何汾重修時，亦是刊行贈送。俞成甫的《急救時症經驗良方》提到：「板存松江西門外仿古山莊，願印送者可向該店內印送，不取板資。」助印者有「松巊公所印送貳百本、沈孟檢印送壹百本、沈豫齋印送壹百本、冰谷生印送壹百本、華婁公所印送貳百本」。胡鳳昌所編的《痧症度針》亦載有印送名氏，地方士紳或商號助印了千百本；這本書甚至有樂捐施藥的廣告：「右治痧救急丸散計十七種，如有好善樂施者，捐貲修合，廣為施辛，令山野村莊窮民無告之家，藉以救命回生，甚好生之德豈有限量哉？」刊於宣統己酉(1909)的《痧症發微》則由「嘯唫惜字會」捐資刊刻。也有的痧書收取翻印費，如刊於咸豐壬子(1852)的《祕授治痧要略》，便載有「板藏黃邑新橋米船樓，如

有樂善印送者，每部工料錢陸拾陸文」。雖然收錢，但仍是樂捐行善的性質。自然還是有如汪欲濟般個別的醫者，販賣自己寫的痧書，甚至還在書末廣告自家祕製的丸散。正因痧書用於推廣自保急救的疫病知識，痧書因而多以易解、實用為原則。

刻印痧書，令人自救，意味清代社會在面對瘟疫時，仰賴社區善人之義助，且其方式和現在具有強制性的公共衛生手段相當不同。社區中對於從現代眼光看來可能相當危險的感染源，並沒有控管，而是將瘟疫視為是個人的疾病問題，由醫者和家庭提供照護，和處理一般的疾病並無不同。當病人或其家屬能據醫書中提供的建議自行保健和療治，社會也盡到了控制瘟疫的責任。

治痧文本也因應這樣的社會動員方式，強調刮放可以按圖施行，不煩醫藥，且其內容多實際的辨證與處理，較少理論上的討論。一般痧書多為急救而寫，因此連脈診也少言及，只重視辨別痧筋，或由分類表中辨視痧症，以刮放之法，自療療人。印行痧書令人自助，也預設了病家不見得需要醫者的幫助，便能自行治療。清代的政府將防疫的責任交給士紳，而由士紳主導的救濟機構則在兵荒馬亂，醫療資源匱乏之際，發放丸藥，刻印醫書，將疾疫的問題交由病家自行處理。也許正因刮痧不賴依方藥、不重脈診，易於施行，乃日漸演化成保健的手段。

五、結語

新的傳染性疾病總是引起人們恐慌，上世紀的愛滋病、本世紀初的SARS都是顯例。當人們整合當下所有的醫學資源，以理解疫病的性質過程，也正是形塑瘟疫，為之命名的過程。即使疫病的實體存在

於自然界，然未經命名和解說，它只是未知的存在，社會也無法提出因應之方。清人認識痧症的過程亦如是。雖然我們視痧爲中暑或身體微恙的前兆，但在清代卻視痧爲疼痛不堪、來勢洶洶、症狀複雜、變化萬端、相互傳染，而且難以藉傳統醫療資源處理的疫病。

　　清代醫者認知痧症的努力不讓於現代在實驗室裡致力找出病源的醫學研究者。只是清代醫者認痧爲疫的過程，卻是嵌鑲在清代社會的特定形構。對於當時的醫家而言，他們手邊所有的資源來自大量的醫學文本，建構新的疾病範疇，文本操作仍是最重要的方式。不論痧之名義或其治法，皆見於其前的醫學文本，但清初的醫家郭志邃卻將痧視爲疫病的總稱，提出刮放與方劑的治法。治痧的醫者借取以前文本已有記載，但也流行於民間刮放的手法，驅除痧引起的熱毒鬱積。刮放得宜於否，成爲治療痧症的基礎。從疾病的版圖上切割出痧症的同時，治痧的醫者也不忘強調本身在醫療市場中的特殊地位。事實上，許多常人也會使用來自常民社會的刮放手法，但痧醫則不斷提醒治痧尚需配合方藥。另外，他們強調其手技的特殊性，警告病人刮放不當的後遺症。痧症的獨特性及其療法的建構，形塑治痧者的專業性格和其市場區位。然而，刮放畢竟是相當普及的技術，雖然痧醫往往會引用《靈》、《素》，以合理化刮放的使用，但他們終究無法壟斷此項技能，且隨著痧書的流布，刮放的技術反而更爲廣播。

　　新疾病的加入，將改變舊有醫療知識體系各種範疇間的關係；尤其將疫病完全歸諸於痧，引起不少混淆。痧醫試圖用分類的方式處理這個問題，一方面綜合疫病爲痧；另一方面又將痧分爲各種細目，如角弓痧、驚痧、羊毛痧等，以致1921年出版的《中國醫學大辭典》收了不下百種在清代才出現的痧症名稱。然而如此繁多的痧疾，似乎連痧醫都難以應付，甚至謂「怪病之謂痧」，或以「脈症不合」來定義

痧症，並試圖以「痧筋」辨識痧之有無。結果造成了痧成為疾病的剩餘範疇，醫家將不認識的病歸之於痧。也因痧的範疇不斷膨脹，引起不少醫家的懷疑。這些質疑的聲浪多來自熟悉經典傳統的醫者，他們認為痧既不是新病，而且傳統的醫學資源已足應付，不必另闢痧之一門。「痧」便在治痧文本的傳播與醫者的爭論中，自溫病、疫、霍亂等疾疫，形成一個邊界模糊卻又可辨識的範疇。也正是在疾病建構的過程中，中國傳統醫學展現其如海綿般的生命力，挪用其前的文本，吸納民間常用的療法，再將之轉化為文本，重新組織後，加以流傳。痧症這個邊緣性疾病範疇的誕生，也同時呈現了傳統中國社會醫學知識與醫療實踐多元而複雜的層級結構。

清代的痧書有類實用手冊，鮮談理論，並藉著舌診、症狀分類，以為辨症之用，偶有引及醫經，亦不過藉之合法化其非主流的觀點和療法，在醫學文本傳統中的位階較低。文本的層次也相應於痧醫在醫療市場中較邊緣的地位。許多痧書的出版者本身並非醫家；許多痧書的「作者」只是抄撮、重組痧書傳統中幾部主要作品。以行之於婦人或道、釋的刮挑之法為痧醫主要的醫療手段，更見證了施術者大體處於醫療體系的邊緣。因此，他們所宣揚的「知識」與「技術」，受到一些菁英醫者的挑戰。

有趣的是，儘管痧為疾否的爭議懸而未解，但似乎也未影響痧症作為一種知識範疇的存在。在中國傳統醫學裡，知識的確定性似乎不在於爭議的解決，而在於形諸文本，藉此流傳，以文本的「指稱」(referring)功能，形成一定的範疇。即使這些知識有爭議，且議而不決，只要有文本存在，便有人以「祕傳」、「祕方」的形式流傳這些知識，使成為文本的知識，化為中醫知識庫中的一部分。

至於清人回應痧疫的方式，則是透過功德助印，流傳治痧的知

識；令病家自行請醫治療或自治，沒有現代社會中，由國家出面強行
介入施行的所謂「公衛措施」。控制瘟疫的醫療任務，最終由個人承
擔。但清代社會士紳出資行善，助印痧書，卻有重要的道德意涵。在
清代政府從醫療保健的領域中撤出後，身為社會領袖的士紳，肩負照
顧疫病患者的道義責任。透過功德的概念，士紳助印痧書或施藥的善
行，與提升自己的社會地位、聲望和個人的福報緊緊相扣；清代瘟疫
造成的問題，也因而得到了其醫療與社會解決的方式。

參考書目

Fisher, Carney T.（費克光），〈中國歷史上的鼠疫〉，收入：劉翠
　　溶、伊懋可主編，《積漸所至：中國環境史論文集(下)》。台
　　北：中央研究院經濟研究所，1995，頁673-646。

MacPherson, Kerrie（程愷禮），〈霍亂在中國(1820-1930)：傳染病國
　　際化的一面〉，收入：劉翠溶、伊懋可主編，《積漸所至：中國
　　環境史論文集(下)》。台北：中央研究院經濟研究所，1995，頁
　　747-796。

李建民，〈祟病與場所：傳統醫學對祟病的一種解釋〉，《漢學研
　　究》12.1 (1994)：101-148。

余新忠，《清代江南的瘟疫與社會：一項醫療社會史的研究》。北
　　京：中國人民大學出版社，2003。

紀征瀚，《古代「痧」及治法考》。中國中醫科學院中國醫史文獻研
　　究所。

麥克尼爾著、楊玉齡譯，《瘟疫與人：傳染病對人類歷史的衝擊》
　　(*Plagues and Peoples*)。台北：時報出版社，1998。

張宜霞、伊懋可，〈近代中國的環境和結核病〉，收入：劉翠溶、伊懋可主編，《積漸所至：中國環境史論文集(下)》。台北：中央研究院經濟研究所，1995，頁797-828。

張嘉鳳，〈「疾疫」與「相染」——以《諸病源候論》為中心試論魏晉至隋唐之間醫籍的疾病觀〉，《臺大歷史學報》27（2001）：37-82。

曹樹基、李玉尚著，《鼠疫：戰爭與和平：中國的環境與社會變遷(1230-1960年)》。濟南：山東畫報出版社，2006。

賈德‧戴蒙著，王道還、廖月娟譯，《槍炮、病菌與鋼鐵：人類社會的命運》(Guns, Germs, and Steel)。台北：時報出版社，1998。

劉翠溶、伊懋可編，《積漸所至：中國環境史論文集》。台北：中央研究院經濟研究所，1995。

Leung, Angela Ki Che. "Medical Instruction and Popularization in Ming-Qing China." *Late Imperial China* 24.1（2003）: 130-152.

———. "Medical Learning from the Song to the Ming." In R. von Glahn and Paul Smith eds., *The Song-Yuan-Ming Transition in Chinese History*. Cambridge: Harvard University Press, 2003, pp. 374-398.

Rosenberg, Charles. "Explaining Epidemics." In Charles Rosenberg, *Explaining Epidemics and Other Studies in the History of Medicine*. Cambridge and New York: Cambridge University Press, 1992, pp. 293-304.

———. "Framing Disease: Illness, Society and History." In Charles Rosenberg, *Explaining Epidemics and Other Studies in the History of Medicine*. Cambridge and New York: Cambridge University Press, 1992, pp. 305-318.

————. "What Is an Explaining Epidemic, AIDS in Historical Perspective." In Charles Rosenberg, *Explaining Epidemics and Other Studies in the History of Medicine*. Cambridge and New York: Cambridge University Press, 1992, pp. 278-292.

第五章

衛生、身體史、與身分認同：

以民國時期的肺結核與衛生餐檯爲例

雷祥麟(中央研究院近史所暨陽明大學科技與社會研究所)

林盈秀譯(清華大學社會學碩士)

　　大概沒有太多人聽過「衛生餐檯」這個名字，可是說不定你昨天晚上才使用過它——就是中餐館餐桌上的那個大轉盤。它是如此方便又實用的家具，以至於我們難以想像：

　　第一、20世紀之前，中式餐桌上並沒有這種實用的轉盤。

　　第二、同是使用筷子的日本、韓國，至今仍然不使用這種轉盤，除非是在當地的中餐館。

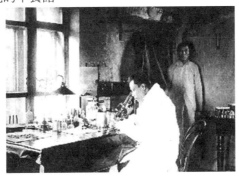

圖一　伍連德(1879-1960)

第三點就是本文的主題：宣稱發明這個轉盤的人，並不是家具設計師，而是民國時期最著名的公共衛生專家，曾經是1935年獲得諾貝爾生理學獎提名的劍橋大學醫學博士伍連德(1879-1960)(圖一)。伍博士親自設計這個轉盤並不是為了用餐的便利，他有一個極為嚴肅的目的，就是想解決民國時期國人最重要的死亡原因：肺結核。

肺結核防治為什麼會和餐具設計有關呢？這與民國時期結核病如何被界定為源自華人種種不衛生的惡習有關。在歷史上，結核病這個複雜的慢性疾病常被當作辯論文化及社會問題的工具。在20世紀初期的西方及日本，結核病問題已普遍被視為肇因於社會經濟的問題，是一個社會性的疾病(Social Disease)，討論的焦點常是國家對於公共健康所應負的責任，或是都市化及工業化這些「進步」所帶來的慘痛代價。

相形之下，民國時期對結核病問題的想像則截然不同，人們並不以為結核病肆虐的主因是勞工營養狀況、工作環境或貧窮等社會經濟問題。相反地，關於肺結核在中國肆虐的原因與解決方案的討論，常常聚焦於華人種種令人側目的惡習及傳統的家庭結構。本文的出發點是：為什麼結核病會被理解為這種文化性的，甚至是家庭性的疾病？一旦以這種方式來理解結核病，又會有什麼樣的後果與影響？有了「衛生餐檯」以及其他家用品之後，華人社會又發生了什麼樣的改變呢？

一、被忽略的結核病

為什麼在民國時期結核病不被視為是因現代化所引發的社會—經濟問題呢？簡單地說，在相當大的程度上，這是中國公衛之父蘭安生

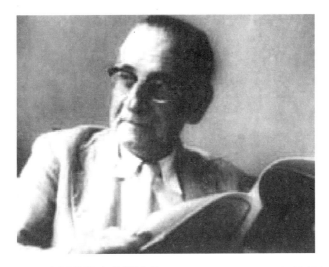

圖二　中國公衛之父蘭安生（John B. Grant, 1890-1962）

（John B. Grant, 1890-1962）（圖二）所做的策略性決定而生之意外結果。

　　1923年，蘭安生向洛克菲勒基金會提出在協和醫學院（Peking Union Medical College）建立衛生學系的計畫案。在這份歷史性的計畫案中，他明確地指出，結核病的防治不是中國公共衛生的急務。蘭安生並非不知結核病的嚴重性；正好相反，在分析何以中國死亡率遠高於先進國家時，蘭安生推斷：「在每年多犧牲的六百萬人中，光是結核病與腸胃性疾病的患者就占了三分之一。」由死亡率來考量，結核病的防治當是刻不容緩；問題在於，公衛措施應對不同疾病的能力差異很大。正由於結核病的形成和經濟條件高度相關，想要有效地控制結核病便需要大規模的社會經濟改革，如果只是改善用水與糞便處理，效果將極為有限。與腸胃性傳染病相較之下，公衛措施在防治結核病上便顯得事倍功半。蘭安生總結道：「在中國資金與人力都極為

拮据的情況下，除非先能適當地控制較容易掌控的腸胃性疾病，否則將資源集中到結核病上頭是非常不智與不恰當的。」在往後的十多年裡，公衛專家蓽路藍縷地築起中國的公共衛生網絡時，大致皆依循蘭安生這個務實的策略，有意識地放棄把結核病防治當作當下最切要的目標。

二、中國肺結核病問題之謎

相較於國家對結核病的消極作為，1930年代開始出現由社會團體主導的防癆運動，他們的努力使得結核病變成高能見度的國家健康問題。憑藉著十分有限(且有問題)的統計證據，公衛專家致力傳布許多令人不寒而慄的意象：根據死亡率估算，結核病不僅在中國是最致命的疾病，也使中國成為全世界受結核病侵襲最烈的國家。就感染率而論，中國防癆協會(National Anti-Tuberculosis Association of China)估計，全國人口中有8%是臨床意義下的肺結核患者，並斷言中國的結核病死亡率至少比英國高出四倍以上。

這項驚人的統計數據引出了令人費解的疑惑：一個基本上導因於工業化與都市化的疾病，一度肆虐於歐美與日本是可以理解的，但為何能在中國這樣的農業社會中造成如此深刻的傷害呢？答案可能很簡單，許多公衛專家指出：不論從疾病成因、病患人口分布或社會形象等角度來考量，中國的結核病都非常不同於西方，而有其獨具的「中國特色」。

許多的調查都指出一個出人意料的發現：在中國，社會─經濟情況也許並不是罹患結核病的核心因素。在一份自稱是中國最早的結核病統計研究中，協和醫學院的教授約翰・寇爾恩(John Korn)發現，

所有職業團體中,「中國的學生患有結核病的人數不成比例地高」。
此外,在一項關於結核菌素試驗的開創性研究中,寇爾恩也發現,感
染結核病的小孩中,出身窮苦人家小孩的比例反而比家境較好的小孩
來得低。最令人訝異的是,一個在廣東醫院所作的調查,三萬名病患
中,上層階級感染結核病的比例竟是窮人的三倍以上。

曾留學芝加哥大學而任職於上海醫專的賴斗岩博士,在引用這個
研究後斷然指出:

> 近有人謂結核病多寡,全恃國民經濟程度而定,至於各項預
> 防工作,則無關痛癢,此乃片面觀察,未可視為定論。蓋吾
> 國富人,與歐美國資本家,略有不同,每喜聚族而居,不講
> 戶外活動;弱不禁風的林黛玉,則認為東方標準美人。故得
> 結核病機會,較貧苦勞動家為多,此中外懸殊之點也。廣州
> 患結核病者,頭等病人(代表資產階級),竟達8.4%,而普通
> 病人(代表平民階級),僅有2.3%,相差三倍之多;可知此病
> 發生,不全在經濟也。

三、不衛生的習慣及狎近的家庭

由許多公衛專家的眼光看來,中國人之所以特別容易受結核病侵
襲,既不是因為經濟條件不良,也不在於種族的生物特質,而是由於
他們特有的「不衛生的習慣」。舉例而言,在北京主治肺結核病長達
十年的霍爾教授(G.A.M. Hall)便指出:

> (中國人的)習慣必然導致結核桿狀菌在家庭內廣為傳布。在

> 家裡或是村莊的小旅館中，病人和健康的人都睡在同一個炕
> 上。不論是在家裡、公共場所或大街上，隨地吐痰的習慣不
> 但被大家視爲理所當然，而且非常普遍。從大家共用的碗中
> 夾了食物之後，筷子便直接送到每個人的嘴裡。

　　基於這些觀察，霍爾教授在解釋結核病何以在中國大行其道時，
他歸罪於華人三項惡名狼藉的習慣：隨地吐痰及親密狎近的進食、睡
眠方式。

　　第二項在地特有的因素，則是大型的家庭組織以及家庭成員間親
密的生活方式。霍爾教授接著說：

> 在中國，不僅父母，就連祖父母、伯叔舅父等男性長輩親
> 戚、姑姨嬸婆舅媽等女性長輩親戚、堂表兄弟姊妹等平輩親
> 戚，還有，尤其是僕人，都常常和孩童有非常親密的接觸。

　　這些惡習爲病菌在家庭內的傳布提供了絕佳的機會。和中國家庭
內「頻繁且反覆傳染」的感染途徑相較，在家庭以外接觸傳染的機
率，幾乎微不足道。據此，中國的結核病其實是家庭性的疾病
（family disease），而不是社會性的疾病（social disease）；更精確地
說，是由於中國家庭的特殊結構造成的疾病。

　　讀者們或許會合理地懷疑，霍爾教授只是一個不具代表性的例
外。畢竟，就如一位中國醫師所指出的：「國際聯盟衛生委員會結核
病組於1931年曾對結核病檢查問題做過詳盡的研究……報告中差不多
在每一頁都提到結核病是一種社會病。」結核病是一種社會性的疾病
已是廣爲人知的共識，當時受到最先進醫學教育的專家們，爲什麼硬

要把結核病描述爲源於傳統中國家庭的疾病呢？退一萬步說，他們眞的普遍地這樣做嗎？請容我提供一個更爲具體而令人意外的例子來說明這一點。

在1930年代，西醫師常常十分不滿傳統中醫的疾病名稱，認爲像「中風」、「陰虛」、「肝火」這些病名不僅沒有科學根據，更使人民陷於迷信的文化氛圍之中而難以自拔。但有趣的是，許多西醫師不約而同地強調肺結核就是傳統中醫所說的「傳屍」。在她的專文〈中國人與結核病〉一文中，曾留學耶魯的女性醫師先驅葛成慧(1891-1970)指出，由於中國人有這些惡習，「如此一來，只要一個家庭成員感染上(結核病)，要不了多久，家中一半的人都成了受害者。因而過去將肺結核稱之爲傳屍癆」。表面上看起來，葛成慧是引用傳統疾病概念來支持肺結核在「家內傳染」的新知識。事實上，葛成慧的說法涉及了一個家庭與癆病／肺結核之間關係的巨大轉折。

在傳統中國，癆病很早就被認爲是具有傳染性的疾病之一，而且是人與人之間直接的傳染。作爲癆病的一種，在7世紀時出現的傳屍癆，特別吸引受過現代科學訓練醫師的注意。這個疾病概念似乎可以證明，雖然古代中國人沒有細菌的概念，但他們卻早已注意到癆病(或說肺結核，因爲當時醫學專家也常用癆病來翻譯Tuberculosis)是有傳染性的。就如醫學史家Bridie Andrews所指出的，根據傳屍癆的理論，在患者死於癆病之後，會有一種癆蟲離開死者的屍體，轉而侵襲死者的家人，而使家人陸續罹患癆病。

很明顯地，這些使得癆病可以在人與人之間傳遞的癆蟲，乍看之下很像現代細菌學說中的結核桿菌。但如果我們仔細地思考，癆蟲與結核桿菌的行爲模式其實截然不同。首先，只有當患者死去之後，癆蟲才會離開宿主的身體；更精確地說，才會離開宿主的屍體，這也是

傳屍癆名稱的源起。其次，癆蟲侵襲死者的家人並不是因爲家人剛好在旁邊，也不在於家人與患者有許多的身體接觸，基於地利之便而易於傳染。根據梁其姿與李建民的研究，癆蟲侵襲死者的家人是基於佛教與道教的觀念，家族的成員共享並繼承屬於整個家族的業報與功德。一旦考慮到只有在宿主往生之後，癆蟲才會由宿主傳遞到家人身上，我們無法不注意傳屍癆傳染的過程，事實上非常近似家人間遺產（或債務）的轉移；即以「承負」的宗教觀念，解釋傳染的現象。換言之，古代中國人注意到癆病會在家人之間流傳，但是並不將其歸因於家人間身體的接觸與傳染，而是指向因爲家人們同屬於一個禍福與共的團體，遺產與債務可以承繼與移轉。傳屍癆的癆蟲可以在家人之間傳遞，是因爲家人間在倫理上有共享的業報，癆蟲（疾病）只是業報的一種而已。

當葛成慧醫師提起傳屍癆這個恐怖的舊名時，並不是主張家庭成員因共享的宗教、倫理關係而傳染疾病。她想凸顯的重點的確是家庭，但卻是一個新的家庭與疾病的關係——家庭成員因爲同處一室、朝夕相處、親密互動，因而造成疾病的流傳。傳屍癆這個名稱使人們重溫家庭成員普遍感染癆病的恐怖意象，但在葛成慧醫師的手中，這個家庭已由一個宗教、倫理的制度，變成純然物質性的共同居所。有鑑於民國時期的西醫師常常對傳統疾病名稱痛毀極詆，由葛成慧醫師刻意提倡傳屍癆這個舊名，可以想見當時的醫生是多麼急切地希望凸顯出癆病傳布的關鍵因素，就是中國的家庭。

說來頗爲諷刺，在1930年代的中國，人們既不以爲結核病是由工業化與都市化所造成的問題，也不認爲國家的積極介入能解決這個問題。正好相反，即使是公衛官員與有識之士都認爲，中國結核病問題的罪魁禍首，是傳統中國家庭中長期養成的不衛生的個人習慣。作爲

一種隱喻，結核病在中國並不代表現代化所帶來的慘痛代價；恰恰相反，它象徵著傳統慣習與家庭組織造成積重難返；歷史的惰性不僅使中國人飽受病魔摧殘，同時妨礙中國進入現代的、個人主義的社會。

　　既然中國的結核病問題與歐美如此不同，那麼兩種結核病(社會疾病與家庭疾病)的分歧似乎清楚地反映了兩種社會有著不同的核心基石：家庭與個人的對比。在解決現代個人主義與傳統中國家庭之間的衝突矛盾時，三種日常生活用品——炕、個人衛生杯與衛生餐檯——揭示出三個可能的選擇。

四、扼殺個性的炕

　　根據晚近人類學者對「炕」的研究，炕與煮飯的灶共用一個火力來源，又使全家人的活動與睡眠聚集在一個較小的空間中，其實是一個極為有效率的能源利用方式。但在當時的公衛學者眼中，全家窩擠其上的炕不僅是細菌傳布的溫床，更代表著傳統中國家庭加諸於其成員的病態囿限。

　　在20世紀初的知識分子幾乎可以在「家庭」中找到中國所有問題的根源。傅斯年就曾在《新潮》的創刊號發表名為〈萬惡之原〉的專文，文中直指中國的「萬惡之原」就是中國的家庭，因為中國的家庭就是破壞「個性」的最大勢力。「從孩子生下來的那一天，就教訓他怎樣應時，怎樣捨己從人，怎樣做你爺娘的兒子，絕不肯教他做自己的自己。一句話說來，極力的摧殘個性。」

　　在這篇文章中，傅斯年提及「個性」一詞不下十餘次，而且每次都把個性一詞放置在引號之中。傅斯年顯然意識到自己正在引介一個對中文讀者而言十分陌生的新觀念。有鑑於現代中文中的「個人」與

「個人主義」，都是為了要翻譯Individual與Individualism而新創的詞彙，「個性」極可能也是類似的新造詞彙。源於這種對於實現個性的新追求，傅斯年等進步知識分子鼓舞年輕人反抗作為「萬惡之原」的傳統中國家庭。各位應當已經注意到，由結核病出發，在繞了一大圈之後，我們回到了中國現代思想文化史中眾所周知的主題：家庭改造運動。正如Susan Glosser的*Chinese Visions of Family and State*一書中所指出，由新文化運動、國民黨、共產黨到新興的商業文化，各種力量以不同的方式將家庭定位為中國諸多問題的源頭。正是在這樣的文化氛圍中，我們可以理解為何公衛專家會將傳統家庭「病理化」，甚至有公衛專家指出，「中國結核病問題的最終解決之道，就是全面採納歐美的『小家庭』。」

在看似南轅北轍的防癆運動與家庭改造運動之間，兩者卻有一個共同的核心關懷，就是要保護年輕人免於受到中國家庭的圍限。全家窩擠其上的炕，體現了中國家庭中最不容原諒的罪惡，亦即個人空間的付之闕如，也就是對於個體性的窒息壓抑。永不開窗的房間與全家窩擠其上的炕，使得家庭成為疾病感染的溫床與摧毀個性的罪魁禍首，單一的個人完全無所逃逸於屋宇之間。不衛生的炕，只是冰山的一角。為了追求衛生與個性(這兩者是一致的)，兩個運動的提倡者都主張，應當全然棄絕背後那個更大的、病態的中國家庭。

然而，公衛專家或許會在時代的影響下將家庭病理化，但不同於思想導師，當公共衛生專家企圖改造家庭時，他們可以不必透過思想啟蒙或法律改革；專家們可以設計新的生活用品、使人們在使用中養成新的生活習慣，更有甚者，產生新的身體感受。

五、個人衛生杯

讓我們來看看第二個物件，就是照片中的「個人衛生杯」（圖
三）。

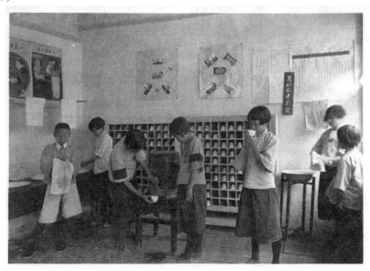

圖三　協和醫學院衛生實驗站的「個人杯」（1935）

在協和醫學院的衛生實驗站，蘭安生的同事與學生們教導學童養
成使用「個人衛生杯」的習慣，以避免學童用同一個杯子喝水時，相
互傳染病菌。在1930年代中期出版的新一代衛生教科書中，幾乎都有
一模一樣的圖像，上面寫著「我用自己的茶杯」（圖四）。這並不只是
一個城市的現象而已。在蘭安生的學生也是後來被稱為中國鄉村公共
衛生之父的陳志潛（1903-2000）回憶中，即便當他在定縣推動極具實
驗性的農村公共衛生工作時，也發給貧窮的村童「痰盂、臉盆與個人

飲水杯(individual drinking cups)」，而且在僅有的十七項教學重點
中，第五項是「使用個人臉盆與毛巾」，第十二項是「使用個人杯喝
水」。有鑑於村童間傳染病的普遍流行，其中砂眼的盛行率高達
75%，這些個人衛生習慣的養成的確有著重要的保健效益。另一方
面，日復一日、不假思索地使用諸如「個人衛生杯」等衛生設備，學
童們漸漸習於身為一種新的「個人」：當和他人——即使是家人或親
朋好友——共用杯子、毛巾、牙刷時，身體會不由自主地感到不自
在，甚至嫌惡。一言以蔽之，西方的個人衛生強化了個人主義式的身
體感；個人主義不只是一種政治理論與法律地位；更是一種無比切身

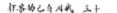

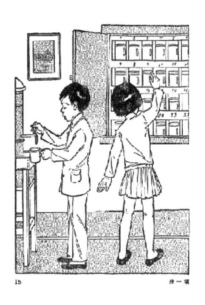

圖四　「我用自己的茶杯」出自《復興衛生指導法》（1935）

的感受與身體力行的日常生活方式。推動者一方面對炕痛毀極詆，另一方面大力宣導「個人衛生杯」等用具，一拒一迎，兩者協力將孩童自傳統家庭病態的親密關係中解放，同時創造出會不由自主地與他人保持身體距離的新「個人」。

　　在本文的個案中，肺結核的衛生規則呼應個人主義的社會價值，這種衛生與價值的交引纏繞，其實是歷史上常見的重要現象。醫學社會學者David Armstrong曾分析認同形構（Fabrication of Identity）和西方近代四種衛生體系的共生關係，包括隔離檢疫（Systems of Quarantine）、19世紀衛生科學（Sanitary Science）、20世紀上半葉的個人衛生（Personal Hygiene）以及1970年之後興起的新公共衛生。在四個系統中，衛生都不只是維護健康的工具而已；這些衛生儀式同時成為重要的分類範疇，形塑了社會生活的空間結構，使得不同模式的權力得以運作，不同的自我認同得以形成。舉例而言，對傳染病的隔離檢疫強化了地理疆界的區隔，而國家得以在其中施展「排外性」（exclusion）的主權，從而鞏固統轄範圍內的集體認同。換言之，急性傳染病的檢疫是強化主權的有效工具，也可以凸顯地域間（國家間）的區隔，2003年的SARS就是一個記憶猶新的好例子。其次，衛生科學則聚焦於「解剖學的身體」，嚴格監管出入身體的各種物質，如食物、空氣、灰塵、飲水、排泄物，也從而凸顯出身體上各種出入孔道與介面的關鍵地位，如皮膚、口、鼻、排泄與生殖器官。到了個人衛生興起時，焦點不再是單一身體和「環境」間的物質流動，關懷重心轉移到了身體間的物質交換，像是傳染肺結核的痰，或是傳染性病的體液。當個人衛生指引人們對「社會接觸」展開無微不至的凝視與控管時，我們也對身體間的距離、接觸和交換產生了新的敏感度。一言以蔽之，西方的個人衛生強化了個人主義式的身體感。個人主義不只

是個政治理論與法律地位，它更是一種無比切身的感覺與身體力行的
日常生活方式。

　　值得注意的是，當在蘭安生擬定中國公衛建設方略時，排名一、
二的目標分別是，「預防腸胃性傳染病與天花疫苗接種」，緊接其後
的目標(他稱為衛生教育)正是身體習慣的養成。蘭安生指出：

> 人類絕大多數的行為都是由習慣所決定的。也因此，如果期
> 望人們實踐衛生習慣的話，唯一的辦法就是在足夠長的時間
> 裡，要求他們反覆練習這些健康習慣，直到最後他們能**不假
> 思索地、全然自動地**做出這些動作為止。對養成這些習慣而
> 言，最有效的時段是人生的早期，無論是在家中或學校都
> 好。

　　重點不再是知識、價值與心靈，而是習慣、用具與身體。目標不
在於把個人主義的價值觀或現代衛生知識直接灌輸進中國青年的腦
中，相反地，蘭安生致力於使學童們養成使用衛生器具的習慣，不假
思索地、幾乎是反射性的使用習慣。這個策略致力於使身體在無須意
識介入之下即能自動反應，即使這些孩童尚未覺醒到自己獨一無二的
個體性，只要他們養成使用個人杯具、毛巾的習慣，並在必須和他人
共用這些器具時感到渾身不自在，他們就已在身體層次上體現出個人
主義的新價值。

　　事實上，不只是促成個人主義式的身體感，個人衛生的強調有時
更直接地呼應與支持個人主義式的倫理價值與行為。舉例而言，對大
部分的進步知識分子而言，共食制──中國特有的共同用餐方式──
正是中國諸多不衛生的惡習之首。公共衛生專家發現，由於每位用餐

者將自己的筷子直接進出大夥共享的菜餚中取食，使得大家在「相濡以沫」時交換口水與其中的結核菌，直接導致結核病的傳播。於是對於注重衛生的人士而言，參與中式餐會竟引發莫大的焦慮。曾國藩的外孫，曾任中國最大私營棉紡廠(恆豐紗廠)廠長，並在1920年出任上海總商會會長的聶雲台(1880-1953)，便在一篇極為有趣的專文〈推翻『衛生』學說〉中批評這類人士：「近聞某君衛生好潔，不與人共食，若赴宴，他人已下箸，則弗食之矣，故非西式會餐不赴。人言其病獨多，云此皆過於養其身，而忽於養其心者也。」在聶雲台的眼中，「某君」這種行徑會造成當事人對同胞的嫌棄與疏離，十分不可取，然而這卻完全符合當時若干公衛專家所大力提倡的「衛生行為」。

指出中式共食制很容易導致肺結核傳染之後，葛成慧指出：「如遇友人邀宴的時候，如遇不用公筷公匙的家庭或菜館中，自衛的方法只有不客氣地先取一匙，待他人下箸以後即不再吃此菜餚，此亦不得已的自衛政策。如應付得當，不過先人片刻，每可使他人不甚覺察其無禮。但最好使人人明白結核病的可懼，而使公筷公匙成為時髦的流行品，更為上策。」既然這種「搶先下箸」的做法只能確保第一個人不會被傳染結核病，完全無助於之後下箸的其他人，稱之為「自衛政策」實在是太客氣的說法，這種行為是不折不扣的自私自利。葛成慧充分了解這個做法的負面道德意涵，她唯一的期望竟是自己動作敏捷而隱微，以至於一同用餐的友人沒有覺察到。

個人必須自衛、自救，由充滿著病菌、密閉擁擠、令人窒息的中國家庭中，奮力把自己救出來；即便只能救出自己，也義無反顧。這不僅是衛生專家建議的「自衛政策」，更呼應當時自由主義者最令青年人震撼的訊息。胡適在激起廣大回響的〈易卜生主義〉(1918)一文

中，引用挪威劇作家易卜生(1828-1906)給朋友的信指出：「我所最
期望於你的是一種眞實純粹的爲我主義。要使你有時覺得天下只有關
於我的事最要緊，其餘的都算不得什麼。……你要想有益於社會，最
好的法子莫如把你自己這塊材料鑄造成器。……有的時候我眞覺得全
世界都像海上撞沉了船，最要緊的還是救出自己。」由聶雲台所代表
的對於西式衛生的批評，並不聚焦於它是否可以帶來健康的效益，而
在於西式衛生所蘊含的這種個人主義式的價值與行爲原則，它鼓勵人
們實行「自衛政策」、「先救出自己」，把同桌用餐、同舟共濟的家
人同胞當成次要的外人，甚至危險的源頭。由聶的眼中看來，這種得
到科學權威支持的「衛生」行爲會對於社會關係造成莫大的疏離與傷
害，使信仰它的人無法認同他的同胞家人、共衛其生，因而構成了一
種對於「道德社群」的致命性摧殘。

　　但請稍等一下，請再仔細地看看這張「個人衛生杯」的照片。非
常反諷地，體現個人主義的「個人衛生杯」非但不能卓爾自立，反得
和一大堆其他杯子一起排排坐、吃果果、放入方格中。在衛生教科書
的圖片中，爲了易於辨識，甚至每個杯位都有編號(圖三)。這些「個
人衛生杯」被依序收納入格子化的杯櫃之中，一目了然，非常定型
化，而且容易監督與管理。

　　這不啻是一個最大的弔詭。當人們終於從傳統家庭的桎梏中覺
醒，終於得以「解放個性」乃至重新掌握與生俱來的個體自由(戀
愛、婚姻、職業、個性)時，他們卻被轉化成了「會自動反應」且標
準化的身體，與其他身體並肩齊步地收納入一個規訓系統之中。

　　由家庭中解放出來的個體，在學校、軍隊及許多國家機構中，竟
然注定加入「自動化」的身體大軍。這一切似乎正如同米歇爾・傅柯
(Michel Foucault)所指出的，在現代生物政治打造主體的過程中，看

似矛盾的「個體化」與「總體化」總是互為表裡、攜手並進。

六、衛生餐檯：本地的混種創新

但是，人們還有第三種選擇，那就是本文開場時介紹的衛生餐檯。

方於1911年控制住滿洲鼠疫的公衛英雄伍連德在參加1915年博醫會（Missionary Medical Association）在上海舉行的醫學討論會時，就被一位美國醫師詢問，有沒有辦法使吃中國菜的方式變得衛生一些，可見這是當時在中國的西醫極為詬病的核心衛生問題。九個月後，伍連德在《中華醫學雜誌》（*The National Medical Journal of China*）創刊號發表〈中國的衛生餐檯〉（"A Hygienic Chinese Dining Table"）一文，並收入一張他拍攝的照片（圖五）。在披露他的設計之前，伍連德先指出文化習俗與避免疾病傳染兩者間的衝突，並評斷三種解決方案。

就伍連德看來，最衛生的用餐方式是分食，也就是在用餐前先將食物分配到每個人自己的盤裡。不過，伍連德也認為，這並非享用中國菜的理想方式。伍連德不曾明白說出他的理由，但在1950年代的臺灣嘉義卻有一位防治肺結核的專家欒筱文，清楚地說出她的理由：「因為中菜多半是講究大件的。如燉雞、烤鴨和蒸魚之類，若是切得一塊一塊的分到每個人的盤子裡，以傳統的眼光看起來，有點殺風景。若是用兩雙筷子的吃法，還可以保全一點吃菜的神氣。」雖然欒或許未能完全道盡共食制的情趣，但我個人很欣慰於這些公衛專家至少能注意而且珍惜這一點；偶爾吃到採取分食制的酒席時，感覺上菜餚的滋味似乎就是比較差一些。

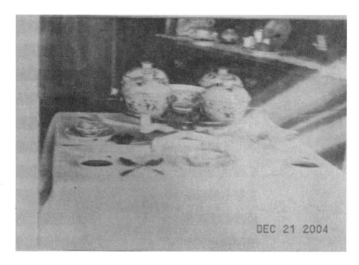

圖五　North Manchurian Plague Prevention Service Reports
（1914-1917）

第二個方法是讓每位用餐者都有兩副筷子，一副用來夾取共用碗碟中的菜餚，另一副則用來把食物送到自己的口中。十分明顯地，有些華人已經開始這樣做。進行這樣實驗的人很快就注意到，兩雙筷子的顏色必須不同，不然一下子就弄混了。要送菜入口的筷子最好漆為紅色，以提醒自己與同桌的賓客，這是一副「危險」的筷子。很容易想像地，伍連德覺得這種方式雖然夠衛生，但卻非常不方便。

在考慮過前兩項可能的方式後，伍連德詳細說明了他「發明」的一項新設計。「法以厚圓木板一塊，其底面之中央鑲入一空圓鐵柱，尖端向上，將此板置於轉軸之上。則毫不費力，板可以隨意轉動。板上置大圓盤，羹肴陳列其中，每菜旁置公用箸匙一份，用以取菜至私用碗碟，而後入口，此法簡而合宜，甚為適用。」伍連德的「衛生餐檯」聽來很像現在中餐館常用的大旋轉盤，或美國餐桌上放菜餚、調

味品、開胃品的圓轉盤（Lazy Susan）。只要在衛生餐檯上的每道菜餚旁放上一副筷子，每位用餐者都可以先轉動餐檯，接著用菜餚旁的公筷夾取，方便地拿到想要的食物。換言之，衛生餐檯需要「公筷母匙」的配合，才能達到防止結核菌傳染的效果。如果真是伍連德率先「發明」了衛生餐檯，那麼今日華人家庭和中餐館普遍使用的旋轉餐檯，竟是晚至20世紀才誕生的創新家具，而且直接地源自防止肺病傳染，雖然後來使用時並不總是伴同著公筷母匙。

就原先現代衛生概念與傳統社會生活彼此衝突的脈絡下，衛生餐檯可以說是兩者間達成「創造性」妥協的具體展現，也是珍貴的本土創新。由結核病所引出的衛生概念，的確讓部分華人對於人我之間的津液交融感到不快與不自在，但卻沒能成功地迫使華人就此改採西方分食制的進餐方式。「衛生餐檯」為有中國特色兼符合衛生的「混種」人我關係之需求，提供了最重要的物質技術。

由於仍然保有共食制所蘊含的社會關係，衛生餐檯這個創新家具使華人得以在避免結核感染的同時，仍能是一個與西方理想頗為不同的「個人」。讓我們想像一下，一旦華人不再從共同的碗碟中不分彼此地分享美食，華人家庭將會產生如何深遠而重大的變化。由此看來，當我們選擇性地揚棄、接受、改良與創新各項衛生用品時，我們不僅發展出多種維護健康、對抗結核病的方式，我們也同時創造出一些非常肉體、非常不自覺且深沉而不為人知的關係：一個人應該如何與他的家庭、社群、國家乃至自身產生關聯。想到我們終日使用卻視而不見的「衛生餐檯」，它或許可以幫助我們睜開雙眼而在生活周遭看出更多不同之處。（用比較學術性的說法，看出不同於西方的、另類現代性經驗〔alternative modernities〕。）更重要的是，像伍連德一樣地，看出更多在地的、值得珍惜的價值與創新的可能。

七、結語：衛生、身體史，與身分認同

　　請容我在結語前，先簡短地借用醫學史家Charles Rosenberg對於「框架疾病」(framing disease)的概念來釐清以上這個歷史故事。我想要藉以說明此時的中國肺結核同時有雙重性，一方面被「框架」為一個家庭性的疾病；另一方面這個疾病又反向地被當成一個框架來理解、爭論其他的社會文化議題，也就是「疾病作為一個框架」(disease as a frame)。在框架疾病上，部分由於國家衛生政策有意識地迴避肺結核的防治，在1930年代的防癆運動中，中國的肺結核問題便被廣泛地理解為源於中國家庭的家庭性疾病；這個病因理論本身便受到當時思想文化界關於家庭改造運動的影響，中國家庭被詮釋為扼殺個體性的「萬惡之原」。反向地，在「疾病作為一個框架」上，中國肺結核問題的獨特成因，又反過來被當成一個反映中國社會獨特問題的症狀。用最淺近的話來說，中國明明還沒有現代化、工業化、城市化，肺結核問題卻如此嚴重，就是因為它有一個病態的、傳統的家庭組織，這不僅使中國人在家庭中相互感染肺結核，更阻礙中國進入健康的、現代的、個人可以實現個性的社會。經過這麼一來一往的雙向「框架」之後，家庭改造運動與肺結核防治便被架構出一種相互支持的關係，於是毫不偶然地，會導致肺結核傳染的因素(如炕)便剛好又扼殺個體性(沒有私人空間)，反之亦然。接受這個病因理論的人，在看到代表中國家庭的炕、密閉的門窗、共食的餐桌時，即便不接受家庭改造運動對中國家庭的批評，也會不由自主地嫌惡這些帶來疾病的器物與活動，從而疏離這些家庭關係。

　　要解決這個雙重性的問題，有由三個物件所代表的三種解決方

案：一、棄絕由炕所代表的傳統家庭關係，開始意識到家庭成員間的親密、狎近，是對個人維持健康與發展個性的莫大威脅。二、採用個人衛生杯，發展出個人主義的身體感，並與家人保持距離，甚至對於導致疾病傳播的共食制，採取呼應個人主義價值觀的「自衛政策」，實踐優先拯救自己的價值抉擇。三、或者，採用可以兼顧中式用餐方式與肺結核防治的衛生餐檯(與公筷母匙)，以保有一個與西方個人主義理想頗為不同的身體感與人際關係。簡言之，無論對於肺結核的理解、防治的做法(器具)與習慣的養成，都不只是保持健康、袪除疾病的工具而已，進而深刻地涉及到個人和自我、家庭與社會的倫理關係。透過選擇的器具與從而養成的習慣，我們將這些自我認同、群己界線以及倫理關係加以肉體化與物體化，於是，衛生習慣與器具體現了道德與價值。因此，衛生史與身體史應當是19世紀以來東亞社會、文化劇變中，緊密結合的一環。

關於晚清以來「喚醒意識」的歷史，學界已有十分深入而精采的研究成果，但對於覺醒後的人們存活在什麼樣的身體之中，我們的理解仍十分有限；更重要的是，他們的身體或許並不只是覺醒心靈的外在表現而已，而可能是如同「衛生習慣」般具有能動性的、能夠轉化道德意識與社會關係的重要力量，特別是分隔群己疆界乃至形成自我認同的力量。由這個角度出發，我願意揣想性提出幾個可能的研究題材，以作為讀者進一步研究發想時的參考。

首先，在中國防癆協會成立的次年(1934)，國民黨推出新生活運動。直到目前為止，曾經研究過新生活運動的中外學者幾乎都十分困惑於一個明顯的問題：當國民政府大力推動以恢復固有德目為號召的新生活運動時，為何卻將絕大多數的精力投入到改變人們生活中看似細瑣的衛生習慣呢？如果我們把這兩個運動置放在同一個架構之下，

將它們理解為密切相關的同一個歷史過程時，不僅可以初步回答上述這兩個問題，更會注意到「身體的習慣」在民國時期政治文化史中極為關鍵而又常常遭到忽略的角色。

新生活運動之外的一個例子是，日本殖民政府在臺灣發動的皇民化運動，也是一種以「打破陋習」為核心的「生活改善運動」，其中重要的事項也包含「廢止便所、設置廁所」等衛生項目。目前的研究成果比較集中在不與身體及習慣直接相關的部分(如使用國語、改日本姓名、改用新曆)，但基於衛生對於現代日本的重要性，如Ruth Rogaski所說：「衛生是日本殖民擴張至朝鮮、滿洲、臺灣、中國的核心策略，……是統治的組織原則、國家與人民關係的爭議焦點，終極而言(衛生)更是日本與亞洲權力消長的相對指標」，因而很值得再探索，當殖民政府決定強化臺灣人的日本認同時，是否有更進一步的、關於身體衛生方面的政策與討論。最初步地說，在戰後二二八事件發生之前，臺灣的報章上已描述外省人吐痰的惡習。由此可見，當時臺灣人所感覺到並加以突出的群己差異，已然包含新生活運動中蔣介石企圖革除的首要惡習。

在本文中，覺醒的人所擁有的身體，是一種不吐痰、不共眠甚至不共食，但又習慣於團體生活的身體，但這僅是覺醒身體的一種特定版本而已。至少對於1940年代抵達延安投入革命的青年學生而言，這樣的身體絕不是覺醒的象徵。根據Eddy U.最近的研究，當「知識分子」在延安被定義為政治改造的對象之後，被歸類為知識分子的人們便開始刻意地在言談舉止、穿著打扮各方面模仿農民，企圖效法毛澤東與曾留學德國的朱德。其中一個重要的仿效項目，就是個人衛生習慣，一位共產黨員甚至建議這些知識分子：「當農民給你蒸好的饅頭吃時，即便饅頭外面爬滿了蒼蠅，你也絕不要剝掉饅頭的外皮。當農

民給你一個睡覺的地方，你絕不要在起床後抱怨全身都是跳蚤。」換言之，當國民黨的新生活運動將個人的清潔與衛生當成覺醒的象徵時，中共卻將重視個人衛生視為是知識分子自外於農民的習氣，是一種尚未覺醒而亟待改造的徵兆。由此看來，國共兩黨不僅有著不同的公共衛生政策，更可能在分別統治的人們身上促生出了十分不同的衛生意識、習慣與身體感。直至今日，這些看似細瑣的衛生習慣，都在無聲無息地影響著人們的群己意識與國族認同。

最後，衛生知識也是東亞「賢妻良母」這個新身分的重要自我認同。根據陳姃湲爬梳中、日、韓三種語言的比較研究成果，東亞各國都有的「賢妻良母」或「賢母良妻」其實並不源於儒家傳統，而是一個具有進步性的、20世紀的新創物。相對於女子無才便是德的傳統婦德，「賢妻良母」這個概念支持女性普遍接受新式學校教育，協助了「女學生」在東亞的誕生。與衛生史最相關的是，「賢妻良母」的核心賢才之一就是衛生與育兒的知識，因而衛生成為這個新興角色自我認同中構成性的成分。舉例而言，在1919年《婦女雜誌》刊出的〈治家四要〉一文中，作者便指出，「故烹調之責，宜操之主婦之手，若任令庸婦蠢婢為之，則不知清潔衛生，必遭疾病而無疑。」在強調主婦才有知識之後，緊接著就剛好是對於華人用餐方式的批評(但作者還沒有採用「共食制」這個詞彙)，「或拘舊章，數人合桌，數箸集於一碗。或效學西人，各人一碟，分食一份。前者不清潔，易於傳染病疫，後者可免此慮，亦斟酌情形而實行之。」另外，游鑑明的研究指出，衛生知識本就是當時家政學中十分核心的一環，這種基於衛生知識而建立的自我認同對於婦女角色、醫療照顧、子女教育與性別關係的影響為何，十分值得深入地研究。

參考書目

洪秋芬，〈台灣保甲與「生活改善」運動(1937-1945)〉，《思與言》29.4（1991）：115-153。

陳姃湲，《從東亞看近代中國婦女教育：知識分子對「賢妻良母」的改造》。台北：稻香出版社，2005。

游鑑明，〈《婦女雜誌》(1915-1931)對近代家政知識的建構：以食衣住行為例〉，收入：走向近代編輯小組編，《走向近代：國史發展與區域動向》。台北：東華書局，2004，頁233-251。

雷祥麟，〈習慣成四維：新生活運動與肺結核防治中的倫理、家庭與身體〉，《中央研究院近代史研究所集刊》74（2011）：133-177。

Andrews, Bridie. "Tuberculosis and the Assimilation of Germ Theory in China, 1895-1937." *Journal of the History of Medicine and Allied Sciences* 52（1997）: 114-157.

Armstrong, David. "Public Health Space and the Fabrication of Identity." *Sociology* 27（1993）: 393-410.

Glosser, Susan L. *Chinese Visions of Family and State, 1915-1953.* Berkeley: University of California Press, 2003.

Lei, Sean Hsiang-lin. "Moral Community of Weisheng: Contesting Hygiene in Republican China." *East Asian Science, Technology and Society: An International Journal* 3.4（2009）: 475-504.

Leung, Angela Ki Che. "The Evolution of the Idea of *Chuanran* Contagion." In Angela Ki Che and Charlotte Furth eds., *Health and*

Hygiene in Chinese East Asia. Durham and London: Duke University Press, 2010, pp. 25-50.

Li, Jianmin. "Contagion and Its Consequences: The Problem of Death Pollution in Ancient China." In Yasuo Otsuka, Shizu Sakai, and Shigehisa Kuriyama eds., *Medicine and the History of the Body. Proceedings of the 20th, 21st and 22nd International Symposium on the Comparative History of Medicine-East and West*. Tokyo: Ishiyaku Euro America, 1999, pp. 201-223.

Rogaski, Ruth. *Hygienic Modernity: Meanings of Health and Disease in Treaty-Port China*. Berkeley: University of California Press, 2004.

Rosenberg, Charles. "Introduction. Framing Disease: Illness, Society, and History." In Charles Rosenberg and Janet Golden eds., *Framing Disease: Studies in Cultural History*. New Brunswick: Rutgers University Press, 1992, pp. xiii-xxvi.

U., Eddy. "The Making of Intellectual in Revolutionary Yan'an." In *Conference on Intellectuals, Professions and Knowledge Production in Twentieth-century China*. Center for Chinese Study, University of California, Berkeley, 2009.

第六章

日治時期臺灣公共衛生的發展與研究特徵

劉士永

（中央研究院臺灣史研究所暨人文社會科學研究中心）

　　美國加州大學洛杉磯分校(UCLA)公共衛生學院的理查・布朗(Richard E. Brown)曾指出：「今日專業公共衛生領域的成果，大部分得歸功於20世紀時期殖民主義及新殖民主義對專業公共衛生領域的需求，所造就之公衛專業成長及發展。」儘管現代西方醫學始終保有「普世」(cosmopolitan)的特徵，但學者也益發肯定，現代相關知識的累積除了仰賴西方核心知識外，也持續受到各殖民地區自然條件乃至於人文經驗的挹注與制約。20世紀以來，以細菌學為本的醫療知識著重於特定病菌及其致病的共通性，因此，過去強調個人衛生與體質因素，都不如在病患體內發現致病菌種來得有說服力。於是，將個別病例彙集觀察且普遍化發病特徵，成為建構流行病學上因果關係的重要科學步驟，也是殖民國家強調近代公共衛生學中集體對抗疾病的普遍原則。在這種邏輯下，個人的衛生與醫療不再是家戶內的私人問題，而是共同疫情裡的個案，公部門權力得以找到干預社會的最佳施力點。同樣的邏輯一旦放到殖民地的情境中，卻得加上其他的考慮，最顯著者即是殖民國家體制與被殖民社會的不對等性。此等基於殖民

政治形成的不對等性，不盡然符合當代對於科學具有客觀性與普世性的想像。大衛‧阿諾(David Arnold)在其2000年的書中即提到，殖民時代的印度知識分子不承認科學是專屬於歐洲人的知識，而「視之爲他們也有資格擁有的通往現代世界之通行證」；他們強調：「也可以根據印度自身的需求，發展研究計畫，把科學變成是自己的。」於是現代西方醫學裡隱含的普遍性與細菌學的共通性原則，令相應之公共衛生與醫療成爲殖民者與被殖民者角力的場域，而這場殖民地上之角力，卻也被化約成現代與傳統醫療的對峙。相對來看，部分臺灣學者將日治時期臺灣公共衛生發展上綱爲殖民地現代化運動之一環，不免只照顧到殖民地公共衛生發展中現代與傳統對立的面向，現代公衛發展裡的殖民與被殖民衝突卻有所留白，此處的空白點正是爾後殖民醫學史研究者可以深入揮灑之處。

一、防疫：殖民時期臺灣公共衛生發展基調

臺灣大約在19、20世紀之交進入現代公共衛生體制的發展趨勢中，而這個趨勢前期的大部分時間也正好與日本殖民統治重疊。如此的發展脈絡理應讓當代的臺灣醫學史研究深具多樣性。除了西方殖民醫學史既有的技術、知識史與社會史的視角外，臺灣學界呈現出一些極具本土色調的關懷；這類本土特徵約莫來自兩項因素：日治時期臺灣公衛發展的歷史因緣及研究者之專業背景。第一本針對日治時期臺灣衛生史的研究，當屬1994年范燕秋的碩士論文：〈日據前期臺灣之公共衛生——以防疫爲中心之研究(1895-1920)〉；該論文與爾後衍生之相關研究，均揭示日治時期臺灣公衛發展之肇因在「惡疫防止(即中文之『防疫』)」。基於防疫的需要，研究者傾向於強調臺灣總

督府在改善公共衛生與醫療上的強制性與必要性。是故在批判殖民政體的某些殘酷行為之餘，基本上仍肯定殖民統治是臺灣走向現代公衛與醫療體系的契機。其中，相較「霍亂」被日本學者稱為近代衛生之母，范燕秋筆下的「鼠疫」顯然可以被當成臺灣近代公衛體制原型的催生者。

鼠疫與霍亂：發展臺灣殖民公衛體系的誘因

對於臺灣鼠疫傳播的相關研究，多集中於日治初期爆發的鼠疫疫情與其防治。1896年起在臺南等地陸續出現鼠疫病例，這些病例感染的來源，一說為甲午戰爭前後，人民為了避難將1894年起流行於廣東的鼠疫帶入臺灣；另一說則是由同為疫區的香港傳入，因此當時臺灣人又稱鼠疫為「香港病」。日治初期，鼠疫的流行對殖民地社會衝擊甚大，官方除採取日臺人分區居住原則外，更以警察強力執行檢疫與隔離機制。由於日本曾涉入1894年香港鼠疫的調查，不但掌握了鼠疫的相關知識，且同時實行針對清國與香港船隻的海港檢疫，要到1899年後，鼠疫才傳入日本國內。香港調查團一員之高木友枝，更因應兒玉源太郎與後藤新平之要求，至臺灣協助控制鼠疫。

高木友枝來臺後，一方面以撲滅老鼠為主要防治策略，二來設置衛生警察，加強搜尋與監視。另因駐臺日軍亦受鼠疫波及，凸顯軍營設置地點的問題，日本政府遂以闢建永久兵營為保障日籍軍屬之根本方案。依據1898年臺灣總督向日本陸軍部的報告，問題解決的根本之計，是類似歐洲的殖民城市一般，強制拆除舊有市街，改建新市區，或將兵營設在遠離市街、新的衛生區域。為此，1901年日本陸軍醫務局長小池正直來臺考察各地市街與建築之後，對於市區規劃主張以種族區隔為原則。他認為：為改善臺灣市街衛生，應劃分土人與內地人

街區，對於土人街區，在盡量不破壞其原有習慣的情況之下，施行部分衛生設施；至於內地人住宅、街道、通路、上下水道設施等，則應預先設定建築規則，建造模範市街。儘管鼠疫發現後，臺灣總督府緊急成立了「臨時鼠疫預防委員會」，警察和公醫亦聯手加強檢疫和隔離，但對於鼠疫全面性的防治，要等到1902年實施市街改正後才算正式展開。此階段除了落實1900年總督府公布的《臺灣家屋建築規則》和《臺灣污物掃除規則》以改善環境衛生，保甲制度的建立更加強了鼠疫疫情與病患監控上的強度。

始於1889年日本國內的民間衛生團體「衛生組合」，負有灌輸民眾衛生思想，並使其積極參與衛生事物的責任。但這樣的組織在臺灣的鼠疫防治上，並沒有發揮其功效。原因在於這些衛生組合只淪落為權力鬥爭的場域，最終多以解散收場。衛生組合的失敗，反而促使本地「百斯篤豫防組合」的編制出現，該組合雖主要設立在以日本人較多的地區，然而無論日本人、臺灣人或外國人都被強迫加入，替代了原本衛生組合只限定日本人的自我設限形式，對鼠疫防治產生比較全面性的幫助。

相較於鼠疫防治，日治初期日本對霍亂的控制自始便與都市計畫結合。1896年，東京帝大衛生工程學者巴爾頓（W.K. Burton）來臺，籌建適合日人居住的殖民城市，奠定殖民衛生都市的範本。為了控制霍亂蔓延，他親手規劃臺北城水道系統，並影響基隆港水道之鋪設。1902-1906年五年間，臺灣霍亂病患者747人，死亡者614人。1919年，霍亂流行最嚴重，臺北、臺南、澎湖等地爆發疫情，共計患者3836人，死者2693人。次年霍亂再度流行，但因都市水道工程漸廣，疫情已限縮於臺中以南的西部地區。其後二十年間，病患總人數不到50人，死亡者僅22人。日人對這種以市街衛生為主軸的霍亂防疫手法

甚有信心，也留下備極詳盡的紀錄。具體的水道在陽光下，似乎粼粼映照著日本帝國的榮光。無怪乎，董宜秋會以新式「便所」為代表，宣稱都市衛生建設讓「陽光下看不見的暗處都出現改善的曙光」。綜觀上述日治時期臺灣的公衛，可見當時以緊急防疫為基礎、環境控制為手段的特徵。

瘧疾：現代公衛知識在地化的一個片段

1910年進行的瘧疾防遏計畫與相應的知識發展，顯然更是日本殖民公共衛生知識在地化的推手。依據軍醫小池正直的考察，駐臺日軍的瘧疾患者比本國多二、三倍，死亡率則多七、八倍。因此，他主張日軍長久性的軍營建築，應參酌各熱帶地區狀況，特別注意防瘧措施。根據日人居住分布與軍營防瘧需要，臺灣總督府在1908年於北投地區實施防瘧先導計畫，1913年再行公布《瘧疾防遏規則》，進行全島之防瘧工程。從1913-1941年間，殖民政府的防瘧政策，曾受到當時熱帶醫學中兩派爭論所影響。顧雅文即指出，1919年防瘧主要方針由「對人法」轉向「對蚊法」；相對於多數國家以中央權力指派「滅蚊部隊」或專家調查瘧蚊滋生來源並實施環境控制，臺灣的「對蚊法」僅由受過短期訓練的地方官員指定作業對象，因而曾出現錯誤判斷或非科學、不合理的政策，以致成效不如預期。1920年代後期，國際間對「對蚊法」的樂觀主義逐漸退潮，而臺灣總督府亦未堅持其1919年轉換防瘧方針的努力，終究使得「對人法」實質上成為日據時期臺灣防瘧政策的主流。然而，在「對蚊法」防治的影響下，蚊媒的鑑別以及累積蚊種生態習性的觀察，成為日治時期臺灣瘧疾研究的知識特徵；日本學者投入大量的精力於鑑別蚊種與記錄生態習性。早在1903年起，木下嘉七郎及羽鳥重郎就在臺灣北部蒐集蚊子，發表有關

「肉叉蚊」的觀察紀錄。次年，木下即改用「アノフェレース（*Anopheles*之片假名譯名）」，命名他在北投地區捕獲的數種「肉叉蚊」。1920年代後，由於宮島幹之助的調查，確認中華瘧蚊（*Anophele sinensis*）是臺灣地區瘧疾傳染的媒介之一。而小泉丹早在1917年即懷疑臺灣還有其他的瘧蚊種類，後於1920年修正木下嘉七郎以矮小瘧蚊屬於*Anophele listoni*臺灣亞種的看法，確認臺灣矮小瘧蚊亦為瘧疾媒介之一，並強調研究其生活史對臺灣防瘧政策的重要性。

　　相對於瘧蚊鑑別與知識的累積，防瘧的公衛手段也產生多層面貌。隨著山林大舉開發，以檢血站為運作形式之奎寧防治範圍因而在山區和臺灣東部快速增加。相對於「對蚊法」影響下，從1920年代末到1930年代初嘉南大圳及烏山頭水庫興修時期中，所實驗的各種環境控制策略，檢血站作為「對人法」的核心機制，不僅是瘧疾檢驗單位，也是奎寧的投藥單位，更重要的是，它提供了眾多的血液樣本，讓1930年代以後臺灣的瘧疾研究，由蚊子的採集與觀察進一步到瘧原蟲的分類(按：臺灣僅有四種瘧原蟲裡的三種)與相關之治療研究。在瘧疾知識與治療能力快速累積之餘，公衛體制中的瘧蚊與瘧疾防治，成為實踐在地知識的基礎；至此，瘧疾防治或可視為臺灣現代公衛知識在地化的代表———一場奎寧投藥與環境控制「因地、因人制宜」的實驗。

二、從制度史看日治時期臺灣公共衛生研究之特徵

　　從現行的殖民公衛史研究來看，多數成果仍以制度面的研究為主。或許是受到傅柯的(Foucaultian)影響，殖民時期臺灣公衛制度的

推展，經常被學者當成國家監控機制的擴散。因此，在臺灣史的研究
裡，殖民性與現代性的論述產生十分有趣的連結：殖民統治者透過身
體的監控與規訓，在執行面上不可避免地具有殘酷性或種族偏見；但
若以結果來說，這卻是建設殖民地成為現代公民與「衛生」社會不可
或缺的歷練。儘管以殖民性為主軸的「殖民醫學」與以現代性為主軸
的「帝國醫學」都著重於描繪外來統治對殖民社會的規訓，但兩者在
立足點上有根本差異。前者凸顯現代醫學在殖民地從外鑠到內化的過
程，後者則強調帝國作為傳播現代公衛知識必要且關鍵之地位。帝國
醫學（Imperial medicine）史觀源起於19世紀英國惠格派（Whig）史家，
依然在1990年代以後的日本殖民史研究占有一席之地。帝國醫學雖是
一個老名詞，但其影響卻直透20世紀早期的科學傳播史研究。如喬
治‧巴瑟拉（George Basalla）的西方科學擴散論及爾後受其影響的諸
多研究，或可視之為帝國醫學史觀的20世紀翻版；而最直接與東亞經
驗有關者，莫過於飯島涉及葉嘉熾（Ka-Che Yip）的論著。

臺灣殖民公共衛生制度與「現代性」論述

　　日本學者飯島涉曾定義衛生「制度化」：是一組透過國家將醫療
衛生事業當作統治行為編入行政系統的過程，並將個人身體規律化以
符合國家定義下之衛生標準。飯島涉指出：「醫療、衛生事業是國家
最積極介入運作的分野，尤其衛生事業的確立因與個人身體有關，而
成為社會的組織化、身體的規律化」等統治機構再編成的契機。范燕
秋則以現代醫學在殖民地臺灣制度化為例，強調「醫學」不僅作為
日本帝國的工具（tool of empire），相對也影響臺灣社會文化的變
遷。范著〈新醫學在臺灣的實踐（1898-1906）〉，尤其「深入分析日
本殖民統治對臺灣人身體細膩的介入與監控」，其凸顯殖民公衛體制

具有傅柯式國家監控機制的意圖十分明顯，此點亦見於她對樂生院個案之討論。然而，王文基有關臺灣癩病醫療機構的研究，就將日治時期以來臺灣癩病院——樂山園及樂生院的發展脈絡，重置於臺灣教會醫學史與當時世界痲瘋病知識的實況中；呈現以癩病防治爲中心所展現出來的監控能力，不僅僅是殖民政府對內的行政機制，同時也是20世紀初公共衛生制度發展中的一大特色。儘管有人認爲教會醫學隨西方帝國勢力躡足進入東亞，或可視爲「惡」帝國主義中「善」的一個面向。但對於研究中國教案的學者來說，這樣的二分法過於簡單；美國宗教研究(religion studies)學者Johnathan Smith指出，教會隨殖民運動向非西方社會推進，以改變殖民社會傳統信仰，來「救贖」西方自己的罪惡感。而從醫學史的角度來看，如此看法忽視了教會醫學，長期以來存在著「救贖心靈與拯救生命」孰爲優先的爭議。更重要的是，相比於殖民醫學的規模與制度化，教會醫學的影響經常是局部且個別的。

不論是以制度、機構或是個人爲討論範疇，學界基本上都承認日本殖民統治對臺灣醫療衛生的發展影響甚鉅，所不同的僅在於殖民專制與科學醫學知識的比重。葉永文即主張從政治權力運作的角度探討殖民醫療的發展，明言：「日據時期的醫療議題即是統治議題，……『醫政關係』中的兩造並非對等的主體，在政治價值的狀態底，『以政領醫』的層級階序早已不言而喻。」後來他更進一步強調：「臺灣『西醫』的出現可說是殖民過程的產物。」葉永文的討論把臺灣之現代醫學發展放在一個政治附庸、國家權力附屬品的角色上。鄭志敏則相對地以杜聰明之經歷爲例，對照出殖民權力與科學價值間的扞格，隱約地點出了現代醫學的普世性格有時也會和殖民統治需求相齟齬。

對於兩造表面統一與隱約的矛盾，郭文華認爲臺灣醫療史學者經

常將殖民醫療政策化約爲具進步性的「近代化」歷程，隱含了合理化
殖民體制的取向。當前臺灣醫學史中多數制度史、機構史，甚至是個
別醫師之生命史，多少都呈現出類似的思考模式。於是，從現代化的
角度看待殖民時期臺灣醫師之角色時，如李尚仁回顧研究後所見，不
免強調在臺西醫師，尤其是臺籍西醫師作爲現代醫學研究者和推廣
者、傳統迷信的破除者等，具有普世性格的科學啓蒙者身分，惟在政
治態度上，卻成爲反日政治活動和經營本土文化的先驅者。類似觀點
即是駱明正專書中反覆致意之臺籍醫師的混雜性認同(hybridized
identity)：一組在殖民代理人(agent of colonization)與民族醫師
(national physician)認同間，游離卻又共生的特徵。然而，這種殖民
公衛實踐的特色，正是殖民政府創設公醫以配合衛生警察制度的初
衷。

公醫：帝國工具論(Tool of Empire)者的註腳

　　公醫爲日治時期政府之地方衛生管理及醫療服務的輔助機構。公
醫受命協助地方警察機關執行衛生業務，但仍可執業，收取診費。
1895年，日本衛生局長兼臺灣衛生顧問後藤新平，倡議在臺配置醫
師，以協助執行其衛生政策。1896年6月，府令第8號《臺灣公醫規
則》公布，設立臺灣公醫制度。按該規則所示，公醫爲政府指定責任
區域內的衛生及醫務機關，職掌輔助區域內的衛生管理及醫務相關事
項；公醫屬於地方衛生警察業務之協同機構，負有調查與提交彙報之
責任。

　　在後藤新平理想的殖民統治政策中，警察與公醫如同車之兩輪，
協力互助殖民開化，缺一不可；設置公醫更是希望能取代外國傳教士
在西方殖民地的角色。儘管後藤在演講中十分強調，由於公醫提供現

代醫療這項「文明」要素，因此可以被定位爲「文明的拓殖者」。但
實際就公醫規則之內容來看，公醫之職掌與警察行政重疊之處甚多，
且勢須與掌管地方衛生行政的警察機關完全配合，更像是「具有醫學
專業的政策執行者」。此外，公醫設置之初並未區分日、臺人，以致
於臺灣人因不信任日人公醫而降低就診率，直到1902年，總督府同意
將臺籍醫生與醫師轉用爲公醫的政策確定後，才提高了公醫治療臺人
患者的總數。儘管後藤將公醫賦予文明開化、協助殖民統治的政治任
務，總督府設置該制度應該仍有其專業依據，而公醫的職掌確也有推
展現代醫療與公共衛生制度的功能，但數量不足卻始終是這個制度最
根本的致命傷。雖說殖民時代初期爲了彌補公醫數量短缺，還可見到
某些漢醫轉任公醫，但大約到1930年代晚期，已有超過90%的臺灣醫
師專執西醫業務，僅有低於2%的醫師尚且提供中醫療法。在這超過
90%的西醫師當中，公醫比率雖從3%升到11%，在整體統計量上依然
不夠顯著。規劃每千人就有一名臺灣公醫的理想，很快就因爲現實上
醫療人力不足(約近四千比一)以及政府財政因素而妥協，轉變成以私
人開業醫爲主的醫療照護模式。大正中期以後，以私人開業醫兼任囑
託公醫的情況日漸普遍；公醫的首要任務漸轉變成編寫〈檢案鑑定書
類〉，而非彙報疫情。此時，或因急性傳染病疫情受到控制，殖民政
府轉向對瘧疾或腸傷寒這類風土病與區域流行病的關注，於是公醫書
類之目的漸趨向於法醫學的登記要件。據此，陳金生將公醫、囑託公
醫之功能與警察醫並列的說法：「臺灣的醫政組織是基礎警察單位
(分駐所)與『公醫』相輔相成的制度。這種『公醫』如位於都市者即
由公立病院與警察醫(法醫)擔任，其他鄉鎮則委託當地開業醫擔任
『囑託公醫』，對山間僻地即以分發的限地醫兼任公醫」，應當屬於
大正以後的情況，而不盡然自始就是這樣的設計。

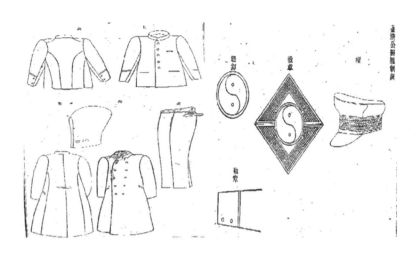

圖一　公醫制服與徽章

　　作為官方設置之醫療機關，公醫有義務在區域內居住、開業，但與普通開業醫師一樣，得向患者收取診斷費、藥品費、手術費。由於財政困難與日籍醫師來臺意願不高，1902年時臺灣僅有公醫80名，爾後因「番界」與地方衛生管理所需，全臺公醫人數迅速增加，至1938年專任員額達最高人數之372人。然1930年代以降，私人開業醫人數快速增加，公醫不足員額轉由私人開業醫兼任囑託公醫擔任，或囑託公醫中以任職學校、工廠者增加最為快速。1945年以後，南京國民政府因制度混亂、財用不足，未能繼續公醫制度。不過，鈴木哲造認為，直接把公醫制度的建設視為近代化的過程，是危險的假設。他表示，臺灣總督府衛生行政的形成，仍有待進一步研究，其中中央與地方衛生行政組織制度的形成過程及其變遷、中央和地方的權力關係，以及各機關之權限仍然不夠清楚。具體來說，日治時期臺灣公衛制度中最具特色的兩項制度：公醫和衛生警察，學者顯然還有許多努力的

空間；作爲最具殖民特徵之臺灣公醫制度，在強調本土研究的呼聲中更不該被輕易帶過。

衛生警察：身體監控論者的佐證

相對於公醫數量不足甚至職掌萎縮的情況，警察行政兼掌衛生功能似乎是日治時期的常態。儘管有許多臺灣醫學史研究者如陳永興等，經常把日治時期的衛生改善歸功於衛生警察制度；然鈴木哲造亦點明，雖然警察行政在日治時期角色非常重要，但是自臺灣總督府警務局編纂《臺灣總督府警察沿革誌》以來，並未有學者直接以日治時期警察行政的形成過程作爲研究課題。不僅如此，衛生警察制度不獨臺灣有，日本國內乃至於周邊的中國與韓國都有類似之設計。甚至在中國境內，還可再細分隸屬工務局，以及劃歸一般警務執掌兩型態。因此，研究日治時期臺灣之衛生警察，或有擴之於區域性比較分析的空間。

按白裕彬的討論指出，衛生警察在德國的發軔乃承襲霍布斯(Thomas Hobbes)的想法，強調國家機構凌駕一切的強勢作爲是符合公眾利益的。警察系統在這樣的思維下，被賦予對國民經濟、健康以及文化維護等責任。此一論點，後來被後藤新平採用並成爲其《國家衛生原理》一書的基本論據。然而，在日本內地建構衛生警察制度時，國家遭遇民間自治團體及衛生專業團體之抗衡，遂有所謂「衛生自治」概念之出現。而臺灣在總督府治下幾無實質的自治組織存在，衛生事業全然存乎殖民政體的獨斷專權。是故，儘管臺灣的衛生警察專業訓練或許不足、執掌內容也十分龐雜，終究能成爲貫穿日治五十一年臺灣公共衛生活動的骨幹機制。以警察體系貫徹政府執行公衛的目標與意志的效果，顯然不是教會醫學裡諄諄善誘的牧師或醫生所能比擬。日本殖民醫學承襲德國醫學的影響，尤其強化警察萬能的概

念，更讓此一特徵發揮得淋漓盡致。

　　1898年，總督府發布《臺灣總督府地方官官制》，規定臺北縣、臺中縣、臺南縣的警察部設衛生課和宜蘭廳、臺東廳、澎湖廳的警察課主管衛生行政。1901年地方官制改正，將既有之地方行政系統劃分為二十廳制，廳下設警務課，主管業務當中就包括了衛生事項。由於警察行政權的全面擴張與法規、證照制度之頒行修訂，逐漸把臺灣社會裡原本無規範的醫療行為，區隔成「合法」與「非法」兩個層面，使警察機構得依法行政介入、規範醫療行為。據1937年日本衛生局警務課長龜山孝一所著的《衛生警察教本》，「衛生警察」泛指維護公眾衛生之警察行政，其下可再依職掌細分為：保健衛生、預防衛生、防疫衛生、醫務衛生等四類專職警察。其中醫務衛生警察專職醫藥營業、販售等相關業務外，保健衛生警察專司一般食品衛生、預防衛生警察專管「社會性疾病：結核、花柳、癩、寄生蟲，及精神病」，至於防疫衛生警察僅限於急性傳染病與檢疫業務(含法定傳染病與種痘、狂犬病相關業務)；而臺灣又增添阿片警察一項。然而，不論是日本國內或是殖民地臺灣，衛生警察之訓練均未列入正式醫學教育中，且已知的醫學專業訓練期限均短

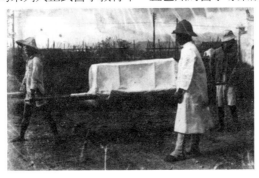

圖二　無名屍體、臺籍助手與日籍公醫

於三個月，此點尤與公醫之養成顯著不同。

因爲專業公醫人數不足、衛生警察訓練有限，加上無所不包的業務內容，衛生警察在臺灣除了官方宣稱的維護公共衛生的角色外，不免也有相當負面的紀錄。以1896年臺北發生之鼠疫疫情爲例，儘管該年10月30日發布之《火車檢疫暫行手續》可算是根據醫學專業擬定之隔離法規，但實際上卻不完全能依專業執法。一旦警察顢頇加上醫師怠惰，不免有誤判症狀，一律送交隔離的情形；難怪臺灣人民將避病院與「枉死城」劃上等號。日治時期警察強制執行檢疫制度及醫師無法主導檢疫隔離工作的事實，顯示當時公衛政策的執行，不盡然都能以醫學專業判斷爲根據，反倒是相關國家法令之有無是一個必要的因素。據此，日治時期的衛生法規制定與執行，隱然呼應了查爾士・盧森堡(Charles Rosenberg)的看法。他認爲，即使並無科學證據支持檢疫措施可以防止疫情擴散，仍然可以因爲符合當權者的風險認知而採行相關政策，是以檢疫措施實際上是爲政府而非醫療專業，提供了一個「政治上十分可行的行政選擇」。換言之，日治時期衛生警察制的發展，除了顯現國家監控的本質外，也代表了行政優先性凌駕於醫學專業之上。

三、留白——代結語

1990年代臺灣史開始嶄露頭角，醫療衛生史研究亦迅速發展。伴隨近年來臺灣史研究議題的擴大與新史料發掘及研究觀點的反省，日治時期臺灣醫療衛生史的研究，理應進入一個嶄新的階段。相較於西方的發展，臺灣學界的取徑較偏向社會史或制度史，西方主流之技術史與思想史的部分則相對較弱。本節試舉一些可以進一

步發展的主題，代爲結語並期望人才繼起。

衛生統計與疾病分類：未明的殖民現代性及醫學知識特徵

　　日本早在領臺前，即運用現代統計與疾病分類進行國內的衛生治理，尤其在緊急防疫方面具有相當細密之討論與掌握。然而第一次世界大戰後，因出生率下降及西班牙流感蔓延，迫使各國調整衛生政策與補強防疫缺口。日本亦注意到舊傳染病預防法不足、人口結構轉型停滯、國民體位不良等現象，遂擴大1916年組織之「保健衛生調查會」權責，進行人口與國民健康狀態調查。調查結果成爲1936年後日本預防衛生發展的指針，促成1938年厚生省設立、地方保健所法及保健婦制度之出現，以及1942年衛生事務回歸內務省的重大變革。反觀臺灣之公共衛生一直保持舊有的防疫體制，直到1941年臺灣總督府成立財團法人「臺灣保健協會」，10月於廣末町（今臺北市中華路）設臺北保健館才對日本國內之變革略有呼應；然相關衛生業務並未移回民政局，臺北保健館館長仍由時任警務局衛生課課長的曾田長宗兼任。

　　第一次世界大戰後，衛生制度與社會福利相結合，並以婦幼衛生、嬰幼兒死亡率等爲工作重點，此乃近代公衛概念的一大變化。在國際聯盟的呼籲下，母嬰死亡率成爲衡量社會衛生與福利水準的重要指標。根據1921-1924年的統計顯示，日本在每千人母親的生產死亡率上爲3.3人，僅次於排名第一的荷蘭，但新生兒與死胎率則完全在國聯的統計中殿後。針對母嬰保護不足的國際形象，以及內務省社會局企圖改善出生死亡率的呼籲，日本國內衛生與醫界對此作出回應，但其相關建議暫未及於臺灣。據《臺灣日日新報》報導，早在1920年日本即欲呼應國聯的方針，爲改善嬰幼兒死亡率而於東京召開「兒童衛生展覽會」，並言明此爲歐美各國衛生政策之新關注。同一份報紙

上對於臺灣嬰幼兒死亡率的報導，卻晚了五年才出現，而且還是針對舊式產婆不當接生導致臺南州新生兒死亡率上升的批評而已，並未具體說明是否要引入已在日本實施之新式母嬰保護措施。因此，就衛生統計作為施政指標而言，日本在1920年代已經從緊急防疫過渡到新生兒保護，並因之形成機構改組與專責統計。但臺灣在衛生統計上顯然還維持一貫的防疫基調，新生兒死亡統計也不過是新舊產婆績效的佐證；兩造之間的差異，正是日治時期臺灣衛生統計問題之冰山一角。

日本除了前述急性傳染病之統計外，還另有一般防疫與慢性病防疫兩類的區隔，但後兩者之定義顯與今日醫界習見之用法有所不同。以瘧疾為例，該傳染病雖為臺灣重大之風土傳染病，但從未列入一般防疫統計項下。這類隸屬於一般衛生統計的項目，在執行面則是一般保健行政範圍。換言之，瘧疾防治與食品、飲水檢驗、市場清潔等概屬地方政府管理之範疇。此外，同屬一般衛生統計與行政業務者，尚有種痘一項。牛痘接種統計因與戶籍制度合一，成為日治時期臺灣公衛統計裡最具可信度與連續性的資料。至於結核病、癩病(痲瘋)與性病等，按戰前日本衛生局之分類則歸屬於慢性傳染病，又因其傳染途徑不明確，需援用長期隔離治療概念因應之，故另有「社會性疾病」名之。上述疾病與寄生蟲病統計同隸一般防疫項目，或和精神病歸為慢性病，屬社會醫學處置範圍。日本衛生局另訂特殊醫療機構相關規則與行政法供衛生單位調查之，如《結核豫防法》(1904)、《癩豫防法》(1907)及《娼妓取締規則》(1900)之公布即為事例。然因當時這類疾病治療成效有限，復以病程頗長，故另立特別單位施以監禁，或逕行交由警察機關執行，不免在監禁前的調查統計上失誤甚多。

除了因日人發展熱帶醫學而興盛的瘧疾與歷史悠久的牛痘接種外，臺灣在慢性傳染病統計落後更多。根據范燕秋、王文基與芹澤良

子的研究,儘管癩病統計可溯自1916年,但多數的慢性傳染病統計與防治仍因法令頒布延宕而發展遲緩;如《結核豫防法》遲至1937年、《癩豫防法》(1934)及《花柳病豫防法》(1940)都拖延甚久才公告實施。即便如此,臺灣相關之統計品質與醫療質量仍無法與日本國內相比。舉例來看,1913年日本將結核病歸類為一般傳染病,1915年臺灣總督府據日本國內結核預防法規,設置松山療養所。但具體作為卻晚到1934年「臺灣結核豫防協會」成立執掌預防,1938年公布《結核豫防令》,才確定強制將患者或疑似病例呈報衛生統計。據此,才有1942-1943年陸續設置結核療養所,以及1945年預防工作改隸臺北保健館業務的演變。至於漢生病方面,日本與清末臺灣之癩病救治均始於教會醫療。1907年日本《癩豫防法》頒布,除強制檢驗與彙報外,亦規範流浪者管制與癩病院設置。1915-1931年間日本修法賦予癩病院懲戒檢束權,將患者強制入院與院內監禁之相關法律確立。1928-1932年,英人戴仁壽醫師(Dr. George Gushue-Taylor)在臺成立私立「樂山園」;1929年府立樂生院設置,次年才公布癩病療養所官制,調查與防治作業才開始與日本同調。此外,1927年日本公布《花柳病豫防法》,以娼妓取締與黴毒檢驗為原則,並確認娼妓為主要防治對象。臺灣在1900年頒布之行政執行法與1919年的臺灣違警例,已有娼妓取締與檢黴之規定;然至1940年才實施《花柳病豫防法》。

　　1910年代後在臺公布之各項傳染病調查統計,均以驗菌之有無作為防治處置的基準,是以醫師之檢驗報告與警察機關開立之證明書,在傳染病防治程序上的功能極其重要,其部分驗證功能與通報機制亦延續至1945年以後。然而,由於精神病與結核、癩同屬病程緩慢、難以治癒的病症,日治時期的臺灣當局遂將三者統計分類為慢性病,並立法對患者施以監禁療養。舉例來看,1875年日本首座精神病院:京

都癲狂院成立，1879年東京府癲狂院於上野揭幕，之後到1924年均未新設公立精神病院。1900年《精神病者監護法》實施，為精神病「監禁主義」之法源。1919年《精神病院法》頒布，強調設置公立精神病院的必要性。1916年中村讓來臺調查精神病但未受官方重視。中村讓轉而在臺北私人開設仁濟院及養浩堂醫院，成為僅有的私人精神病調查與療養機構。1930年，養浩堂醫院遭患者焚毀，造成死傷，社會輿論及官方才轉而支持公設精神病院。1934年府立養神院落成，臺北帝大教授中脩三出任院長；1936年《精神病者監護法》及《精神病院法》在臺公布實施，私立養浩堂醫院與永康庄醫院受公費補助為指定病院，另臺中靜和醫院為指定代用病院，以補公立養神院之不足。

相比於日本國內的發展，相關統計與在臺之防治工作，似有緊急防治在先，調查與法令在後頒布的現象。這樣的時間與步驟落差，或可支援比較殖民地史的研究，為當下流行的「殖民現代性」（colonial modernity）議題，提出一番醫療視角的論述。另從醫學史的角度而言，衛生統計的分類差異，恰可成為理解殖民時期疾病知識的敲門磚。從統計分類基礎、死因國際標準化等角度，探討臺灣殖民時期的衛生與醫學知識特質。此外，臺灣公衛統計在慢性病方面，或許質量與連續性都不夠完整，但若與帝國內部相關疾病統計與防治進行跨區比較，應可稍稍彌補學界對慢性病所知甚微的窘境。

「開發原病」論：殖民開發與衛生改善的矛盾

近年來，環境開發似已成為生態殺手或衛生破壞的代名詞。然而，在臺灣殖民醫學史的研究中，或許仍受到前述「市街改正」想法的影響，尚未將環境開發視為破壞健康條件的可能原因之一。究竟日治時期臺灣地區公共衛生裡環境衛生扮演何種角色？見市雅俊認為，

疾病與醫療的歷史研究是近代批判力最尖銳的領域，因此提出「開發原病」作為研究「帝國醫療」的基本架構。所謂「開發原病」，係關注農業開發破壞自然環境，而以疾病的異常發生作為副產品的現象；目的在反駁，起源於西洋的經濟開發→生活水準的提升→增進健康，這種線性的思考邏輯。據他的定義，歐洲推行殖民地化的過程中，人類社會與自然之間的平衡被破壞，導致疾病異常發生，一部文明的進步史同時也是疾病增加的歷史。然而，面對新生疾病卻又格外亮眼的是，「帝國醫療＝近代西洋醫學」的殖民者邏輯，以至於對被殖民者來說，因為「帝國醫療」就像特效藥一樣，對疾病極為有效而未經思索便加以接受。是故，見市雅俊指出，「疾病對策為殖民地統治的重要一環，或許是比有形的政治權力之行使更為重要的權力機制。」見市雅俊等日籍學者對於「開發原病」論的說法，就疾病生成與物種破壞的角度而言，似與亞佛列‧克羅斯比（Alfred Crosby）甚至大衛‧阿諾等英籍學者的觀點相仿。然而，這些學者真正關注的，並非殖民勢力對於殖民生態的破壞而已，而是假設人為開發會把原本不存在或小規模危害人體的病菌從自然界釋放，從而引發殖民社會的大型疫情。帝國醫療恰好借力使力，不僅補救殖民開發的後遺症，也藉此換得殖民社會的信賴。有趣的是，這類的觀點並未如殖民醫學史觀直接挑戰帝國醫學史觀的基本立場，而是從殖民地開發釋放出新的致病環境的角度，將帝國醫療的必要性再次予以肯定。簡言之，日本學界之「開發原病」論似有意在「殖民醫學」與「帝國醫學」間尋求妥協：如果殖民地開發造成公衛上無可避免的「惡」效應，那麼帝國將現代醫療引入以抵銷其衝擊，顯然是必要的「人道」考慮。其實，類似的觀點也在學者對殖民醫學與教會醫學的討論中出現，只是「開發原病」論更加強調生態與生物學的觀點。

　　自然環境與公共衛生間的互動關係，近來不僅成為醫療史學者熱衷討論的問題，也有人從環境史的角度切入。不論是「開發原病」論或生態帝國主義的研究，顯然都還未在日治時期臺灣公共衛生史相關研究領域中形成風潮，足見日後這方面的研究也應該是值得開發的範疇。見市雅俊等人的說法，都試圖把流行的生態或環境因素加入到殖民醫學的探討中。然而，生態學或環境研究原本就是一個多種知識重疊而成的學科，若是加上病理或流行病學的探討，恐怕更形複雜而難以用寥寥數語說清楚。上述等人的努力，基本上是把舊有之線性論述轉變成某種套套邏輯般的迴路式（loop）論述。在實證研究，尤其是符合流行病學定義上的因果關係方面，還有極大的努力空間。或許針對特定疾病如瘧疾與寄生蟲症，特別是1920-1930年代間發現一系列中間宿主的寄生蟲症，展開知識史與流行病分析，未來可以在日治時期臺灣的環境變遷與特定疾病範疇上有所突破，並對此時期的環境史研究提出貢獻。

　　除了自然環境的開發外，人為環境，特別是以「市街改正」為基礎的殖民都市開發，也是另一個值得深入研究的議題。既往以環境衛生切入日治臺灣醫療史的研究，莫不以霍亂防治、水道建設，與春秋大掃除為表徵，視為日治時期都市環境衛生的具體作為，並常稱美其對改善健康條件的貢獻。從19世紀中艾德溫‧查德威克（Edwin Chadwick）成功改善倫敦市區內的霍亂疫情以來，淨水供給與污水排放就被史家視為現代公共衛生之標誌。日本為了防範霍亂蔓延，也在其影響下興修了上下水道，並將此風擴及臺灣的殖民都市建設。然而，1928年即有美國學者指出，日本在都市衛生管理上有兩個重心：水道興修與街道清潔，這與英國偏重水道的特徵不甚相符，並認為日本衛生學界重視街道定時灑掃的習慣，當來自於其傳統習俗。日治時期臺灣的都市環境衛生控制，似乎也符合上述雙元論的看法，不僅有

上下水道的興建，春秋大掃除的規定更屢被史學家視爲殖民衛生成功之關鍵。然而，洛克菲勒基金會的羅伯・華生（Robert Briggs Watson）在1948年的報告中，卻強烈批評戰前日本公共衛生毫無環境衛生與相關工程的概念。位於東京的盟軍總部（GHQ）更認爲，日本的衛生設施與政策充斥著現代與中古的混亂思想。如此的描述，顯然與多數臺灣殖民醫學史學者肯定日本在臺衛生事業上的評斷有所出入。多數的臺灣殖民醫療史研究者經常將健康條件、疾病預防，乃至於死亡率下降的問題，籠統地歸因於日治時期大清潔法與衛生警察進行家戶清潔檢查之功。亦有人把防疫組合與1930年代衛生組合的出現視爲殖民衛生體制的向下扎根；有趣的是，正是這兩項組合模式在1948年盟軍總部的報告中被批評爲「無用的中世紀遺留物」。

　　似乎日治時期對於都市環境衛生良否的定義，顯與二次大戰後美籍學者的認知有所不同。對羅伯・華生來說，環境衛生所涉及的絕不只於疾病防治或一般性的灑掃清潔，而是一組有系統、有規範的環境衛生工程（sanitary engineering）。據此，環境衛生工程當具有一致性的效果與評估的標準。若比對日治時期臺灣霍亂控制之有效，與1930年代臺北城內傷寒屢屢蔓延的週期性爆發，不禁令人疑惑該如何定位日人以淨水供給和街道清掃爲核心之環境衛生的功效。日治時期環境衛生的維護或改善該以何種角度理解，又如何與戰後臺灣的經驗相互銜接，誠然是個有趣也值得深入探究的議題。由此可見，如何由環境控制的角度，理解並評價日治時期臺灣的公共衛生發展，還有相當多過去未曾注意的資料與事項有待深入探討。

全球疾病負擔（global burden of disease）下的臺灣

　　從17世紀發生哥倫布交換（Columbian exchange）以來，新、舊疾

病的蔓延、變異就是當代醫學家和殖民醫學史家關心的重點。此後，醫學史家忙於在新土地上發現「前所未見」的新疾病，也緊盯著許多舊疾病如何「跟著壓艙水」或「乘著駱駝」散布到世界各個角落。歷史的紀錄與晚近的研究，一方面成為2003年海約翰(John N. Hays)撰寫*The Burdens of Disease: Epidemics and Human Response in Western History*的依據，另一方面也是1993年世界銀行(World Bank)與世界衛生組織(WHO)推動全球疾病負擔(GBOD, global burden of disease)計畫的知識脈絡。可惜的是，不論在海約翰的歷史專論或世衛的全球計畫中，都看不見臺灣。這並不是因為臺灣沒有紀錄，才造成這樣的遺漏。不論是鼠疫或瘧疾的防治都被日人視為殖民衛生進步之表徵，因而留下許多材料以彰顯其功績，只是這些榮耀的紀錄或相應的大流行多半在1920年以前就已戛然而止。延續日治初期以防疫為目標的公衛體制及相關統計制度，未能完全隨著國際甚至是日本國內的發展而與時俱進，以至於殖民衛生體制未能清楚反映某些1920年代後的疫病流行現象，也讓臺灣在日治中、後期的殖民衛生工作，無法同步呈現1920年代後西洋公共衛生體系的轉變。舉例而言，1938年因應英美系公共衛生(public health)概念的興起，日本國內廢除既有的衛生局體制，轉而成立厚生省並下轄各地保健館，作為取代既有衛生警察的新制度。但該重大變革並未在臺灣出現，衛生事業仍置於警察行政管轄權中，而保健館亦僅臺北一地設立，且其示範作用恐遠大於真正在公共衛生上的功能。至於臺灣的衛生體制為何一直延續占領初期的防疫模式，其真正的原因或許並不完全在於知識與技術的限制，而是因殖民政體的某些特質及臺灣當時的歷史變化所致。

　　1920年代以後，許多舊殖民醫學關心的疾病逐漸散退，新興的疾病也蠢蠢欲動。其中，以一次世界大戰後的流感疫情、太平洋戰爭時

期的都市傷寒、黃熱病蔓延，與二戰之後所謂的「戰爭瘧疾」最受重視。今以1918-1920年的惡性流感或俗稱之西班牙流感爲例，該疫病曾經是促成舊檢疫體制與公共衛生制度改變的重大事件。根據大衛・克林格爾(David Killingray)的研究，由1918年開始的西班牙流感，迫使殖民地與母國正視舊衛生制度的不足，新的防疫機制也在空氣傳播和航運加速的壓力下，變得更有效率，也更具境外隔離的概念。有趣的是，在東亞不論是中國、日本或是臺灣，這場造成大量死亡人數的全球疫情卻都像速水融所宣稱的，是一場「被歷史遺忘的疫情」。從各方專論來看，日本或臺灣都有十分嚴重的人命損失，因此這場惡疫的長期未受重視，顯然有著許多等待深究的因素。

　　丁崑健在整理日治時期的報章資料後，說明了惡性流感在臺灣橫行的情況。第一波流感於1918年6月初現身基隆，蔓延全島至9月下旬消失；10月下旬，第二波流感又開始從基隆出現，循縱貫鐵路往南擴散，並藉由海運入侵東部與澎湖，疫情於12月中旬稍歇；但1919年12月第三波流感又從基隆入侵，直到1920年2月底結束。就其觀察，在臺日本人社群最先爆發疫情，再傳給臺灣人；先在城鎮發生，再往鄉村擴散。總計這場惡性流感的三波疫情，造成約四萬多人的死亡，死亡率誠與當時臺灣島上肆虐嚴重的瘧疾不相上下，更多於在臺蔓延近二十年的鼠疫。在疫情籠罩的恐慌中，臺灣總督府採行既有的防疫機制，進行局部強制隔離與交通阻斷。相較於速水融描述下的日本防治流感對策，此時臺灣防疫工作中醫學專家的參與及大型防疫研究計畫的紀錄顯然較少。

　　僵固的死因統計與疾病分類，一則讓流感統計出現落差，也造成醫學專業意見無法反映在死亡紀錄中。《臺灣醫學會雜誌》是日治時期臺灣醫學專業刊物的唯一代表，但臺籍開業醫師在流感猖獗期間的

臨床經驗與病例，卻未必有機會發表於雜誌中，甚至是被列入衛生統計裡。再者，舊死因分類無法立即反應新疫情，也投射出一個「由上而下」的衛生體系之內部隱憂。當1918年臺灣中部地區紛紛傳來疑似惡性流感病例時，日籍醫師大井司在《臺灣醫學會雜誌》上發表〈臺中地方に於ける所謂不明熱に就て〉，自行以官立臺中病院十六名患者進行細菌學檢驗、比對，判定大部分之不明熱病例當屬インフルエンザ（Influenza）。大井司的論文末即告誡：「不只是臨床學，從流行病學上來看，將〈不明熱〉診斷為〈流行性感冒〉已不但不會躊躇不決，從多數患者的痰或鼻涕等分泌物亦可檢驗出流感的病菌，因此最近臺灣島內所發生的不明熱，大部分都應得稱為〈流行性感冒〉……若沒有在純培養的情況下檢驗，就將其以所謂〈不明熱〉呈報成完全不同的疾病，近似每年散在性出現的風土病，其臨床上的發病過程甚似〈腸窒扶斯（即傷寒typhoid）〉，若無經血清診斷，將難以區別其差異，希望讀者勿混同兩者。」同時，全球發生重大流感疫情的電文早已出現在《臺灣日日新報》上，開業醫反映上來的不明熱患者，也都出現類似流行性感冒的症狀。但是，儘管大井司的報告有官立醫院與精密細菌學檢驗背書，加上開業醫不斷提出不明熱患者有嚴重肺炎症狀的事實；從1918-1920年這段期間，日本在臺醫學界似乎對於把蔓延中的疫病判定為流行性感冒，並將之列入死因登記項目仍有所猶豫。蔡承豪認為，臺灣流感疫情沒有留下太多醫學文獻紀錄的現象，或許是：「官方留下的資料有限，應是原因之一。在約同時期的1919-1920年間，同時另有一波來自霍亂的疫情，在官方資料中便有相當多的記載。……也由於在這數年間有多種疾病同時流行，……也可能是因素之一。」遲至1920年《臺灣醫學會雜誌》上的論文發表者才正視流感疫情全島蔓延的事實，爾後方密集出現以流行性感冒為名

之調查與研究報告。

　　相對地在日本內地，1918年10月內務省即已發布警訊，要求各府縣注意「西班牙流感的世界流行」，並由衛生局著手編訂「流行性感冒」死因與病例統計別冊。同時，日本兩大醫學研究機構，北里柴三郎領導下的慶應大學醫學部與東京帝大醫學部，均授命分別進行病毒判別與疫苗之研發，影響所及，政府亦支持日本學者以醫師和看護婦25名進行人體實驗，並於1919年6月在著名的醫學期刊《刺絡針》(The Lancet)發表結果。相較於同期日本內地記載的精細，臺灣的殖民統計對惡性流感不僅顯得毫無頭緒，其紀錄也漏洞頗多。此外，值得附帶一提的還有，1918年2月24日正值第一波惡性流感襲臺前夕，總督府在嘉義朴子腳(今朴子市)盛大舉辦「鼠疫終熄祝賀會」，大肆慶祝蔓延多年的鼠疫於臺灣絕跡，並將其成就盡歸警察與官吏之力。時任臺南醫會長之里見四郎，亦強調臺灣鼠疫猖獗經年，端賴官立醫院制度與日本醫學的雄風才得遏止。大衛·阿諾曾指出，醫學「位居殖民統治之意識型態及技術過程的核心地位」，無怪乎里見四郎在欣喜臺灣鼠疫終熄之餘，會忍不住讚嘆以日本醫學感化島民的長期苦心沒有白費。雖說日籍專家們不盡然刻意輕忽惡性流感出現的徵候，但帝國的驕傲、日本醫學的威望，甚至是長期鼠疫終告撲滅的勝利感，都可能讓一個由上而下建構起來的醫療衛生體系，無法立即面對流感已然出現的現實；類似的情境也發生在1930年代後臺北城的傷寒疫情，甚至延伸到戰後初期瘧疾等疫情的捲土重來。

　　自1990年代臺灣開始研究日治時期醫學與公衛之風起，粗估約有專書和博、碩士論文及重要期刊論文約近300篇之譜。上述的回顧當然有掛一漏萬的疑慮，對於學界的貢獻也難免限於個人主觀之選擇。然以近二十年來的發展、數百篇研究成果之累積，誠然已值得學界正

面看待該領域之發展，而筆者不揣粗疏為之回顧，目的亦在拋磚引玉。以上提出的回顧與未來可發展之議題，多數有西方學界之相關研究可供索驥，就學說之引介與問題意識之產生而言，有志此途的臺灣學者或可免於問道於盲的困局。更有意義的是，以今日學者訓練之精湛和思慮縝密，回應上述未竟之業，或更能將日治時期臺灣公共衛生史之研究，提升為東亞史乃至世界史之一環。

參考書目

《臺灣日日新報》。

《臺灣醫學會雜誌》。

丁崑健，〈1918年全球流行性感冒下的臺灣疫情〉，收入：《認識H5N1流感》。台北：國家衛生研究院出版，2008，頁79-103。

小林丈廣，《近代日本卜公眾衛生》。東京：雄山閣，2001。

小泉丹，《臺灣に於ける蚊族の豫防醫學的研究》。東京：晃文館，1920。

王文基，〈隔離與調查：樂生院與日治臺灣的癩病醫學研究〉，《新史學》201（2009）：61-123。

竹內松次郎，《小細菌學》。東京：金原商店，1933。

吳三連臺灣史料基金會，〈臺灣醫學史專題〉，《臺灣史料研究》8（1997）。

見市雅俊、齋藤修、脇村孝平、飯島涉編，《疾病‧開發‧帝國醫療》。東京：東京大學出版會，2001。

李尚仁編，《帝國與現代醫學》。台北：聯經，2008。

巫毓荃，〈消失的憤怒：日治晚期藤澤茆的原住民心理學實驗〉，

《新史學》18.2（2007）：103-155。

厚生省醫務局編，《醫制百年史》。東京：厚生省醫務局，1976。

洪祖培、黃天祥，〈臺灣醫學會雜誌100年之回顧〉，《臺灣醫學會雜誌》7.1（2003）：95-102。

范燕秋，〈鼠疫與臺灣之公共衛生1896-1917〉，《臺灣分館館刊》1.3（1995）：59-84。

范燕秋，《疫病、醫學與殖民現代性》。台北：稻香，2005。

栗原純，〈臺灣における日本殖民地統治初期の衛生行政について——「臺灣總督府公文類纂」に見る臺灣公醫制度を中心として〉，《史論》57（2004）：1-23。

速水融，《日本を襲ったスペイン・インフルエンザ　人類とウイルスの第一次世界戰爭》。東京：藤原書店，2006。

陳金生，〈「日治時代臺灣醫療制度」的回憶——以臺灣乙種醫師制度爲主(上)〉，《臺灣史料研究》8（1997）：21-34。

陳金生，〈「日治時代臺灣醫療制度」的回憶——以臺灣乙種醫師制度爲主(下)〉，《臺灣史料研究》9（1997）：119-132。

許錫慶，〈日據時期在臺防疫工作序幕戰——明治二十九年(一八九六)之鼠疫流行始末〉，《臺灣文獻》50.2（1999）：251-275。

森下薫，《マラリアの疫學と預防》。東京：板菊屋書店，1976。

森林太郎，〈統計についての疏〉，《東京医事新誌》548（1889）：1-16。

飯島渉，《ぺすとと近代中國——衛生の「制度化」と社會變容》。東京：研文出版，2000。

鈴木哲造，〈臺灣總督府の衛生政策と臺灣公醫〉，《法學研究論集》25（2005）：25-213。

葉永文，〈日治前的臺灣醫政關係概說〉，《臺灣醫學人文學刊》
6.1-2（2005）：129-142。

董宜秋，《帝國與便所——日治時期臺灣便所興建及污物處理》。台
北：臺灣古籍，2005。

經典雜誌編，《臺灣醫療四百年》。台北：經典雜誌，2006。

臺灣總督府警務局編，《大正八、九年コレラ病流行誌》。台北：臺
灣總督府，1922。

臺灣總督府警務局編，《臺灣總督府警察沿革誌》。台北：臺灣總督
府警務局，1933。

鄭志敏，〈殖民樣板或臺人英雄？：試論杜聰明與日治時期臺灣的醫
學教育〉，《臺灣圖書館管理季刊》1.1（2005）：99-123。

龜山孝一，《衛生警察教本》。東京：松華堂，1937。

顧雅文，〈日治時期臺灣瘧疾防遏政策——「對人法」？「對蚊
法」？〉，《臺灣史研究》11.2（2004）：185-222。

Anderson, Warwick. "Postcolonial Histories of Medicine." In Frank
Huisman and John Harley Warner eds., *Location Medical History:
The Stories and Their Meaning*. Baltimore: Johns Hopkins University
Press, 2004, pp. 286-306.

Arnold, David. *The Problem of Nature: Environment, Culture, and
European Expansion*. Oxford: Blackwell, 1996.

———. *Science, Technology and Medicine in Colonial India*, *The New
Cambridge History of India*. Cambridge: Cambridge University
Press, 2000.

Baldwin, Peter. *Contagion and the State in Europe, 1830-1930*.
Cambridge: Cambridge University Press, 1999.

Bewell, Alan. *Romanticism and Colonial Disease*. Baltimore, London: Johns Hopkins University Press, 1999.

Brown, Richard E. "Public Health in Imperialism: Early Rockefeller Programs at Home and Abroad." *American Journal of Public Health* 66.9 (1976): 897-903.

Cherry, Steven. *Medical Services and Hospitals in Britain, 1860-1939*. Cambridge: Cambridge University Press, 1996.

Fan, Fa-ti (范發迪). *British Naturalists in Qing China: Science, Empire, and Cultural Encounter*. Cambridge, MA.: Harvard University Press, 2004.

Hays, John N. *The Burdens of Disease: Epidemics and Human Response in Western History*. New Brunswick, New Jersey and London: Rutgers University Press, 2003.

Killingray, David, and Howard Phillips eds. *The Spanish Influenza Pandemic of 1918-19: New Perspectives*. New York: Routledge, 2003.

Liu, Michael Shiyung. *Prescribing Colonization: The Role of Medical Practices and Policies in Japan-Ruled Taiwan, 1895-1945*. Ann Arbor, Michigan: Association for Asian Studies, 2009.

Lo, Ming-Cheng M. *Doctors within Borders: Profession, Ethnicity, and Modernity in Colonial Taiwan*. Berkeley: University of California Press, 2002.

Macleod, Roy, and Milton Lewis eds. *Disease, Medicine and Empire*. London: Routledge, 1988.

Martin, Emily. *Flexible Bodies: The Role of Immunity in American Culture from the Days of Polio to the Age of AIDS*. Boston: Beacon Press, 1994.

Napolitano, Valentina, and Gerardo Mora Flores. "Complementary Medicine: Cosmopolitan and Popular Knowledge, and Transcultural Translations - Cases from Urban Mexico." *Theory, Culture & Society* 20.4（2003）: 79-95.

Public Health and Welfare Section ed. *Public Health and Welfare in Japan*. Tokyo: GHQ, 1949.

Rosenberg, Charles E. *Explaining Epidemics*. New York: Cambridge University Press, 1992.

Wang, Wen-ji（王文基）. "Laying out a Model Village: George Gushue-Taylor and Missionary Leprosy Work in Colonial Taiwan." *East Asian Science, Technology and Society: An International Journal* 1.1（2007）: 111-133.

第七章

對蚊子宣戰：

DDT與二次戰後臺灣的瘧疾根除

林宜平（臺灣大學職業醫學與工業衛生研究所）

　　二次戰後，世界衛生組織（World Health Organization, WHO）在各國推動以噴灑DDT（Dichloro-Diphenyl-Trichloroethane）消滅瘧蚊的瘧疾根除計畫。臺灣是戰後全球除瘧行動中，極少數完全根絕瘧疾並且長期維持無本土病例的國家。在衛生署出版的《臺灣撲瘧紀實》中，美援提供的DDT是強而有力的科技物，搭配設計精密的家戶噴射計畫，讓臺灣的瘧疾盛行率急遽下降（圖一），終至傳播瘧疾的矮小瘧蚊（*An. minimus*）銷聲匿跡，也讓臺灣從1965年起宣布根除瘧疾。

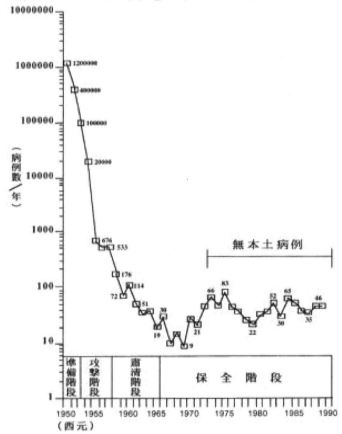

圖一　《臺灣撲瘧紀實》中的「臺灣地區瘧疾根除過程」（1950-1990）

資料來源：行政院衛生署：《臺灣撲瘧紀實》，1993：148。

注意：這個圖的縱（Y）軸，以對數刻度（Logarithmic scale）呈現，軸間隔是1、10、100、1,000……。

　　不過，DDT在1962年《寂靜的春天》(*Silent Spring*)出版，美國環保運動興起之後，在許多國家開始禁用，目前也是聯合國建議管制的十二種持久性有機污染物之一。有趣的是，2005年衛生署疾病管制局為慶祝瘧疾根除四十周年，出版紀念特刊《抗瘧實錄》，在第二章〈臺灣根除瘧疾概況〉中，雖然有好幾張當年運送與噴灑DDT的照片，但是在正文中提及DDT的只有六處，許多除瘧細節的描述，都僅以「殺蟲劑」或「噴射」一語帶過。

　　到底DDT在臺灣根除瘧疾的公共衛生行動中，扮演什麼樣的角色？當年全面噴灑DDT到底是防治瘧疾？還是撲殺蚊子？本研究回顧瘧疾防治長久以來「對人法」(消滅人體內的瘧原蟲)與「對蚊法」(消滅蚊子)的科技爭議，並且描述臺灣戰後以DDT對瘧蚊宣戰的準備、攻擊、肅清與保全的技術細節，批判檢視瘧蚊的消失和瘧疾死因與盛行率的變化，討論DDT在臺灣除瘧計畫中的角色。

一、蚊、蟲與人：瘧疾防治的科技爭議

　　瘧疾是非常古老的疾病，瘧蚊與瘧原蟲和人類一起演化。James Webb描述瘧疾的世界史指出：瘧疾源起於兩、三百萬年前的非洲，在十萬年前傳進歐亞，然後在西元前一萬二千年左右，才傳入美洲；而瘧疾的根除，則是在20世紀中，從美洲、歐洲到亞洲，逐漸消退，目前瘧疾主要在貧窮的熱帶國家蔓延，特別是非洲。

　　瘧疾是一種急性寄生蟲傳染病，瘧原蟲經過中間宿主瘧蚊傳染給人類。相較於其他傳染病，瘧疾的感染性非常強，如果沒有得到及時、有效的治療，死亡率非常高，再加上沒有疫苗，因此曾經全球蔓延。瘧疾防治和瘧原蟲、瘧蚊與人類三個物種有關：可以抗瘧藥殺死

瘧原蟲；以滅蚊劑殺死瘧蚊；或是以紗窗或蚊帳隔絕人與瘧蚊的接觸。瘧原蟲的生命週期非常複雜，分別在人體內與瘧蚊體內進行有性與無性生殖，治療瘧疾就是消滅人體內的瘧原蟲，除了服用不同的抗瘧藥進行化學治療之外，只能研發疫苗。瘧蚊的生命週期也頗為複雜，和所有的蚊子一樣，瘧蚊是完全變態，必須經過卵、幼蟲(孑孓)、蛹及成蟲四個階段，才能夠完成發育；前三個時期居住在水中，雌成蟲因為吸食動物血液，成為許多寄生蟲的中間宿主，並且透過吸食動物血液，傳播疾病。消滅瘧蚊除了使用化學藥劑殺死水中的蟲卵、孑孓與蛹，或是以噴灑殺蟲劑殺死家戶中的成蟲之外，也可以透過清理沼澤，減少瘧蚊孳生源等環境生態方法，減少瘧蚊。以化學藥物消滅瘧疾最大的問題，就是抗藥性。瘧疾防治有「雙重抗藥性」的問題：瘧原蟲會對抗瘧藥產生抗藥性，瘧蚊也會對滅蚊劑產生抗藥性。

　　從19世紀的細菌論以來，防治瘧疾到底要採消滅瘧蚊(對蚊法)，或是消滅瘧原蟲(對人法)，兩者有不同的理論與研究證據。例如，最先在瘧蚊的胃裡找到瘧原蟲，證實瘧疾是由瘧蚊傳染的英國軍醫羅斯(Ronald Ross)，主張組成「滅蚊部隊」在瘧蚊繁殖的水域噴灑油劑，撲殺瘧蚊幼蟲，並且在英屬西非殖民地獲得初步成效；義大利學者倡導使用蚊帳、紗窗或使用驅蟲劑避免瘧蚊叮咬；而德國細菌學家柯霍(Robert Koch)則在德屬新幾內亞進行實驗，對血液中帶有瘧原蟲的患者施予定時定量的奎寧(Chloroquine)，撲殺人體內的瘧原蟲，而有很好的成效；柯霍防瘧的中心教條是「治療病人，不是對付蚊子」。

　　由於瘧蚊的孳生與環境息息相關，因此瘧疾蔓延有五個重要因素，包括溫度(攝氏16度以上)、水、動物、人和房屋。傳播瘧疾的瘧蚊有三、四十種，這些不同種的瘧蚊各有不同的習性：偏好不同的水

（或淡或鹹，乾淨與否、是否流動等）、不同的血(牛血、豬血或人血)、不同的棲息地(室內或室外)、不同的作息(白天、傍晚或深夜)、不同的行為模式(一次吸到飽或是分次吸食)等等。調查研究瘧蚊的動物昆蟲學，因而成為預防瘧疾的重要研究領域。有關蚊子習性的科學知識，非常重要的是，蚊子(包括瘧蚊)在飽食動物血液之後，因為體重大幅增加，必須在垂直平面(例如牆面或家具上)暫時停留，消化體內多餘的水分，此一特性後來成為在家戶中噴灑DDT根除瘧疾的重要依據。

(一)日治時代的防瘧技術：對人法與對蚊法

　　臺灣曾經是不同殖民者眼中瘧疾蔓延的「瘴癘之地」，從清朝以來的漢人移民，到殖民初期遭逢臺灣熱而傷亡慘重的日本人，都視瘧疾為臺灣的「風土病」。直到19世紀末，研究瘧疾的熱帶醫學在各國殖民地不斷進展，最終證明瘧疾是由蚊子傳染的，殖民國家才開始從傳染病的角度，重新檢視瘧疾。

　　日本殖民政府從1906年開始，有較大規模的防瘧措施，在甲仙埔採用柯霍式的對人法，建議採(樟)腦工人及居民(包括健康者)集體服用奎寧，藉以預防並治療瘧疾。1910年在北投召集全區居民，以原蟲顯微鏡篩檢與脾腫測量診斷瘧疾帶原者，並且強制帶原者服用奎寧錠18天。1911年臺灣的鼠疫已經得到控制，日本殖民政府也開始建立瘧疾特別防治區，擴大防瘧活動，以對人法為主要方針，整頓環境等對蚊法為輔助措施，到1930年共有208個防治區，每年有超過三百萬人接受例行的抽血檢查。范燕秋認為，日本殖民政府瘧疾防治工作的推展進程，主要受科學與技術的影響，例如瘧原蟲檢驗方法、藥物治療，以及攻擊瘧蚊的技術等。

　　根據丁文惠有關日治時代防瘧的研究，明治三十四年(1901)木下嘉七郎發表第一回臺灣肉叉蚊的研究報告，首度發現臺北近郊的瘧蚊，到1903年木下嘉七郎和羽鳥重郎已經發現七種臺灣瘧蚊。昭和二年(1927)森下薰前往印度「中央瘧疾研究所」，進行臺灣、印度與東南亞瘧蚊的比較研究，到1936年總計核定八種臺灣瘧蚊，並且提出十六種臺灣瘧蚊的檢索表。至於瘧原蟲生活史的研究，熱帶醫學研究所的大森南三郎，在瘧疾流行區持續進行瘧蚊自然感染率的研究，採集雌性瘧蚊成蟲，調查其帶有瘧原蟲的百分比。

　　顧雅文有關日治時期臺灣瘧疾防遏政策的研究發現，對人法的空間分布一方面凸顯瘧疾與開發間的密切關係，一方面也透露防瘧決策的非科學因素。1919年防瘧政策由對人法轉向對蚊法，但是臺灣的對蚊法僅由受短期訓練的地方官員指派，常出現錯誤判斷或假防瘧之名實施環境美化，不但增加地方居民的無償工作，也很難收到瘧疾防治成效，因此對人法一直是日治防瘧政策的主流。顧雅文認為日治瘧疾防治充分反應殖民醫學的本質：以最容易的方法，確保立即的效益。

　　根據蔡篤堅的訪談，日治時代的瘧疾防遏所配置技術員與助手負責採血、驗血片與後續的治療，當時一般患者會主動到防遏所驗血，經檢驗員確定為瘧疾後，就可以得到免費的藥物治療。若是爆發大流行，政府也會強制該地區所有居民進行檢查。

　　從1906-1942年，臺灣的瘧疾死亡人數逐漸減少，每萬人瘧疾死亡率也開始下降(圖二)。在1911年之前，瘧疾是臺灣的第一大死因，瘧疾死亡率超過萬分之二十五；雖然從1914-1918年第一次大戰期間，瘧疾又有一波流行高峰，但是從1912-1921年，瘧疾開始在第一大死因與第三大死因之間沉浮，和瘧疾競逐第一大死因的，是因為人口往都市集中而開始盛行的肺炎與腹瀉；1925年起，瘧疾下降至四名

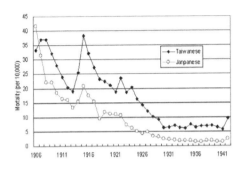

圖二　1906-1942臺灣瘧疾死亡率

資料來源：作者繪圖，資料來自行政院衛生署：《臺灣撲瘧紀實》，
1993：8。

之後，死亡率也降到萬分之二十以下；到1935年，瘧疾已經成為臺灣
的第十大死因，死亡率降到萬分之七點八，該年臺灣死於瘧疾的有
3,787人。不過二次大戰期間，瘧疾防遏所的功能逐漸削弱，治療瘧
疾的藥物奇貨可居，又掌握在軍方手裡，一般民眾不易取得，再加上
空襲期間家家戶戶備水防火，瘧蚊大幅增生，又有大量人口由都市遷
往鄉村避難，增加許多對瘧疾缺乏免疫力的易感群，因此二次大戰期
間瘧疾的疫情在臺灣再度失控，1942年瘧疾再度成為臺灣的第四大死
因，死亡率高達萬分之十點二。

(二)DDT殘餘噴灑：戰後防瘧新技術的誕生

　　DDT是1873年在奧地利的實驗室裡合成的，但是DDT的殺蟲神
效一直到1939年才由任職於嘉基(J.R. Geigy)公司的瑞士化學家穆勒
(Paul Müller)實驗發現。DDT殺蟲不但有廣效(什麼蟲都可殺)，而且
因為具有殘留性，所以效用長久，更重要的是價格非常低廉。DDT於

1942年上市，而穆勒也因為這項重要的發現，在1948年獲頒諾貝爾生醫獎。

二次大戰期間英軍與美軍開始大量使用DDT消滅蚊蚤，預防傳染病。從1942年起，美國耗費鉅資，在美國南部每三個月一次，到家戶中以殘餘噴灑(residual spraying)DDT的新技術消滅瘧蚊，預防瘧疾跟隨軍人返鄉而再度盛行。二次大戰之後，DDT在美國廣泛使用，不但噴灑在農田裡、牧場裡，也噴灑在家戶中。當時的科學研究雖然證實DDT具有微毒性，但是美國農業部認為，只要遵照說明書使用，是安全的。如在1947年的廣告中(圖三)，雞、狗、牛、馬鈴薯、蘋果與人共舞，齊唱「DDT為我好」。文中宣稱，DDT在1946年已經通過系列科學研究證實，只要妥善使用，可以「造福全人類」。從1950年起，美國每年生產及使用的DDT超過五千萬磅。

除了在美國國內噴灑DDT防治瘧疾之外，美國的洛克菲勒基金會(Rockefeller Foundation)在二次大戰末期的1944年，選在義大利的沙丁尼亞島，進行DDT滅蚊的先驅研究。瘧疾曾經是義大利的「國病」，從中世紀起，瘧疾就是沙丁尼亞島嚴重的地方疾病。在20世紀初防瘧立法、免費施放奎寧以及法西斯政權的環境整治策略下，瘧疾盛行率與死亡率都開始下降。但是在二戰末期，德軍為了阻撓聯軍前進，放水淹沒大片沼澤地，聯軍惟恐引發瘧疾大流行，因此從1944年開始進行以DDT根除瘧蚊的田野試驗。主導這項研究的，是羅索(Paul Russell)和索普(Fred Soper)兩位美國公衛專家，不過當時的計畫目標不是根除瘧疾，而是根除當地的瘧蚊。索普等人並且發表研究報告，討論在1944-1945年間，在沙丁尼亞家戶中噴灑DDT，有效減少瘧蚊密度的成果。

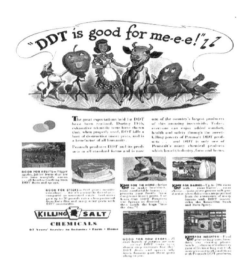

圖三　1947年DDT在美國的廣告

資料來源：http://allergykids.files.wordpress.com/2008/05/ddt-household-pests-usda-mar47c2.jpg

　　二戰結束之後，洛克菲勒基金會補助沙丁尼亞的除瘧計畫。從1946-1950年之間，除了進行DDT家戶噴射滅絕帶有瘧原蟲的瘧蚊成蟲之外，也在沼澤地噴灑DDT，殺死孑孓。1948年並且動用直升機與噴射機，從空中噴灑DDT。此一瘧蚊根除計畫其實是失敗的，沙丁尼亞當地的瘧蚊經過DDT陸海空大掃射，並未滅種，但是沙丁尼亞的瘧疾卻根除了，以家戶噴灑DDT阻斷瘧原蟲傳染途徑的除瘧技術，也因此一計畫成果而確定，後來成為全球除瘧標準化的作業程序。索普等人發現，DDT使用在消滅水中的瘧蚊幼蟲，不過是另一種殺蟲劑，沒有什麼太特別，但是應用「DDT殘餘噴射」技術，將DDT噴灑在家戶中的牆壁上，因為DDT具有長效性，瘧蚊吸食血液之後若停留在牆

上，接觸到具有神經毒性的DDT會立刻昏厥致死，可以有效阻斷瘧原蟲的傳遞與蔓延。索普認為透過全面DDT殘餘噴射，再加上積極治療受感染的瘧疾患者，不只可以「控制」瘧疾疫情，還可以完全「根除」（eradicate）瘧疾。更重要的是，DDT價格非常便宜，是撲殺蚊蟲、消滅傳染病時最好的「化學武器」。

　　以DDT殘餘噴射根除瘧疾，建立在非常豐富完整的瘧蚊與瘧原蟲知識上：瘧蚊在叮咬瘧疾患者之後，只要不活過七天，瘧原蟲就無法在瘧蚊體內成長至唾液腺，進而叮咬感染下一個人；而人類如果感染瘧疾，縱使沒有治療，在三年內瘧原蟲也會自動消失，所以只要連續三年全面噴灑DDT，瘧蚊就不會散播瘧原蟲，而瘧原蟲也會在人體內消失。瘧疾是二次大戰期間影響軍力的重要疾病，包括DDT與合成抗瘧藥物氯奎寧，都是美軍在二戰期間發展出來的，而除瘧行動所使用的戰爭隱喻，也符合戰後的主流文化。索普的除瘧方法，仿效現代戰爭：由穿著制服的任務小組，帶著噴槍，進行全面搜索與摧毀任務。1955年索普在美國國會的支持下，獲得鉅額經費補助，並且經過第八屆世界衛生大會（World Health Assembly）會員國投票通過，以DDT殘餘噴射技術，展開全球根除瘧疾計畫（Global Malaria Eradication Program），全球有六十六個國家參與，並且還有十七個國家候補，不過很特別的是，所謂「全球」除瘧，竟然不包括瘧疾盛行狀況最嚴重的非洲國家。索普滿懷雄心壯志，希望七年內能在世界各地，完全根除瘧疾。

　　當年美國國會慷慨補助5.2億美元的經費協助全球除瘧，除了人道援助之外，也有經濟與政治效益的考量。根據Andrew Spielman與Michael D'Antonio的說法，有兩個最主要的原因：其一是工業的發展需要大量的廉價勞工。美國在世界各地的加工廠，因為勞工為瘧疾所

苦，增加成本，等於每年繳交3億美元的「瘧疾稅」，協助發展中國家根除瘧疾後，美國可以在這些國家增加大量健康並有具生產力的勞工。其二則是，當時正值美蘇「冷戰」，美國需要積極與世界各國結盟，與蘇聯對抗。瘧疾蔓延與貧窮息息相關，而貧窮又是共產主義的溫床，根除瘧疾不但可以預防共產主義的擴散，而且在世界各地背著「美國製造」（Made in USA）噴射器的DDT噴灑工，也是散播美國科技與進步的最好宣傳。除了大筆經費支持外，美國總統艾森豪與甘迺迪，都曾經公開對瘧疾宣戰，誓言全面掃蕩（"all-out"）瘧疾。

二、臺灣除瘧全民總動員

二次大戰之後，臺灣接受美援，也以DDT殘餘噴射的方式，施行瘧疾根除計畫，不過計畫早在1955年WHO推動全球除瘧計畫之前就開始了。和世界各國的除瘧計畫一樣，使用的語言和組織動員方式，都和戰爭息息相關，臺灣除瘧計畫也分為四個時期：準備（1946-1952）、攻擊（1952-1958）、肅清（1958-1964），和保全（1965- ）。非常有趣的是，臺灣除瘧計畫（準備、攻擊、肅清和保全）和蔣介石1950年反攻大陸的計畫「一年準備、二年反攻、三年掃蕩、五年成功」非常類似。蔣介石的反攻大陸計畫，殷海光在1951年就以國際現勢的分析與現代戰爭的條件，明白指出「反攻大陸」在短期內很難實現，但是對瘧蚊宣戰的計畫，不但有戰前累積的堅實瘧疾學與昆蟲學研究成果為基礎，戰後DDT新技術與來自美國的豐厚人力與物力，再加上全民支持，這場對蚊子宣戰是「非常有可能會贏」（winnable）的戰爭。

（一）六年準備（1946-1952）

臺灣自1946年起就接受美國洛克菲勒基金會的援助，在南部的潮州鎮成立瘧疾研究中心，開始從事除瘧的先驅研究，不但分析日治時期有關瘧疾的紀錄資料，也做附近村民的瘧疾統計調查，以及當地瘧蚊的昆蟲學觀察研究。這個研究中心在1948年擴大編制，並且改名為「臺灣省瘧疾研究所」(Taiwan Provincial Malaria Research Institute, TAMRI)，成為臺灣根除瘧疾計畫的總部。雖然洛克菲勒基金會於1949年撤離臺灣，但是洛克菲勒基金會的友好協助，一直延續到1952年。從1946-1950年，臺灣北、中、南都試驗過不同的防瘧措施，最初由洛克菲勒基金會的瘧疾研究中心負責，後來由省瘧疾研究所接手。

1. 瘧疾盛行率與瘧蚊的調查研究

從1946-1951年，臺灣有一系列瘧疾盛行率的調查研究，發現南臺灣瘧疾的季節性流行以5月及12-1月為傳播高峰，中臺灣（水里）瘧疾的季節性流行於1947年9月達到最高峰，而北臺灣的山丘及溪流提供矮小瘧蚊最佳繁殖場所，基隆近郊的煤礦村，是瘧疾全年高度流行區。瘧蚊的觀察研究則發現，潮州所發現最普遍的瘧蚊是中華瘧蚊 (*An. Sinensis*)，全年都能孳生，兩次流行高峰和二次稻作有密切關係。相較於中華瘧蚊，矮小瘧蚊數量較少，全年都有發現，4月和5月為明顯高峰。當時的研究認為臺灣平原的瘧疾傳播，矮小瘧蚊扮演較次要的角色。

從1947年1月至1949年12月，周欽賢等人解剖了八種瘧蚊，一共60,915隻，只發現中華瘧蚊與矮小瘧蚊有瘧原蟲感染，其中又以矮小瘧蚊的自然感染率最高。後來的研究證實，矮小瘧蚊才是臺灣傳染瘧

疾的最主要病媒，可能也是唯一的病媒。矮小瘧蚊是嗜食人血，喜棲屋內的蚊種，而中華瘧蚊則偏好牛舍，在牛舍的棲息比率遠高於住屋。調查研究發現，矮小瘧蚊占鄉村住屋中瘧蚊的78.9%，其次才是中華瘧蚊(占16.1%)。分析矮小瘧蚊的日間棲息場所則發現，矮小瘧蚊主要在臥室(58.4%)、儲藏室(23.0%)與客廳(10.3%)。而分析矮小瘧蚊在住屋的細部棲息場所則發現，主要在床底(23.9%)、屋頂(19.6%)、板架底面(13.1%)，牆壁0-1公尺(11.5%)、在牆壁1-2公尺(4.7%)等。有關矮小瘧蚊在家戶中棲息地分布的研究，後來成為臺灣DDT殘餘噴射計畫，可以完全「命中要害」的重要科學依據。

2. 不同瘧疾防治法的實地實驗

臺灣的瘧疾防治計畫，並不是一開始就決定以DDT殘餘噴射的對蚊法，而是經過一系列的實地實驗才選定的。在1993年衛生署出版的《臺灣撲瘧紀實》中，詳細記錄戰後臺灣各種瘧疾防治方法的實地試驗。其中包括「對人法」，在距離潮州一公里，人口417人的三星里，對所有確認的瘧疾患者進行藥物治療後，所有村民都服用合成新藥白樂君(Chlorquanide)，並且連續觀察55周。另外又於1948年與1949年，在潮州附近人口分別為1,100人與1,400人的兩個里，進行白樂君的第二次實地實驗，並且選擇人口400人的第三個里為對照組，研究發現白樂君應用於治療瘧疾病例，而非抑制瘧疾再發。此外，1947年臺灣中部瘧疾高度流行的兩所發電廠員工及眷屬(約400人)，也施用氯奎寧(當時稱為克羅奎因)。雖然居民都很合作，但是因為藥物會有副作用(主要是暈眩)，因此到研究末期，居民並不熱衷。

至於臺灣北部瘧疾盛行的礦區則「對蚊法」實行。從1947年開始，選定以自動排水管測試沖流法的防瘧效果。經過一整年的詳細調查，於1948年7-11月矮小瘧蚊最繁盛的繁殖季節，在主溪流上建五座

攔水壩及八組自動沖流設備。不過，溪流自動沖流法防治瘧疾的成效不彰，因為矮小瘧蚊除了主要溪流之外，還有許多繁殖地。另外，從1950-1951年，在潮州附近的稻田與有水的各種表面，在627公頃的土地上試驗以DDT撲殺瘧蚊的幼蟲。後來發現在稻田裡噴灑DDT對噴射員來說太過困難，防治成效也不符合成本效益。DDT殘留家屋噴射作業分別在1948-1950年間，在潮州、臺中及基隆鄰近數村展開，每年進行兩次噴射作業。實施DDT噴射家屋的地區，都有驚人的成效。噴過DDT的家屋，在DDT噴射過後，要經過半年以上才會再發現第一隻蚊子。雖然在其他國家家屋室內噴藥並不一定會減低蚊子的族群數目，但是在臺灣家屋噴射DDT似乎大大影響矮小瘧蚊的密度。

經過這一系列的實地研究，終於證實「DDT殘留家戶噴射確實為可以大規模使用的最有效，最適當的防瘧措施」，而且更重要的是，這項除瘧新技術的成本不高，根據每平方公尺的有效用量一公克計算，每年噴射兩次計算出來的成本是每位國民0.4美元。

3. 興建鄉鎮衛生所、訓練防瘧技術人員與免費的抗瘧新藥物

除了對蚊法與對人法的各種實驗之外，在準備期中重建日治時代瘧疾防遏所，興建鄉鎮衛生所，而原本技術成熟的對人法(抽血檢驗瘧原蟲、脾臟腫大檢查與免費施放抗瘧藥)也都逐漸復元了。日治時期每間瘧疾防遏所都有一至二名技術員，負責抽血檢驗與藥物治療，從1911-1944年，這些防瘧技術員每年檢驗數百萬片的血液檢體。從1950-1951年，這些防遏所接受中國農村復興聯合委員會(The Joint Commission on Rural Reconstruction, JCRR，以下簡稱農復會)的補助，開始重建。省瘧疾研究所並且為271名日治時代的防瘧人員，舉辦七期四周的密集講習。1951年有67間防遏所重新開張，到1952年，有155間恢復運作。

至於日治時期開始的全島學童「同時抽血檢驗調查」，從1950年起也開始重新運作，並且持續到1960年。爲了進行這樣的大型調查研究，省瘧疾研究所不但提供人員訓練，也提供玻片、抗瘧藥與報表等。1951年12月17日開始戰後第一次調查，檢查13,885名學童，其中有1,189名（8.63%）有瘧疾感染。除了重建日治時代的瘧疾防遏所之外，農復會也補助各鄉鎮興建衛生所，每間衛生所至少有三名全職人員編制，包括一名醫師、一名護士與一名助產士，農復會並且提供腳踏車、醫療設備、免費的藥品，以及每個月30-60美元的車馬費，進行家戶及學校訪視。更特別的是，每一間衛生所都有一模一樣的拱型招牌。到1954年全臺灣已經有367間衛生所，以及2,871名公共衛生研究人員。

(二)六年攻擊（1952-1958）

1. DDT噴射大隊來了！

1951年10月23日，臺灣與WHO共同簽訂爲期四年的「瘧疾與蚊蟲控制計畫」（1952-1956年）。這個計畫的主要目的，是協助臺灣以最現代的方法與最低成本，藉由瘧疾疫情的控制，最後根除瘧疾。這個計畫不但針對瘧疾，也針對蚊蟲感染的疾病，以增進全民健康、農業生產與經濟發展爲其最終目標。雖然四年防瘧計畫原本訂於1951年1月開始實施，但要等到1952年世界衛生組織的專家小組抵臺，才正式展開。計畫開始的第一年（1952），省瘧疾研究所以鄰近的潮州地區作爲噴射技術員的訓練區，在瘧疾發生率較高的高雄縣旗山鎮推動先驅計畫，進行DDT家戶噴射，並且設有實驗組與對照組，從DDT濃度、噴射角度、不同牆表面積的DDT滯留效果，到噴射人員的編隊方式，都經過科學驗證。1952年的先驅噴射計畫，只涵蓋15萬人口；第

二年開始在高度流行區噴射，涵蓋150萬人口；第三、四年再擴及中低流行區，涵蓋400萬人口，超過當時臺灣一半的總人口(圖四)。

當年DDT在臺灣以火車轉牛車，再轉肩挑，運輸至各鄉鎮。而DDT噴射工作隊以每七人一組，其編制、標示、訓練與配備都有如軍隊般嚴明。他們經過嚴謹的訓練，挨家挨戶噴灑DDT。除了要均勻噴灑在家戶內的牆壁之外，最重要的就是要針對矮小瘧蚊偏好的棲息地，「不要忘了噴床底」。而噴射區內的家家戶戶在噴射工作隊到達之前，也都先經過村里民大會的衛生教育宣導，要蓋好餐桌上的食物、收拾床上的被褥、安置好家中的小孩、小雞與貓狗，以配合噴射工作隊的DDT噴灑工作。最重要的是，「DDT防瘧，為您為我為大家」、「一次噴射一年有效，免染瘧疾」的DDT在噴灑之後，「不要拭去牆上的DDT」（圖五），才能確保DDT的殘存滅蚊功效。噴射工作完成之後，除了在家戶門口以油漆噴上明顯的標示，並且張貼宣傳之外，另外還有一組稽查人員，在噴灑後進行抽查，檢驗家屋的牆壁是否都有一定濃度的DDT。

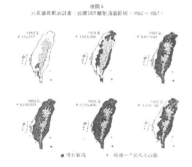

圖四　1952-1957臺灣六年瘧疾根治計畫的DDT噴灑範圍

資料來源：行政院衛生署：《臺灣撲瘧紀實》，1993：84。

　　DDT效用驚人，根據省瘧疾研究所的家戶調查資料，在噴灑之後，一整年家戶中完全找不到矮小瘧蚊，而未噴射DDT成為對照的牛欄，則仍可採到許多中華瘧蚊。噴射後一年內，除了蚊子在家戶內幾乎絕跡之外，連跳蚤、臭蟲和螞蟻都沒了，因此廣受民眾歡迎。在頭蝨盛行的地區，還有住戶要求DDT噴射隊將清洗DDT噴射器的溶液留下來，讓他們洗頭除頭蝨。另外也有農家要求工作隊員順便噴灑牛欄，讓牛隻也免受蚊蟲叮咬之苦。

2. 虱目魚、蠶、貓與老鼠：DDT的危害

　　令人好奇的是，臺灣多次全面噴灑DDT，到底有沒有造成人畜危害？1954年謝獻臣報告一起臺灣南部某家庭DDT中毒的案例。這家人在中元節製作貢丸時誤將約40公克的DDT混入原料中，製成70顆貢丸，由家中的11名成員分食。這些成員雖然都出現急性中毒的症狀，但是經過治療，兩天之後都痊癒了。這個特殊的案例，隔年(1955)就成為美國衛生部門用以計算DDT人體安全劑量的重要科學證據，半個世紀後(2004年)都還有土耳其的毒理學案例報告引用。

　　雖然DDT對人體似乎無太大的危害，但是在噴灑DDT之後，海邊漁民魚池中的虱目魚與鄉下農家飼養的蠶死亡，卻嚴重影響民眾的生計。噴射工作因為虱目魚的死亡而延緩作業，不過也因為捕魚苗的季節結束，來不及研究探討虱目魚死亡的原因。對蠶中毒的問題，瘧疾研究中心做過不少研究，並且盡量配合農家養蠶的時程進行噴射工作。引起最多關注並且還在1955年引發臺灣省議會質詢的，是家貓的死亡。臺灣民間有「死貓掛樹頭」習俗，DDT噴射工作開始之後，臺灣鄉下樹上多了許多死貓，景象頗為駭人。另外一直有民眾反應死貓增加，導致家中老鼠肆虐。瘧疾研究所還為此組成家貓調查小組，進行家戶調查，在兩百多戶養貓的人家中，記錄到DDT噴射後三、四十

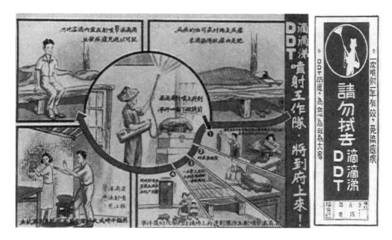

圖五　DDT噴射工作隊噴灑前後的宣導資料

資料來源：行政院衛生署：《臺灣撲瘧紀實》，1993：172& 99。

隻家貓與一百五十多隻老鼠的死亡，調查結果雖然發現死亡的老鼠比家貓數目多，但是老鼠增生較快，所以得勢橫行。有關DDT噴射與貓隻暴斃的問題，瘧疾研究所始終沒有提出明確的結論，卻常成為屋主拒絕家戶噴射DDT的理由。而鼠害的問題，也嚴重到當時衛生處長顏春輝要公開呼籲大家協助滅鼠。

　　不過民眾一方面為貓與老鼠的問題煩惱，一方面也開始埋怨「DDT失靈」，以及服務員(噴射大隊)態度壞等。官員隨後立即澄清「今年DDT無味更有效」。有部分的原因是，民眾期待的是DDT噴射過後，家裡就沒有蚊子，或是就不會被蚊子叮咬。但是DDT殺的，卻是叮過人之後，停在牆面上接觸到DDT的蚊子，瘧研所的所長梁鑛琪因此還公開說明DDT是一種慢性神經毒素，牆上的蚊子幾個小時後必死無疑，但是期待DDT噴射後家裡就沒有蚊子或是蚊子就不會飛進

屋裡,都是不切實際的。有趣的是,梁所長在說明書中提到,蒼蠅已經對DDT產生抗藥性,蟑螂似乎也開始出現抗藥性,雖然瘧研所有標準化的方法可以測量蚊子的抗藥性,但是梁所長卻沒有說明,臺灣的蚊子是否對DDT也開始產生抗藥性。

另外,民眾對DDT無效的質疑,也有部分來自從「美國製」變成「臺灣製」的疑慮。原本全由美國進口的DDT,從1953年開始臺灣可以自製,並且逐年增產,到1956年已經完全由國內自製,並且還開始接受WHO的委託製造。而DDT噴射器,也有臺灣鐵工廠在政府的鼓勵下,於1954年開始製造生產,到1955年已經可以外銷婆羅洲。

3. 再加噴兩年?

雖然在全面噴灑DDT的第二年,民眾對DDT的熱情開始消退,而且也出現抗阻的聲音。但是1954年11月,第二屆亞洲瘧疾會議在菲律賓召開,除了WHO與洛克菲勒基金會的瘧疾專家之外,另外有來自23個國家的42名專家與會,這次會議建議瘧疾防治計畫的終極目標,就是要根除瘧疾。1955年WHO在世界衛生大會中宣告,從1958年開始,進行為期八年的全球瘧疾根除計畫。臺灣的DDT噴射計畫原本只有四年,預計在1956年結束,但是為了配合WHO的全球除瘧政策,於是決定再多噴灑兩年,確保瘧疾根除。1956年擴大噴灑非瘧疾流行區,1957年則噴灑高度流行區與原住民村落(圖四)。在攻擊期的六年之間,依疫情的輕重程度規劃DDT噴灑區域,針對區域內的所有住家全面噴灑。也就是說,在這六年間,全臺各地瘧疾流行區及疑似流行區,均普遍噴灑DDT一至六次,每次噴灑每一人口平均消耗85公克左右的DDT。其中又以1956年的噴灑範圍最廣,涵蓋臺灣地區三分之二以上的人口。

4. 機動搜查、監視疫情

在全島噴藥工作進行的同時，瘧疾的調查與監視工作也持續進行。南投在1954年底組成鄉鎮瘧疾監視站，配有衛生所技術員，負責轄區內的家庭訪視與瘧患搜索工作，後來監視站的數量陸續增加，並且一直運作到攻擊期結束。省政府於1955年7月將瘧疾列為應報告之傳染病，促使醫師自動通報病例，而瘧疾研究所則在1956年10月組成十個「機動瘧疾搜查隊」，每隊由一名研究所的顯微鏡技術員兼任隊長，再加上四位採血人員組成，這個機動隊需要調查所有瘧疾高度流行區。

(三)八年肅清（1958-1964）

1958年全面噴灑DDT的攻擊期結束，省政府又簽訂四年的瘧疾根除計畫。在這份計畫書中，「根除」二字不斷被提及，並且詳細說明，臺灣雖然每年只剩下數百位瘧疾患者，但依舊要繼續編列數百萬預算，進行除瘧。最重要的原因是，若不完全根除，瘧疾隨時有可能再度蔓延，並且計畫書內列舉臺灣可以根除瘧疾的七項重要理由，包括當時臺灣和鄰近瘧疾盛行的國家往來不多，較有可能實現根除目標。最後一項可能也最重要的是，臺灣的瘧疾根除計畫，有多項雙邊及多邊經濟援助的全力支持。這份計畫提及：「臺灣地區的瘧疾病例在1952年有120萬人，死亡人數高達12,000人，在噴灑DDT之後瘧疾病例迅速降至一千例以下。」但是根據衛生處的十大死因，瘧疾是1952年的第十大死因，死亡人數2,196人；當年第一大死因腸胃炎，亦只有10,799人死亡，因此瘧疾12,000的死亡人數，顯然誇大。

戰後臺灣瘧疾的盛行狀況，在許多官方報告中不斷被強調，但是在《臺灣撲瘧紀實》繪製的「臺灣地區瘧疾根除過程」（圖一），從1950-1953年，臺灣的瘧疾病例以十倍數的趨勢下降120萬，到40萬、

10萬、2萬。病例下降最快速的時期，卻不是在攻擊期1952年之後，也不是在攻擊期，而是在準備期，以及攻擊期剛開始的前驅作業期。也就是說，臺灣的瘧疾盛行率，其實在全面噴灑DDT之前，就急遽下降了。根據圖一的資料，臺灣瘧疾病例下降最快是在「準備期」的1950-1952年(從120萬降到10萬人)，但是臺灣從1952年(攻擊計畫的第一年)才開始在南部噴灑(只涵蓋15萬人口)，到1953年瘧疾患者降至2萬人，1953年再噴一次(涵蓋152萬人口)，瘧疾患者就降到676人了。但是在全臺瘧疾罹患人數只有五、六百人時(1955-56年)，當局卻又決定一而再、再而三地噴灑DDT，在全臺對瘧蚊展開重度「攻擊」(圖四)。

臺灣從二戰期間的1944年，一直到戰後的1950年，因為政局動盪，並沒有完整的人口統計，更不用說精確的生命統計。郭文華在探討1960年代接受美援的臺灣人口政策時，彙整不同資料來源的人口統計，估算二次大戰期間因戰爭死亡的臺籍人士約30萬，戰後被遣返的日本人約40萬，而1949年來自中國的政治移民約有100萬。根據郭文華彙整的資料，臺灣的粗死亡率(每千人的死亡總數)，1947年是千分之17.6，根據農復會的資料，1948年是千分之14.3，1952年下降至千分之9.9，此後一直維持在千分之10以下。臺灣戰後的人口從1946年的600萬，到1950年超過700萬。如果根據官方資料，臺灣戰後約總共有120萬人罹患瘧疾(且不管是哪一年)，大概占當年五分之一到六分之一的人口，這些眾多瘧疾患者的罹病與治療經驗，或許可以從訪談進一步求證。

在1958年臺灣進入瘧疾「肅清期」之後，只剩下零星的瘧疾案例，主要的防治方式是針對瘧原蟲帶原者全面投藥。至1960年初期，已無新病例發生。1964年底，臺灣接受WHO的嚴格評估，證實已經

根除瘧疾，並於1965年獲頒WHO正式的登錄證書。臺灣的除瘧成功，當年的除瘧專家功成身退，有人到WHO擔任顧問，繼續為南美與非洲的除瘧工作效力；也有人移民美國，改行為精神科醫師。而1964年的省議會，也為DDT噴射隊員的失業問題，反覆質詢。

(四)嚴密保全三十八年 (1965-2003)

自1965年起，臺灣進入防瘧工作的保全期，直到2003年，整整維持三十八年的無本土瘧疾病例。在這期間，瘧疾盛行的五大要素——亞熱帶的陽光依舊在，人口大幅增加，並且往都市集中，但居住的型態改變了。1950-1960年代農村中常見的水牛大幅減少，而瘧蚊孳生的小溪流，不是乾枯，就是受到污染。在臺灣瘧疾嚴密「保全」的三十八年間，節節敗退的，其實是矮小瘧蚊。

1.滄海桑田：矮小瘧蚊的消失

根據衛生署的調查，1966-1988年，矮小瘧蚊只在臺灣北部山區與中部及南部等極少數鄉鎮孳生，矮小瘧蚊主要集中在臺灣東部。根據2008年的調查資料，矮小瘧蚊僅孳生於屏東縣、臺南縣、臺東縣、花蓮縣、高雄縣等五縣市，十九個鄰近山區鄉鎮的四十一個村里。臺灣矮小瘧蚊的消失，DDT當然扮演重要角色，但是世界各國的經驗都顯示，DDT家戶噴射無法完全撲滅瘧蚊，只能短暫中斷瘧原蟲的感染週期，讓防疫人員有足夠時間殺死人體內的瘧原蟲。但是臺灣經驗奇特的卻是矮小瘧蚊瀕臨絕種，在人口稠密的地區，再也沒有大量孳生繁殖。

雖然臺灣的瘧疾從1960年代以來就消失了，但是同樣由蚊子散播的登革熱，卻在2002年的夏天於南臺灣爆發疫情。在臺灣的登革熱疫情中，衛生單位缺乏強力有效的殺蟲劑，只能不斷宣導民眾，認真清

除家戶內外的積水容器，避免孑孓孳生。在登革熱蔓延之際，也有不少人憂心忡忡，擔心傳染登革熱的白線斑蚊與埃及斑蚊孳生，傳染瘧疾的中華瘧蚊與矮腳瘧蚊會不會也趁機再起，引發瘧疾傳染。

其實瘧蚊與斑蚊孳生的生態環境有很大的不同，瘧蚊是「鄉下蚊子」，臺灣的矮小瘧蚊偏愛清澈的小溪，主要分布在農村。從1966-1988年的資料看來，臺灣的瘧蚊除了北部與中央山脈以東外，幾乎已經在人口稠密的西部平原絕跡。而斑蚊則是「都市蚊子」，特別適合都會生活，只要一點點水就可以繁殖。在人口密度高、衛生條件不佳的新興都會裡，廢棄的輪胎、保麗龍餐具、保特瓶等積水的人工容器，都是斑蚊絕佳的孳生地。如果瘧疾是當年臺灣農業社會的地方疾病，登革熱就是工業化與都市化之後的新興疾病。從1960年代以來，臺灣的滄海變桑田，半世紀以來的傳染病轉型，連病媒蚊都見證了臺灣的經濟發展與社會變遷。

2. 誘導感染：醫療科技與瘧疾

臺灣解嚴之後，海內外人口往來密切，每年都有境外移入的瘧疾病例。雖然當作病媒的矮小瘧蚊在許多地方都消失了，但是也出現奇特的瘧疾「誘導感染」（induced infection），病人經由輸血、器官移植或是電腦斷層檢查而感染瘧疾。其中最著名的案例，就是發生在1995年10月，臺北榮總檢查一名從非洲奈及利亞返國的惡性瘧疾患者，因為帶有瘧原蟲的血液回流污染顯影劑，而醫院又未依規定更換注射筒與螺旋導管，導致連續使用該機器檢查的六名病患全部感染瘧疾，造成四人死亡、三名醫師判刑，其中一名年輕的住院醫師因為官司纏訟的壓力而自殺。

3. 太麻里重見瘧疾

2003年9月8日，《中國時報》以頭版頭條報導臺灣瘧疾根除三十

八年之後，首例本土瘧疾感染案例。這名居住在臺東縣太麻里的原住民消防隊員沒出過國，可能是受到同村落受雇到所羅門群島伐木的原住民瘧疾帶原者感染，同年11月，又有一名居住在太麻里的高雄現役軍人，也確認為介入感染。位於南太平洋的所羅門群島，近年來熱帶雨林盜伐嚴重，瘧疾盛行，而好山好水位於臺灣最東邊的太麻里，不但還有矮小瘧蚊的蹤跡，而且有許多失業的原住民受雇到所羅門群島伐木。

三、混亂失序的全球除瘧計畫

雖然臺灣在1965年宣告瘧疾根除，但是全球除瘧疾計畫卻混亂失序，並且從1960年代起，神奇萬能的殺蟲劑DDT，在美國開始出現爭議。1970年代環保運動興起，DDT遭到美國與許多國家禁用。

(一)從冷戰到反戰

以家戶殘餘噴射DDT根除瘧疾，在臺灣非常成功，但是其他參與全球瘧疾根除計畫的國家，推動標準化的作業程序，常不符索普的預期，也無法放諸四海。例如有很多國家的DDT噴灑工作並不徹底，噴灑工人一早開始工作，嫌滿滿的噴射器太重就多噴一點，到了下午，噴射器空了，索性提早結束工作；也有一些國家的衛生官員將搶手的DDT拿到黑市轉賣。還有一些問題完全超乎索普原本的想像，例如在馬來西亞，DDT不但殺死瘧蚊，也殺死毛毛蟲的天敵，毛毛蟲大量繁殖，啃食茅草屋頂，噴過DDT的房子，屋頂特別容易垮，造成居民怨言滿天；有些國家房屋的茅草建築，DDT沒有「牆面」可以殘留，無法發揮滅蚊的效用；還有某些瘧蚊吸完血之後並不會停留在屋內，直

接飛往屋外，完全不受牆上殘留DDT的影響等等。另外有一些國家缺乏成熟的瘧疾監測系統，雖然曾經短暫根除瘧疾，但是在停止噴灑DDT之後，瘧疾再度盛行。

1959年越戰開打，1960年代起逐漸成為一場「打不贏的戰爭」。美國國內的反戰運動風起雲湧，而對全球除瘧計畫的經濟支援，和越戰一樣，在美國國內飽受質疑。除了索普的全球滅蚊計畫成果令人失望之外，1960年代後期，一群經濟學家也開始對全球除瘧產生疑慮，他們擔心這類的大型國際衛生計畫會改變世界的人口結構，亞裔人口的大量增加會造成經濟危機與社會動盪。他們建議WHO放棄根除瘧疾，轉而推動節育計畫。另外， WHO的國際衛生專家受到中國「赤腳醫師」的啓發，開始推動整合式的鄉村基礎醫療建設，對除瘧這類針對單一疾病的特殊編制與計畫，也逐漸失去興趣。1969年WHO正式宣布放棄以完全根除瘧疾為計畫目標。

1980年，前WHO總部瘧疾組的流行病學家Mohyeddin Farid回顧全球根除瘧疾計畫，以「混亂失序」（anarchy）形容1969年之後世界各國的瘧疾防治。Farid也是當年代表WHO審核臺灣除瘧成果的三名專家之一，1990年他受邀到臺灣參加除瘧二十五周年紀念，談起臺灣的除瘧成功、國際衛生政策的轉變，以及瘧疾在世界各地的持續蔓延，有無限感慨。

（二）知更鳥與空降貓

就在臺灣瘧疾逐漸消失的同時，1962年美國的瑞秋・卡森（Rachel Carson）出版《寂靜的春天》（*Silent Spring*）指陳DDT的濫用，會引發生態浩劫。該書不但開啓美國民眾的環保運動，各國政府與國際組織也開始評估DDT對環境生態的影響。在《寂靜的春天》的第八

章〈沒有鳥兒歌唱〉中，卡森從知更鳥的死亡寫起，是許多人對這本書最深刻的記憶。不過在美國的流行文化中，還有一則「空降貓」（parachuting cats）的故事，也讓DDT惡名昭彰。這則故事有許多不同版本，內容主要是1953-1955年間，WHO在馬來西亞執行除瘧計畫，波尼歐（Borneo）小島上的貓在DDT家戶噴射後，全死光了。為了預防鼠疫和斑疹傷寒而滅鼠，WHO只好以空投的方式，空降貓到山區的小村落。這個故事於1954年刊登在《紐約時報》，後來又被改編為童書，在美國家喻戶曉。2008年公衛學者Patrick T. O'Shaughnessy追溯空降貓的故事源起，並且討論DDT除瘧的爭議。他找到許多資料，證實DDT家戶噴射，在越南、泰國與西太平洋地區，都曾造成眾多家貓的死亡，並且因為鼠患猖獗，而引發其他疫病蔓延與收成受損的非預期結果。

1972年美國宣布全面禁用DDT，最重要的理由，就是DDT的廣效與殘留特性——這是當年穆勒獲頒諾貝爾生醫獎的重大發現，也是讓索普對完全根除瘧疾滿懷期待的最重要因素。根據聯合國《斯德哥爾摩持久性有機污染物公約》，目前管制的十二種持久性有機污染物包括DDT、戴奧辛與多氯聯苯等。而臺灣也於1973年依《農藥管理法》禁用DDT於農藥，1989年依《毒性化學物質管理法》公告禁用，目前禁止製造、輸入、販賣及使用，但是允許防疫使用。讓許多國際瘧疾專家不滿的是，《寂靜的春天》對DDT消滅疾病的貢獻隻字未提，而公共衛生工作者相信，他們所使用的DDT相較於農業，少之又少。許多瘧疾專家至今仍深信DDT是撲殺瘧蚊的最佳第一線藥物，在禁用三十年之後，聯合國於2006年重新提倡以噴灑DDT防治瘧疾。但是DDT的污名，不但讓家戶噴射DDT面對來自民眾的阻力，而且全世界目前只剩中國與印度繼續生產DDT。有關DDT與瘧疾防治的問

題，已經不是科學議題，而是道德辯論。

　　DDT對人體的危害，長久以來缺乏明確的科學研究證據的支持。但是最近的研究報告發現，暴露年齡是決定DDT暴露與乳癌發生的最重要因素。在美國大量使用DDT的1959年之前，零至四歲的幼兒在成年之後罹患乳癌的比例，高過其他生命週期的暴露。

四、瘧疾防治的科技與社會

　　臺灣在二次戰後的全球除瘧計畫中，有非常特殊的歷史位置。除了在1955年的全球除瘧計畫開始，DDT殘餘噴射技術標準化之前，就已在潮州等地區進行各種實地實驗之外，臺灣是極少數發展中國家「成功的案例」。不過1971年臺灣退出聯合國與世界衛生組織之後，臺灣除瘧的故事在國際上較少被討論，成功的經驗似乎也難在其他瘧疾盛行的國家複製。

(一)戰後支持DDT的社會歷史脈絡

　　DDT因為其技術特性，在二次戰後成為瘧疾「對蚊法」的利器，除了諾貝生醫獎的加持，WHO的倡議，以及冷戰時期美國的大力經濟援助之外，同時也是獨裁統治者展現國家權力與政治決心的重要方式。Eric D. Carter探討阿根廷裴隆（Juan Domingo Perón）政權在1940年代使用DDT除瘧的過程，特別強調DDT家戶噴射是一種強人政治的軍事展演。

　　根據Randall Packard的研究，世界各國在二次戰後的全球除瘧行動中，成功根除瘧疾的國家可分為三類，分別是已開發國家（義大利、荷蘭、西班牙、美國、澳洲與新加坡等）、社會主義國家（保加利

亞、波蘭、匈牙利、羅馬尼亞、南斯拉夫與古巴)以及島國(臺灣、古巴、波多黎各、牙買加等)。然而，臺灣不只是個島，而且是從1949年起宣布戒嚴，到1987年解嚴，維持三十八年戒嚴狀態的島。在這期間不但人民難以進出國門，無法出國觀光旅遊，而且在攻擊期推動家戶DDT噴射，肅清期的「搜索瘧疾患者」，以及長期監控人民健康狀況等方面，都比許多民主國家更為容易。

在二次大戰之後，DDT受到WHO、美國與臺灣政府的熱情擁抱：對WHO而言，DDT是全球根除瘧疾的利器；對美國而言，DDT是凸顯美國國力的援助物資；對臺灣而言，DDT可以展現國家實力。至於環繞在DDT周邊的行動者，則有臺灣與美國的瘧疾專家(包括醫師與昆蟲學家)，DDT噴射隊員，以及打開大門歡迎DDT噴射大隊的家庭主婦。最重要的是，臺灣家戶中的矮小瘧蚊(非人行動者)，不但容易殺，而且還不敵臺灣的生態環境變遷，自行撤退。

從1960年代起，因馬來西亞小島上被DDT毒死的貓，和《寂靜的春天》裡的知更鳥與美國新興的環保運動，在1970年代結合成一個反對DDT的新網絡，而在新競技場上推波助瀾的，還有美國國內的反戰運動。DDT從除瘧利器轉為環境殺手，被家庭主婦與許多國家及國際組織阻擋在外，不過環保與DDT又是另外一個故事了。

(二)為何而戰？

比較奇怪的是，臺灣的除瘧計畫雖然對各種技術細節都進行研究，「以證據為基礎」推動各項計畫，並且可以深入全臺所有家戶噴灑DDT，但是對於臺灣瘧疾死亡與盛行狀況的流行病學調查，卻不是很熱衷。在推動DDT攻擊前，到底有多少瘧疾病人？盛行率是估算的。根據本文圖一的資料，在1956年全臺瘧疾盛行率降至533人時，

攻擊期從四年延長至六年，決定多噴兩年DDT的決策過程，都值得進一步研究。

近年來有許多除瘧的歷史研究指出，當年的DDT噴射，其實在許多國家都只是壓垮瘧疾的最後一根稻草，而不是強力的原子彈。美國科學史學者Margaret Humphreys形容二戰期間，在美國南方的DDT家戶噴射，是「踢一隻瀕死的狗」（kicking a dying dog），因為曾經瘧疾蔓延的美國南方，從1940年代起，瘧疾盛行率已經大幅下降，家戶全面噴射DDT是為預防瘧疾再起，也因為這項行動廣受當地民眾歡迎。美國疾病管制局（Centers for Disease Control, CDC）的前身——戰時瘧疾防治辦公室（Office of Malaria Control in War Areas, 1942-1946）因有大筆經費挹注，從此建立嚴密的疾病監控系統。

其實DDT噴射和瘧疾盛行率下降，從來沒有得到充分科學證據的支持，因此嚴格說來，二次戰後的DDT噴射，是對蚊子宣戰，而不是對瘧疾宣戰。Frank Snowden研究義大利除瘧的歷史，認為1962年瘧疾在義大利根除，多應歸功於戰後迅速復原的傳統防瘧體系。除了大量發放抗瘧藥，居住環境與營養狀況改善之外，還有各種有利於瘧疾根除的因素，包括經濟復甦、識字率高、完備的鄉村衛生所、學校、醫療院所，以及訓練有素、經驗豐富的防瘧人員。

從目前的資料看來，Snowden所描述有利於義大利根除瘧疾的各種因素，也都出現在戰後的臺灣。包括戰後免費發放抗瘧新藥物，日治時代的瘧疾防遏所從1950年代起接受農復會的補助重建，到1952年已經有155間恢復運作；271名日治時期的防瘧人員接受密集講習；日治時期開始的全島學童「同時抽血檢驗調查」，從1950年起重新運作；此外，農復會補助各鄉鎮興建衛生所，每間衛生所至少有三名全職人員，到1950年衛生所已經遍布全臺，並且有超過兩千名專職的公

共衛生人力。這些重要的公共衛生基礎建設，很可能就是臺灣在1952年噴灑DDT之前，可以迅速控制瘧疾疫情的重要因素。若以David Armstrong監控醫學(surveillance medicine)發展的觀點看來，戰後臺灣的瘧疾防治，已經具備各種複雜的監控技術，包括瘧疾患者與帶原者體內的瘧原蟲、水中瘧蚊的幼蟲，以及空中飛翔與牆上棲息的瘧蚊。

(三)代結語：臺灣除瘧經驗與國際衛生

瘧疾的盛行和貧窮息息相關，但到底是貧窮導致瘧疾，還是瘧疾導致貧窮？一直到20世紀初奎寧大量生產，以及二戰之後DDT的出現，才有了新的「化學解法」，各國政府與國際組織仰賴新科技根除瘧疾，並且期待瘧疾根除可以帶來經濟發展。全球除瘧計畫宣告結束後，瘧疾在許多國家再度盛行，1998年WHO推動「擊退瘧疾行動」(Roll Back Malaria)，因為瘧原蟲與瘧蚊的抗藥性，只能仰賴「殺蟲劑處理過的蚊帳」(insecticide-treated bednets, ITNs)的低科技，或是期待蓋茲基金會(Bill & Melinda Gates Foundation)等慈善組織研發基因改造蚊子或瘧疾預防針等高科技。

不過，瘧疾的發生有多重社會因素，瘧疾防治除了「治療病人與對付蚊子」的技術物之外，也需要學校、地方衛生所、醫護人員與在地居民等公共衛生監控網絡的支持。臺灣的瘧疾防治，從日本殖民醫學到戰後的美式公共衛生，有許多經驗獨特之處。臺灣戰後以噴射DDT進行瘧疾根除計畫，涵蓋各種政治與經濟考量，並不全然只是健康考量，也不是孤立的知識與真理。從科技與社會的觀點討論DDT在臺灣除瘧所扮演的角色，可進一步理解技術物的多重社會性格，並且有助於國際衛生計畫發展更有效的瘧疾防治政策。

參考書目

丁文惠，〈臺灣日治時期瘧疾防治研究〉。成功大學歷史研究所碩士
　　論文，2007。

行政院衛生署，《臺灣撲瘧紀實》。台北：行政院衛生署，1993。

行政院衛生署疾病管制局，《抗瘧實錄：瘧疾根除四十周年紀念特
　　刊》。台北：行政院衛生署，2005。

朱眞一，〈瘧疾研究所及早期服務的前輩（上）〉，《臺灣醫界》52.3
　　（2009）：58-61。

朱眞一，〈瘧疾研究所及早期服務的前輩（下）〉，《臺灣醫界》52.5
　　（2009）：53-56。

朱眞一，〈戰後熱帶醫學發展的關鍵人物：謝獻臣博士（上）〉，
　　《臺灣醫界》52.9（2009）：46-49。

范燕秋，〈醫學與殖民擴張——以日治時期臺灣瘧疾研究爲例〉，
　　《新史學》7（1996）：133-172。

郭文華，〈美援下的衛生政策：1960年代臺灣家庭計畫的探討〉，
　　《臺灣社會研究季刊》32（1998）：39-82。

郭文華，〈如何看待美援下的衛生？歷史書寫的反省與展望〉，《臺
　　灣史研究》17（2010）：175-210。

楊照，〈臺灣人不該遺忘「索普」！一段公衛史上成功對抗瘧疾的奮
　　鬥故事〉，《新新聞》709（2002）：39-41。

楊翠華，〈美援對臺灣的衛生計畫與醫療體系之形塑〉，《中央研究
　　院近代史研究所集刊》62（2008）：91-193。

瑞秋‧卡森（Rachel Carson）著，李文昭譯，《寂靜的春天》（二版）。

台北：星辰出版社，2008。

蔡姿儀，〈戰後臺灣瘧疾防治之研究（1945-1965）〉。中央大學歷史學研究所碩士論文，2007。

蔡篤堅、梁妃儀，2003，〈瘧疾研究所代表的臺灣醫學倫理發展意涵〉，收錄於余玉眉、蔡篤堅合編，《臺灣醫療道德之演變——若干歷程及個案探討》。台北：財團法人國家衛生研究院，頁105-106。

劉翠溶、劉士永，〈臺灣歷史上的疾病與死亡〉，《臺灣史研究》4.2（1994）：89-132。

顧雅文，〈日治時期臺灣瘧疾防遏政策——「對人法」？「對蚊法」？〉，《臺灣史研究》11.2（2004）：185-222。

Armstrong, D. "The Rise of Surveillance Medicine." *Sociology of Health & Illness* 17.3 (1995): 393-404.

Desowitz, R.S. "'Treat the Patient, Not the Mosquito' — Or Vice Versa." In *The Malaria Capers: Tales of Parasites and People*. New York: W.W. Norton & Company, 1991, pp. 199-202.

Farid, M.A. "The Malaria Programme from Euphoria to Anarchy." *WHO Forum* (1980).

Gladwell, M. "The Mosquito Killer." *The New Yorker* (July 2, 2001): 42-51.

Hsieh, H.C. "DDT Intoxication in a Family of Southern Taiwan." *AMA Archives of Industrial Hygiene and Occupational Health* 10 (1954): 344-346.

Humphreys, Margaret. "Kicking a Dying Doe: DDT and the Demise of Malaria in the American South, 1942-1950." *Isis* 87 (1996): 1-17.

————. *Malaria: Poverty, Race, and Public Health in the United States*. Baltimore, MD: The Johns Hopkins University Press, 2001.

Mitchell, T. "Can the Mosquito Speaks?" In *Rule of Experts: Egypt, Techno-Politics, Modernity*. Berkeley: University of California Press, 2002, pp. 19-53.

O'Shaughnessy, P.T. "Parachuting Cats and Crushed Eggs the Controversy over the Use of DDT to Control Malaria." *American Journal of Public Health* 98.11（2008）: 1940-1948.

Packard, Randall. *The Making of a Tropical Disease: A Short History of Malaria*. Baltimore, MD: The Johns Hopkins University Press, 2007.

Spielman, Andrew, and Michael D'Antonio. *Mosquitos-A Natural History of Our Most Persistent and Deadly Foe*. New York: Hyperion, 2001.

Stapleton, D.H. "Malaria Eradication and the Technological Model: The Rockefeller Foundation and Public Health in East Asia." In K. Yip ed., *Disease, Colonialism, and the State: Malaria in Modern East Asian History*. Hong Kong: Hong Kong University Press, 2009, pp. 71-84.

Yip, K. "Health Disease, and the National State: Perspectives on Malaria Eradication in Taiwan." In K. Yip ed., *Disease, Colonialism, and the State: Malaria in Modern East Asian History*. Hong Kong: Hong Kong University Press, 2009, pp. 85-101.

第八章

如何看待美援下的衛生？

一個歷史書寫的反省與展望

郭文華（國立陽明大學科技與社會研究所）

一、前言

　　跟「美援」一樣，「美援衛生」一詞是論述上順口，但不好定義的說法。顧名思義，美援衛生指戰後以美國為首的各項援助所成就的臺灣醫療衛生，含括從第二次世界大戰結束到1972年衛生署成立長達二十六年的發展。對於年長一點的人來說，美援衛生不只是一個個的計畫，也是個人性的體驗，例如排隊領免費牛奶、等著抹砂眼藥、檢查寄生蟲和閱讀官員來訪與衛生計畫推動的相關新聞等。

　　目前以這段時期為主題的歷史研究並不多。但相對於此，衛生機關從1990年代起便開始編纂相關資料，如《臺灣撲瘧紀實》（1993）、《臺灣地區公共衛生發展史》（1995）與《臺灣地區公共衛生發展史照片選集》（1995）、《臺灣地區公共衛生發展史大事記》（1999）、《臺灣根除小兒麻痺症紀實》（2001）、《臺灣瘧疾根除四十週年紀念展導覽手冊》（2005）等，成果斐然。此外，醫療院所與個人陸續出版歷史或回憶，緬懷戰後醫療的點點滴滴。以《發現臺灣公衛行腳》這本書（2001）來說，它所報導的十大公衛計畫裡，瘧疾根除、婦幼衛生、家

庭計畫、基層衛生建設等都與國際援助有關，也是建置現代公共衛生的起點。對這些機構與個人來說，美援雖已過去，但卻是彌足珍貴的美好歲月。

作爲關心衛生發展與其社會意涵的研究者，我們要如何面對這段攸關人民記憶，且在醫療與公共衛生上都有不少轉折的時期？對此，科學史家范發迪對單線發展的「甬道式國家科學史」（"tunnel history" of national science)的評論，給我們不少啓示。他指出，科學史論述往往以國家作爲書寫的預設範疇，並假設科學在其中持續進步，以至於有目前的榮景，但這種說法有待商榷。回到我們的課題。當研究者將美援衛生放進以國家或地域爲中心的歷史書寫時，常預設兩個方向一致，相互纏繞的書寫路徑：一個是以政權更替爲主軸的治理框架，一個是以醫療現代化爲主軸的發展內容。在這樣的框架下，美援衛生的範圍與性質都不容易界定。

以時間斷限來說，美國從1951年開始共經援臺灣十五年。雖然如此，它對臺灣的實質援助可以追溯到1948年「馬歇爾計畫」（Marshall Plan)下援助工業的部分項目；其結餘款所滋生的相對基金更在援助終止後繼續運作到1970年代中期，而援助期間進修研究的醫界領袖，更對當今醫界的形塑有深遠影響。換句話說，美援與一般政治分期不同，很難用政權轉換來界定論述範圍。

與此相關的是美援衛生的歷史評價。日治時期因爲有清楚的政權歸屬，治理本質也有定論，可以將其置於殖民與現代化的脈絡來討論。不過，就1950與1960年代而言，如何界定美國與國民政府的關係本身就是大問題，遑論所謂龐雜的「美援」來源與組織。比方說，除美國官方之外，當時世界衛生組織(World Health Organization)與國際兒童急難基金(United Nations International Children's Emergency Fund)

等也協助臺灣的衛生事務，此外更有致力於國際衛生的民間基金會，如美國在華醫藥促進局(American Bureau for Medical Advancement in China)與洛克菲勒基金會(Rockefeller Foundation)等。另一方面，即便是美國主導的雙邊協助，其管道與目的也很複雜。以中國農村復興聯合委員會(Joint Commission on Rural Reconstruction，以下簡稱農復會)來說，它雖然以復興農村為標的，但也透過基層鄉村的重建，促成公共衛生的進步。另外，馬歇爾計畫下所設的經濟合作署(Economic Cooperation Administration)更是以提供經濟援助的方式來穩定開發中國家的政局，並隨其外交政策調整架構。它先與技術合作總署(Technical Cooperation Administration)整合進國外業務署(Foreign Operation Administration)，之後，國外業務署又兩度改組為國際合作署 (International Cooperation Administration) 與國際開發署 (International Development Agency)，由此可知美援機構之複雜。總之，冷戰的國際政治，加上統治當局對國家目標的不確定，讓美援衛生的論述沒有清楚的基調。

因為以上的問題性，本文不採取一般研究回顧的方式，而是以「如何書寫，為何書寫」的發想，從現有成果中檢討書寫美援衛生的意義。本文認為美援不僅是衛生史研究的「新題材」，而且也提供認識臺灣醫學的可能角度。雖然公共衛生體制與國家建構須臾不離，但本文主張研究者不能以臺灣為限，而必須對冷戰政治有一定的認識。此外，不同於一般的政治分析，研究者需要時時注意疾病與醫療的社會特質，方能掌握其治理的動態。

本文先梳理美援在醫療史的位置，就美援時期的資料狀況，提出學術史的觀察與檢討。其次，從疾病防治與治理邏輯兩個主題，本文分析現有研究的成果。最後，本文提出強調交流與互通，超越國家的

書寫架構，並以戰後瘧疾的防治為例，探討如何更新與充實醫學史的
論述地景。

二、探索「新大陸」：美援衛生的兩種書寫取徑

不同於其他時期的歷史書寫，有清楚的年代斷限(比如說清代)或
主題(比方說教會醫療)，戰後衛生是各種取向相互競逐，眾聲喧譁的
局面。對醫界來說，美援加速醫學傳承從德日轉換到英美體系。對公
共衛生學者來說，它是臺灣在戰爭困頓後，邁向進步與國際化的幕後
推手。對社會科學研究者來說，它幫助國民政府洗脫殖民時期的影
響，與威權體制亦步亦趨。他們各自有不同的想像，有時相互引用，
但對話不多。

但這不意味學界對美援這個「三不管地帶」一無所知。Neil
Jacoby(1966)與趙既昌(1985)對美援的背景、執行概況與成果提供基
本的認識。《臺灣地區公共衛生發展史》中的「國際合作」項目下，
也有與衛生計畫相關的合作組織與其工作內容，比方說傳染病防治、
擴充醫療設施、改善環境衛生，與工業衛生及安全等。此外，《臺灣
地區公共衛生發展史》也提到世界衛生組織、聯合國兒童基金會與聯
合國技術協助方案的經費支援，與中美基金對防治污染、改善自來水
設施、生育控制等計畫的援助，以至於榮民總醫院(現臺北榮民總醫
院)的建置等。

以上敘述固然為美援衛生的工作畫出大致輪廓，讓研究者快速掌
握其梗概，但《臺灣地區公共衛生發展史》畢竟是行政單位彙整的大
部頭業績紀錄，對於特定計畫或政策意義均無太多分析。書末所附的
參考文獻雖然為研究者指出一些方向，不過光靠推敲這些簡要的敘

述，尚不足以解答美援衛生的微妙轉折。換句話說，要深入了解這段時間的衛生狀況，就不得不從第一手史料入手。

　　龐雜與零散的機構檔案是當時史料的特色之一。以相關刊物與報告來說，便有《臺灣省政府公報》、《臺灣省衛生統計要覽》、《臺灣醫界》、《臺灣衛生》、《中美合作經援發展概況》，與《中國農村復興聯合委員會工作報告》等。此外，部分的原始檔案，例如中央研究院所收藏的經合會(前身爲美援會)檔、國史館收藏的農復會檔、臺灣文獻館臺灣省政府衛生處檔案等，也已經對外開放。不過就史料來說，因爲美援牽涉廣泛，資料分屬不同受援單位，性質駁雜，了解它們極度耗費時間與精力，對資源有限的研究生或學者來說都是一大挑戰。

　　即便如此，還是有研究者勇往直前，爲學界踏出第一步。以下我用黃文弘的〈政經框架、典範碰撞與知識位移〉(2001)與楊翠華的〈美援對臺灣的衛生計畫與醫療體制之形塑〉(2008)爲例，說明探索美援衛生這塊「新大陸」時研究者使用的兩種書寫取徑：一種是從外圍大膽眺望、想像與推測，如雄才大略的冒險家一樣，說服其他研究者該領域的重要。另一種是正視檔案，如人類學家一般從實地踏查中摸索這段過去的地形地貌。這兩篇論文的作者來自於不同的訓練背景，其書寫要求也不同。但同爲在地社群的學術生產，它們陸續爲人引用，在某種程度上具有代表性，有助我們了解美援衛生書寫取徑的差異。

　　〈政經框架、典範碰撞與知識位移〉這篇學位論文的作者黃文弘受過醫學訓練，在非文史領域的研究所取得碩士學位，畢業後也沒有繼續從事相關研究。不過，或許正因爲這本論文沒有既有的學科包袱，反而道出人文研究者與醫療專業者對美援衛生想像有所保留的部

分，因此被廣泛引用。且不討論它的理論偏好，特別是對社會資本與
後殖民的見解，〈政經框架、典範碰撞與知識位移〉最令人注意的，
是將美援當作醫學典範轉折的關鍵。藉由「現代性全球化與制度性向
度」與「專業權力與知識」兩個脈絡的交錯，作者開展對臺灣醫療的
歷史重構。對黃文弘來說，美援不但是理解冷戰架構不可或缺的部
分，而且探索這段過去引出「已經出現的歷史論述企圖將我們帶往什
麼樣的想像？而這樣的策略又指涉了什麼樣的主體位置、意義建構、
利益取向以及流動其間的權力關係？」的複雜反省(頁16)。

在這個宏觀架構下，這篇論文雖有新解釋，卻沒有太多新史料。
黃文弘用約一半的篇幅處理民國時期的醫療引進(西化)與日治臺灣的
衛生建制(進化)，當成美援醫療「體系相爭」的背景；之後才是以
「美援臺灣」為名的專章，而且這章還先用一半篇幅分析冷戰架構，
之後才接續約三十頁的討論。這不意味作者沒有為美援提出任何解
釋。例如他認為戰前沒有出現過的「公共衛生」(public health)概念
與其連帶的實作，是讓衛生當局操控戰後醫療的關鍵。不過，為了釐
清更大的「系譜溯源」課題，這本論文並未清楚交代美援衛生的輪
廓。它像一張重新繪製的世界地圖，但中央還為那塊耐人尋味的解釋
留白。

而書寫光譜的另一端是歷史學者楊翠華的〈美援對臺灣的衛生計
畫與醫療體制之形塑〉。乍看之下，該文未脫《臺灣地區公共衛生發
展史》的介紹範疇。但我認為作者從檔案裡爬梳當時的衛生工作，並
澄清過去的一些猜測，是重要的貢獻。作者認為過去美援研究缺乏一
手文獻，但隨著檔案的開放(比方說作者使用的是近史所的經合會檔
案)，而有重新審視的機會。而該文便是以這些檔案為基礎，描繪美
援推動臺灣衛生與公共衛生的面貌，並澄清過去以訛傳訛的錯誤。

　　從經援者與受援者的互動切入，〈美援對臺灣的衛生計畫與醫療體制之形塑〉指出美援衛生的政策轉變。首先，雖然美援衛生一貫與政治經濟規劃相輔相成，不純以人民健康為首要目的，但1950年代與1960年代仍有許多不同。前者強調在亂局中追求國防與經濟的安定，並且因為當局規劃能力的短缺，國際專家扮演重要的政策引導角色。1960年代的計畫雖然延續不少先前的規劃與執行，但重點已經轉向加速經濟建設，而臺灣自身對政策的優先次序也有較多的發言權。其次，該文指出一個與官方說法差異不大，但並未被嚴肅討論的議題——援助者的立場與成效的差異認知。作者以紮實的檔案研究釐清外界推崇的美援貢獻，如傳染病防治與鄉村衛生等，雖然也在工作範圍內，但卻非援助者最在意的工作。相反的，一些不求速效的「打底」建設，比方說醫療組織與制度的精簡改善、醫療人員的進修培訓等，才是他們認定的核心工作。雖然這些工作後來並沒有達到預期效果，但作者認為其歷程不可被抹煞。

　　同時，〈美援對臺灣的衛生計畫與醫療體制之形塑〉也指出衛生行政「虛中央實地方」，頭輕腳重的組織架構。這個看法並非創見，但楊翠華藉由經費的撥付順序與使用範圍等項目，具體顯示這個架構的運作問題。例如，雖然美方認為中央機構的強化是根本改造衛生的重點，但執行計畫的省衛生處卻只想處理實際的疾病防治，以致討論耗日費時，沒有共識。對此爭論，作者不認為只是雙方對公共衛生的認知不同而已。事實上，如作者指出的，問題在於省衛生處並非中央決策機關，所執掌的權責僅及於各項計畫的貫徹執行，而非更上層的制度改良與教育加強。

　　對率爾將美援定位在衛生體制的「建立期」，或將官方說法照單全收的研究來說，〈美援對臺灣的衛生計畫與醫療體制之形塑〉的廓

清固然深具意義，但它是否能解答美援衛生的性質問題，還有待商榷。例如，楊翠華指出美援重視環境衛生建設，因此有自來水給水計畫。從公共衛生的觀點來看，這是有別於「示範區」模式（在全面實施前，針對某項公共衛生所做的示範性改進措施），美援衛生的大計畫。雖然在文章中，她對計畫擬訂的折衝有很好的分析，但還不能以此定位美援究竟是對臺灣衛生的「重建」，還是日治時期的「復舊」。

楊翠華並非沒有意識到這個落差。她以1945-1957年擔任臺灣省公共工程局公共工程總隊長劉永楙的回憶為例，指出美援執行者在重建與復舊間的矛盾。比方說，劉永楙對日治時期的都市規劃給予很高評價，因此該部分大多延續先前規劃，但他卻對日本式的自來水系統構想，比方說污水系統，有不少批評。甚至在考察英國之後，劉永楙還建議省政府應效法英國，建立適合臺灣發展的自來水發展方案。雖然這個案例，如同〈美援對臺灣的衛生計畫與醫療體制之形塑〉的其他案例一樣，尚不足以充分解釋戰後與戰前的斷裂與延續，但作者確實踏出穩健的第一步。而至於理論建構與資料分析在美援衛生的書寫上要如何取得平衡，將在下一節探討。

三、疾病防治與治理邏輯：美援衛生的書寫成果

本節從「疾病防治」與「治理邏輯」兩個主題，整理美援衛生的相關研究。事實上，雖然美援衛生有分析架構的隔閡，也有資料上的障礙，但陸續有聚焦單一課題的作品。它們不像黃文弘或楊翠華那樣執著於美援性質的了解，也沒有在理論推想與「讓檔案說話」的兩難間躑躅不前。得力於科學史、醫學史、女性主義或社會學的思想資

源，這些作品對美援衛生進行「案例」式的探索(case study)，是本
節要介紹的。

　　首先是疾病防治。不管對醫界、公共衛生學界，或者是醫療史與
臺灣史來說，它都是個明顯的研究課題。對此，《臺灣地區公共衛生
發展史》的「防疫」部分已有不少介紹，而范燕秋的〈日據前期臺灣
之公共衛生──以防疫爲中心之研究(1895-1920)〉(1994)與張淑卿
的〈戰後臺灣地區傳染病防治之研究〉(1997)是兩個先導性的研究。
雖然處理時代不同，這兩篇論文在書寫架構上卻有許多類似處，注意
到新政權進入臺灣時面對的風土環境、社會變動與疾疫散布問題。因
此，這兩篇論文先整理臺灣的疾病情形，接著討論當局的衛生制度與
因應機構，之後處理個別疾病的防治，最後以成果的檢討與評估結
尾。

　　從後見之明觀之，不管是日治或戰後，這些傳染病都慢慢受到控
制，顯示防疫措施似乎奏效。雖然如此，范燕秋與張淑卿都不願只是
歌功頌德，而想進一步討論這些工作的社會意涵。也是在這個切入點
上，兩位作者對統治者的解讀不同。范燕秋認爲日治公共衛生主要是
爲殖民者建立適合生活，便於控制的環境。相較於此，張淑卿對政府
持肯定態度。她認爲當局對法定傳染病的介入與干預，特別是監控系
統的發揮，有效壓制傳染病的擴散，但同時她也指出民眾的配合與支
持的重要性。

　　以上兩篇論文雖然爲戰後的防疫論述建立基礎。不過，它們將醫
療與社會兩分處理，並未呼應疾病認知與社會轉變的密切關聯。醫療
史家Charles Rosenberg在其經典作品*The Cholera Years*(1987)，以19
世紀的三次霍亂流行分析美國社會面對疾疫的不同認知與因應方式，
提醒我們疾病與其防治跟社會的互動息息相關。回到臺灣的例子。固

然臺灣對移民來說是「瘴癘之島」，從清領到日治疾疫不斷。但是，到底日治前期與戰後初期的疾疫橫行導致社會變動，還是因為社會動盪導致疾疫的復發，是探究疾病與社會互動的切入點。

這種互動在非急性傳染病的防治上更為清晰。雖然相較於先進國家，臺灣並未在主流醫療的發展上有太多貢獻，但對於治療方式發展較晚，防治上無法馬上根除的慢性病來說，她可以提供非西方社會如何管理及與疾病相處的例證。另外，從疾病社會史的觀點來說，慢性病也提供了觀察戰後臺灣，特別是美援衛生引進過程的線索。以下讓我用結核病防治的研究為例說明。

從2000年至今有三篇學位論文處理戰後結核病的防治，分別是李政益的〈由結核病流行觀點探究二次世界大戰前後的臺灣社會〉（2000）、鄒孟慧的〈戰後臺灣的肺結核病防治（1950-1966）〉（2004），與張淑卿的〈防癆體系與監控技術〉（2004）。這三篇論文雖然聚焦在美援時期，但它們並沒有意圖為美援衛生找出定位。相反的，他們關心社會，嘗試從政策施行與民眾反應，看疾病與醫療對臺灣造成的改變。

〈由結核病流行觀點探究二次世界大戰前後的臺灣社會〉有清楚的問題意識；作者希望透過疾病的流行，觀照日治末期與戰後初期的社會轉折。該論文的分析跳脫疾病防治的敘述，用報紙、評論與個人回憶等資料，輔之以病例統計，嘗試建構社會對結核病的反應。雖然如此，這篇論文仍留下不少發展空間。它沒有點出結核病的防治特色，對醫學進展（比方說檢驗設備的進步、疫苗的發展與療法的改進）的評估也付之闕如，讓論文僅止於浮光掠影式的敘述，使論證大打折扣。

相較於此，鄒孟慧的論文有不少進展。首先，作者雖然援用防疫

史常見的「問題—制度—行動」敘述架構，並在此架構下描述美援的
協助，但她投注不少心力描述農復會的角色與基層防癆工作，具體顯
示美援衛生的執行。其次，作者意識到治療方式的進步與疾病防治的
關係。對此，她除了將牛結核防治納入討論，更用一章的篇幅探討治
療技術的轉變。這些技術有從消極的休養與療養治療到積極的人工氣
胸與胸廓整型術，有從鏈黴素的希望到抗藥性的發現再到新藥的產
生，有從隔離之不可行到積極用X光搜尋治療對象等；它們在在影響
當局的防治政策。這篇論文雖然有以上的突破，但它並未繼續釐清醫
療知識與防疫政策間的互動。例如，作者指出防癆人力不論在質與量
上都缺乏，但究竟這個狀況有無成為臺美雙方交涉的議題，或者這樣
的困難是否再變成政策，都付之闕如。這些都讓這篇論文僅止於敘
述，缺少有解釋力的框架。

　　〈防癆體系與監控技術〉與〈戰後臺灣的肺結核病防治〉幾乎同
時完成，但在格局與細節上，前者都有超越之處。比較作者張淑卿
1997年的碩士論文與這本作品，可以發現碩士論文僅止於描述階段的
監控體系，在〈防癆體系與監控技術〉中則藉由案例的選擇，成為該
論文的論述主軸。事實上，經由監控這個觀念，作者將疾病防治連接
到醫療史關於身體與治理的討論。因此，不但內容上〈防癆體系與監
控技術〉比〈戰後臺灣的肺結核病防治〉討論的時限更長，對於結核
防治的運作細節也描述得更為仔細。張淑卿援用科技與社會(science,
technology and society)研究的觀點，成功地將「技術」擴大定義，從
病患的發現(巡迴篩檢)、治療的管控與疫苗的施打等，整理出一套掌
握身體的情境，是重要的理論創發。

　　〈防癆體系與監控技術〉另一個值得注意之處，是將衛生實作回
歸到美援的企圖。張淑卿指出防癆的三種技術——結核菌素測驗與卡

介苗預防接種計畫、胸部X光檢查與驗痰、開放性病患的管理與化學藥物治療——並不是臺灣的發明，而是經由援助國的試驗產生出來的標準化政策。這種專家背書、符合「普遍性」的意識型態，執行上便於追蹤考核的操作，不但呼應黃文弘所提及「公共衛生是美援介入的新興領域」之觀察，也為郭文華對美援衛生的工作模式分析作了最好的說明。順著這個理路，張淑卿提出一連串有趣的問題——要使用液態疫苗還是乾燥疫苗、居家治療計畫的「家」要如何定義等。在這些提問中，在地操作與國際標準的扞格呼之欲出。

　　將身體治理帶入疾病史，並與醫療史對話時，〈防癆體系與監控技術〉也提醒美援衛生的基本課題：在不斷強化與描述當局鋪天蓋地，從內到外的管控時，我們需要進一步思考如此操作與計畫的治理，其性質、範圍與目的為何？顯然，這個治理無法用簡單的「殖民」與「威權」一筆帶過，但如果只是單純將「後殖民」或傅柯式的「自我管制」（self cultivation）概念套進去，不免抹煞這段歷史的複雜性。

　　對此，近年對美援治理邏輯的探討著力不少，而它們也顯示臺灣在冷戰公共衛生的特殊性。早在國民政府進行思想整肅，防止匪諜滲透之前，便已經有以「檢疫」為名的衛生措施。當然，防止疾病擴大，穩定社會民心，是當局自豪的檢疫成就。不過，就像《臺灣地區公共衛生發展史》一樣，政策鋪排的《臺灣地區檢疫五十年》（1996）並未顯示太多論述深度。

　　真正將檢疫獨立成為研究課題者，是陳淑芬的碩士論文〈戰後之疫：臺灣的公共衛生問題與建制〉（1997，2001年由稻鄉出版）。〈戰後之疫〉乍看類似疾病防治，但細究其內容會發現治理才是它的中心關懷。作者採取「國家—人民」、「臺灣—中國大陸」兩條軸線，交

錯分析戰後臺灣防治疾病蔓延，穩定社會秩序的治理邏輯。具體而言，對傳染病相對重視的臺灣，戰後納入國民政府管轄，與疾疫流行的大陸有更多接觸。但兩地的頻繁往來造成疾疫的發生，引發當局治理的困難與人民的不安，進而不可避免的導致社會動亂。這種狀況在局勢穩定後，藉由相關規定的完備與行政部門的強化，國家與人民才在公共衛生場域中建立新秩序。

當然，上述解釋與官方的「成功故事」相去不遠，而治理架構的完成（比方說檢疫法規的建立）是否反映局勢已經穩定，也有討論空間。但是，作者在論文中舉出不少因檢疫而造成的衝突，例如肇因於進出口管制與檢疫人員操守敗壞有關的布袋事件，與以防疫為名強制解散人民聚會的新營事件，都顯示國府接手臺灣，執行社會治理的複雜性。事實上，當時防疫由警察負責，而警方也投入大量人力阻止疫情爆發，凸顯國家與衛生醫療體系的曖昧關係。

對於國家與衛生體系的關聯，社會科學的研究有許多發揮。這些研究沿用公共衛生分期，將1945年到1970年代當成探討對象，並將醫療衛生當作國家體系下的特殊領域。以裴晉國的〈臺灣地區國家機關與醫療體系之發展〉（1995）來說，作者將醫療視為威權政體的縮影，稱之為「支配性醫療」。他從國民黨的政策宣示連接到相關法令的頒布，再連接到政策對醫療機構與保險的介入，醫學教育與資源的控制等，營造出戰後初期國民政府強國家（strong state）的印象。

社會學者葉永文也以「威權時期的醫政關係」為題，點出1970年代之前的醫政特色（2006，第四章）。與裴晉國不同的是，葉永文意識到這段時期有「蕭規曹隨」、「戰後整建」或「自由放任」不同面向的解讀。因此，他雖然採取強勢支配的解釋框架，但討論卻集中在國家與醫界領導者，指出其中「以政領醫」的關係，具體顯示在機構的

建立、法規的調整與執業的規範上。此外，葉永文指出美援對此支配關係的決定性功用，是透過經費挹注讓醫療體制隨政治「翻轉」，甚至讓原先崇尚德日價值的醫療體系，全面向英美價值靠攏。

王開弘的碩士論文(2006)與裴晉國、葉永文有諸多呼應之處，但它更著重在醫療專業與國家的治理協商。作者將戰後衛生分成國家主導的「公共衛生」與專業自主的「醫療」兩個端點，認為在防疫趨勢上臺灣是從公共衛生朝向醫療化與市場化。公共衛生雖然是美援進入臺灣的重要管道，但在臺灣政經轉型的態勢下，醫界逐漸取代公共衛生執行者，成為當局協商的對象。在這個觀點下，政府不是一味地追求政治控制；它有限度尊重醫療專業，但也透過細緻的政治操控與之分享利益。

在研究者率爾以國內政治為範疇，討論治理邏輯時，筆者的〈美援下的衛生計畫〉(2008)，或許是「狀況外」，但卻能具體呈現美援衛生複雜性。在先前的碩士論文〈一九五〇至一九七〇年代臺灣家庭計畫〉(1997)裡，筆者穿梭於三種領域的論述──公共衛生的家庭計畫、經濟成長的人口控制、國家發展裡的人力規劃，指出它們在政策的纏繞與轉進是美援介入臺灣衛生的管道。此外，得力於科學史的訓練，筆者也指出技術，特別是子宮內避孕器「樂普」(loop)與統計工具的使用，造就出臺灣節育計畫的執行特色。

當然，筆者並未忽略公共衛生與經濟發展，援助者與受援者之間的衝突。以避免婚前生育來說，〈一九五〇至一九七〇年代臺灣家庭計畫〉指出臺灣接受人力規劃專家建議，認為應該要讓潛在勞力出來工作。但是，這些未婚女性出來工作，社交層面變廣的結果，是婚前性行為與生育的增加。更糟的是，這些是原先將人口控制設定在家庭範疇內的衛生執行者所始料未及的問題。

更大的治理衝突來自節育與執政當局「反攻大陸」願景的差異。對此，筆者在碩士論文裡採取文本分析，指出這個政策衝突如何在現實考量下「平議」。而在〈美援下的衛生計畫〉裡，筆者則更清楚地指出這個治理邏輯的矛盾，認為問題在於「到底對那個國家來說人口才是『問題』」？雖然當時臺灣約有六分之一的遷入人口，不過對當局來說問題不在於是否採取「行動」（比方說節制生育），而是要不要承認這個增長是個「問題」。如果這些人與播遷的政府一樣只是暫居臺灣，那中華民國當時尚未人口過剩，自然不需要有什麼節育動作。但如果承認人口已經造成臺灣的壓力，自然也就默認政府治理疆界不及於中國大陸的現實，甚至放棄執政當局的國家目標。換句話說，人口控制不僅和當局想法不同，甚至可說直接衝擊國府統治的正當性。因此，〈美援下的衛生計畫〉指出當局的妥協並非單純對美屈從；藉由公共衛生，它也調整臺灣作為政治實體（statehood）的治理範圍與內涵。

當然，戰後臺灣的國際地位是另一個複雜的議題。不過，從疾病防治到治理本質的思考，美援衛生的案例研究已經證明它的解釋潛力。它從單線的臺灣史往疾病史靠攏，又從其中重新反省臺灣的獨特性。下節將順著這個脈絡，探討超越國界的醫療史書寫的可能性。

四、翻轉學術地景：國際史作為書寫方略

追根究柢，美援衛生的本質是"powered by the U.S."，或者說來自國際組織的協助。接續疾病與治理邏輯的探討，筆者提出具有國際視野，結合醫療與社會的探索取徑（navigational approach），暫稱為「國際史」的書寫。

　　國際史乍看之下並非新提法。不論是1950年代的瘧疾根除，到1960年代的家庭計畫，都不乏國際性的研究。如與臺灣地理狀況相似，同時實行瘧疾防治的斯里蘭卡；或者是與臺灣政經環境類似，一樣採取生育控制的韓國等，都曾是這類研究的參考對象。但這裡要提出來的書寫策略與上述跨國研究不同。我們希望扣緊美國在鞏固戰後「自由世界」(相對於共產世界)秩序所採取的計畫模式，探討這樣的治理下衛生在臺灣的多重意涵。換句話說，〈防癆體系與監控技術〉提問的標準化衛生操作並非孤例；它必須要有國際的格局，並從醫療技術的發展、公共衛生專業的建立、衛生計畫的執行，與社會操作的機制等面向來考慮。

　　在「殖民現代性」(colonial modernity)的框架下，日治時期的醫療已經有一些精采的國際史研究(對此，請參考劉士永在本書的介紹)。這些研究所探討者不限於一國一地，而它們也多少呼應傅大為在《亞細亞的新身體》(2005)裡揭示的書寫方略：即便同在現代化的大方向上，相異的社會情境也會滋生不同的相關技術與身體。因為書寫重點在於社會獨特的歷史途徑，而每個衛生操作都有不同的技術條件、社會情境與政治效應需要考量，現階段這種論述不得不用案例研究的方式進行。以下筆者以瘧疾控制為例，整理過去研究的進展與國際史取徑的書寫可能。

　　瘧疾在臺灣是老問題，但要到日治時期才被當局關注，成為公共衛生所欲處理的對象。對此，衛生署出版的《臺灣撲瘧紀實》有清楚的描述。它從蚊蟲研究與公共衛生措施(如定期服用抗瘧藥、追蹤病例與環境清理)等面向，描寫臺灣如何脫離「瘴癘之地」的惡名。當然，這種說法不見得錯，但卻是僅僅著眼於現代性引進的片面敘述。

　　近來疾病史學者從瘧疾防治的國際發展，更細緻處理殖民情境下

的瘧疾防治。因爲瘧疾是由寄生蟲所引起，而其中間宿主是蚊蟲，因此控制上可以有利用抗瘧藥從人體中去除瘧原蟲的「對人法」，還有藉由殺蟲劑與環境整理，去除瘧原蟲中間宿主的「對蚊法」兩種路線。雖然在實行中這兩種方法並不排斥，通常也一起使用，但在歷史的發展中不同的主事者往往有不同的控制重點，比方說發現瘧原蟲的羅納德・羅斯(Ronald Ross)，便主張瘧蟲的消滅是基本，但德國細菌學者羅伯・柯霍(Robert Koch)卻認爲普遍使用抗瘧藥，消滅人體內的瘧原蟲才是究竟。從治理邏輯來說，脇村孝平整理出20世紀瘧疾防治「對人法」與「對蚊法」的兩種路線，分析它們對疾病控制的影響(2001)。顧雅文的研究(2004)進一步將臺灣防瘧政策放進這樣的爭論脈絡中，具體呈現公共衛生主流之外，防瘧在現實問題與理論之間的徘徊。此外，得力於地理資訊系統的協助，學者開始對日治時期的瘧疾分布有更多掌握。瘧疾不再是沒有時間感的「風土病」(endemic)，而是如顧雅文與劉士永所指出的，與殖民治理範圍的移動與轉變相關聯。

　　繼續看戰後防瘧的書寫。《臺灣撲瘧紀實》與《臺灣瘧疾根除四十週年紀念展導覽手冊》整理當時衛生當局的投入，並強調當時的國際參與，是這些工作獲得肯定的關鍵。它們雖然是政府出版品，但不只是官方「成功故事」的照本宣科。這兩本書將國際組織視爲醫療先進的象徵，並且用臺灣從得到國外協助達成除瘧任務，之後又將其經驗回饋國際社會的過程，凸顯臺灣遭受的不合理衛生孤立。

　　確實，從1990年代以來相關史料的保存與紀念活動，如1990年高雄醫學大學主辦的研討會與論文集、防瘧前輩的紀錄片、《臺灣撲瘧紀實》的出版、2004年的瘧疾前輩巡迴演講與資料展覽、2005年的瘧疾撲滅四十週年展覽，到2009年陸續出版的防瘧人物訪談等，在在強

化臺灣防瘧的先進與支撐該計畫的國家意識。當時臺灣率先根除瘧疾，之後也給予其他國家不少經驗，但目前撲瘧文獻很少提到臺灣。因此這些論述不斷強調其進步性，認為世界不該忽略它。

雖然這個理路可以理解，不過在凸顯政治因素之外，研究者或許也應該冷靜思考實際的書寫方略。畢竟事過境遷後，再怎麼精彩的衛生案例也看似大同小異，成為國際論述中可有可無的在地細節。雖然筆者不認為臺灣沒有值得提供的歷史教訓，但在「翻案」之前，我們必須認清世界怎樣談瘧疾，而這樣的談法少些什麼，如此才能扭轉原有的學術地景，凸顯臺灣的特殊性。

首先說明防瘧理念在20世紀的轉折之一，是公衛政策的原則之爭——對開發中國家而言，到底單一疾病防治與社會環境的改造孰先孰後？雖然在戰前這個問題便時有論辯，但由於受到洛克菲勒基金會國際衛生組的影響，在實行上大致以疾病控制為中心。從第一任主任威克理夫・羅斯（Wickliffe Rose）開始，國際衛生組織便從鉤蟲防治出發，定下掃蕩關鍵疾病帶動公共衛生的方針。而在正式跨足國際後，基金會在遠東、東南亞、澳洲與巴西都設有辦事處，建立一套結合實驗室研究、田野試驗與大規模推動以疾病防治為中心的工作模式。

洛克菲勒基金會國際衛生組在1951年解散，其工作移轉到世界衛生組織，而公共衛生的策略也進入新階段。在控制疾病與公衛基礎孰先孰後外，這個論爭又添上效益的面向（對此，請參照林宜平的章節）——用大筆經費控制瘧疾值不值得？這些爭議並未因DDT的出現而消失。雖然基金會之前執行過不少研究，包括有名的沙丁尼亞（Sardinia）全島瘧疾撲滅試驗，證實DDT比過去的除蚊劑長效，品質也穩定。但瘧蚊種類繁多，生長習性各不相同，加上抗藥性瘧蚊的發現，大多數專家，包括大力推動DDT的泛美衛生組織主任福瑞德・索

普（Fred Soper），都不看好撲殺中間宿主的防瘧模式。

即便如此，對世界衛生組織來說，瘧疾是建立國際威望的機會。於是，1947年世界衛生組織防瘧委員會發下豪語，希望用DDT全面將瘧疾，甚至瘧蚊根除，並將錫蘭、希臘與委內瑞拉等納入計畫。不過，到1955年世界衛生組織拍板宣布根除計畫之前，撲瘧政策一直走在不確定的態勢中。專家對於控制瘧疾沒有意見，但卻對控制到什麼地步沒有共識——它是該被「控制」（controlled）還是需要「根除」（eradicated）？

臺灣是在上述態勢下進入世界的防瘧體系。隨著洛克菲勒基金會踏入亞洲的腳步，臺灣在戰爭結束後重起防瘧，1947年開始在潮州、基隆與埔里從事瘧蚊調查與抗瘧藥的試驗，但這些工作隨即因國共交戰中斷。等到冷戰態勢成型後，世界衛生組織接手防瘧工作，以技術支援方式在1951年與臺灣簽約，讓它與越南、寮國、柬埔寨、印尼、緬甸與泰國等，成為瘧疾控制的第一波試金石。

不過，這不意味臺灣方面自始至終清楚自己的任務。雖然世界衛生組織提供經費、專家、器材與設備，在全島如火如荼展開地毯式噴灑，但根據《臺灣撲瘧紀實》，在五年計畫（1952-1956），也就是所謂「攻擊期」剛開始時，主事者不期望瘧疾就此撲滅，直到第三年時，當局才配合世界衛生組織宣示延長噴灑計畫兩年，並將目標從控制改成根除。

但臺灣終究成功，在1965年獲頒根除證明。這是臺灣經驗的迷人處——如果沒有成功的把握與經驗，臺灣如何在「摸石子過河」的態勢下，在不斷有疫區移民（如大陳與滇緬移民等）遷入時，依舊深信可以達成任務？一些研究者重新理解DDT噴灑背後的社會因素，有不少發現。從執行面來說，葉嘉熾提到日本遺留的公衛建設以及國際組織

技術支援的貢獻，而臺灣的研究則適時補充他沒有強調的在地傳承。除了撲瘧前輩如連日清與莊徵華的見證外，范燕秋（1995）以宜蘭爲例，指出日治時期培養的防瘧基層人員，雖然不見得是專家，但卻熟諳瘧疾的傳染與控制，爲戰後的計畫打下基礎。另外，蔡篤堅等人的訪談指出當時醫學院畢業生的無私投入，也是防瘧成功的重要因素。

從接受面來說，劉士永與林宜平指出臺灣撲瘧背後更大的社會結構。對他們來說，所謂「日本基礎」不能簡化成公衛的進步而已。從大掃除到清潔日，民眾早已習慣大型的公衛演習。而原先便建置完成的公共建設與嚴謹的戶口制度，地理的相對隔絕與人口的穩定，都爲以家戶噴灑爲主的撲瘧計畫奠定根基，更不用說之後長期的監視與考核。從這個觀點看，如果當時公衛專家將衛生與社會強分爲二，認爲以疾病防治爲中心的衛生計畫無法兼顧兩者，臺灣的經驗讓我們深思公衛體系與社會密不可分的關係——沒有在地的人際網絡與環境知識，也就沒有衛生計畫的成功。

但這個故事是否僅止於此？從衛生政策的角度來說，臺灣的防瘧還透露當局與冷戰政治的微妙關係。比方說，當時防瘧的難題之一是當地政府的猶豫不決。雖然有國際組織協助，但並非所有國家都有能力與意願配合執行。相對於此，臺灣的反應異常明快。在世界衛生組織派遣專家訪查後，在1951年10月17日舉行跨國跨部會會議，與會者包括內政部衛生司、臺灣省衛生處、臺灣省瘧疾研究所、美國經濟合作總署、美援運用委員會、農復會與世界衛生組織等，確定瘧疾的優先防治方針，更在之後的四年計畫裡信誓旦旦要在最有效益的方式下「根除」瘧疾。

這是個輕率的決策，因爲次年執行者便將目標修正爲較爲謹慎的「控制」。但是，如果將臺美的依賴關係納入考慮，便可以理解該計

畫強渡關山的邏輯。醫學史家藍道・帕卡指出，DDT撲瘧之所以成為主流，是美國想要傾銷自己生產的DDT。臺灣雖然在推動計畫時已經可以自製DDT，但原料依然仰賴美國。另一方面，臺灣在準備反共之餘也擔負圍堵共產勢力的一員。於是，如同先前殖民者的考量一般，盛行的瘧疾不利於當地軍隊，需要控制。雖然這個決策背後複雜的政經網路有待更多的研究，但清楚的是，1965年的根除登錄不僅只是臺灣公衛的肯定；它同時也讓這塊昔日的日本殖民地，亮麗地鑲在美蘇爭鬥的冷戰版圖上。

　　以上以瘧疾防治為例，說明超越國界，關照公共衛生進展的書寫方略。它不是比較研究，而是回歸歷史現場，具體呈現衛生的跨國性。筆者認為，從這個角度出發的研究，不但可以在題材上與主流的醫療史對話，更可以超越過去素材雜亂，理論先行的兩難局面，從案例中建立對美援衛生的廣闊認識。

五、未來的課題

　　回到本文主題，我們要問在這樣的書寫方略下，美援衛生的書寫可能。顯然，疾病是起點，但非全部。楊翠華很早便提出研究機構與援助性質的重要，而一些跨國性援助機構，如美國在華醫藥促進局、中華醫學基金會(China Medical Board)，更不用說與洛克菲勒基金會關係深厚的紐約人口局(The Population Council)等，都尚未被嚴肅研究。雖然它們多少有些個人性的紀錄或回憶，比方說《臺灣醫療道德之演變》中有關「老協和」部分的介紹、美國醫藥援華會前執行長瓦特(John Watt)所編輯戰後美國醫藥援華會的歷史，或者是衛生署委託編輯的《美國在華醫藥促進局與臺灣》等，但要深入了解它們對臺灣

的影響，還必須重回檔案，並以國際史的方式來處理。

以海軍第二研究所(U.S. Naval Medical Research Unit No.2, NAMRU-2)與紐約人口局來說，它們是兩個與冷戰治理相關，但討論不多的機構。前者原隸屬太平洋艦隊，1955年因爲戰略考量將總部設在臺北，直到1979年因臺美斷交而結束業務。雖然海軍第二研究所是冷戰布局所產生的戰爭機構，但對於研究人才的養成，熱帶醫學的支持(比方說肝炎、血絲蟲與烏腳病)，與臺美的學術聯繫(如西雅圖華盛頓大學)都有重要貢獻。紐約人口局是洛克菲勒三世(John Rockefeller III)所成立，以大規模節育來控制人口成長爲目標的組織。雖然它與冷戰看似無關，但在控制人口以穩定當地政局，進而遏止共產主義擴張的邏輯下，它卻與美國的東亞政策緊緊扣連。在這樣的脈絡下，人口局也透過人口調查，研究人才培育與公衛計畫推動，將其政經理念編入實作，並透過在地的家庭計畫研究所來延續其影響。

在機構之外，人是重要的因素。對此，張淑卿已經指出美援人才進修對戰後醫學教育的影響。但除了正式進修與參訪之外，透過衛生計畫培養的官僚也是探究美援衛生不能忽略的面向。比方說，在國府時期擔任協和醫學院院長、衛生部長，在臺灣擔任美國在華醫藥促進局代表的劉瑞恆，便是了解美援戰後轉進臺灣的關鍵人物。此外，曾擔任臺灣省衛生處長與衛生署長，對臺灣衛生政策影響甚大的顏春輝，與繼任的許子秋等，也都是值得注意的衛生官僚。目前關於許子秋已有傳記式的作品，但顏春輝的研究依然闕如，而他們與美援機構與衛生計畫的關係也尚未釐清。雖然學界可以接受美援衛生背後的政經考量，但這些是否可以串聯起來，產生如日本占領期時一樣嚴肅的討論，仍有待觀察。

　　這樣的研究積累也無可避免地牽動戰後臺灣的重新詮釋：如果殖民與現代化是討論日治時期衛生的核心架構，那「後殖民」或「後現代」是否是討論美援衛生的適切架構？本文無法回答這個大問題；不過，我們期待更多的實證研究，深化與豐富這樣的理論探討。

　　讓筆者用一個例子結束本文。在目前的公共衛生論述裡，衛生所網絡的建置是戰後衛生的起點，而也有學者質疑它是美式衛生治理的開端，或是日治警察系統的延續。不過，從擔任臺灣省政府營繕課技士，主導衛生所規劃的李重耀建築師的回憶裡，透露出衛生所興建背後的複雜背景。當時李重耀接受農復會鄉村衛生組許世鉅、張坤崗委託，依照人口與經濟狀況畫出五種衛生所的藍圖。沒有設計醫療機構經驗的他，為了達成目標不但參考日本與美國的案例，每天更與美援專家討論細節，才繪製出中英對照，大家都滿意的建築圖。

　　事實上，這些建築圖也呈現徘徊在標準模式與在地習慣之間的美援衛生本質。例如，李重耀知道美國建築習慣使用空心磚造，但因為臺灣多用加強磚造，因此他從施工觀點說服專家，使用加強磚造。這樣的運作模式在公衛計畫裡並不少見。例如在〈臺灣撲瘧經驗所展現的醫學倫理新貌〉中受訪，參與防瘧的黃揚銘指出，這些顧問與其說提供實際的撲瘧方法與步驟，倒不如說是在提出些尚待實驗與標準化的理論與觀念。換句話說，在解決沒有標準答案的熱帶公衛問題時，美援模式與在地經驗不見得相互排斥。而作為研究者，我們要做的是更貼近現場，從這些互動中建立對「被援助醫療」的新認識。

　　這是書寫美援衛生史的時代意義。它來自醫界、公共衛生界，甚至是社會人文學者對臺灣當下處境、身體治理與現代性的想像與反省，因此成為超脫現有解釋框架的課題。雖然這不意味研究美援必然改變我們對於當代的認識，但本文認為超越國界的實證研究，可以引

發大家啓動這些思考，開啓面對未來的新視野。

參考書目

王開弘，〈臺灣防疫政策的歷史制度分析〉。台北：國立臺灣大學政治學研究所碩士論文，2005。

白榮熙編，《臺灣地區公共衛生發展史大事記》。台北：行政院衛生署，1999。

行政院衛生署，《臺灣撲瘧紀實》。台北：編者，1993。

行政院衛生署，《臺灣地區公共衛生發展史(一)(二)》。台北：編者，1995。

行政院衛生署，《臺灣地區公共衛生發展史照片選集》。台北：編者，1995。

行政院衛生署疾病管制局，《臺灣瘧疾根除四十週年紀念展導覽手冊》。台北：著者，2005。

行政院衛生署檢疫總所編，《臺灣地區檢疫五十年》。台北：編者，1996。

余玉眉、蔡篤堅合編，《臺灣醫療道德之演變：若干歷程及個案探討》。台北：國家衛生研究院，2003。

李孟智編，《美國在華醫藥促進局與臺灣：臺灣醫療衛生界一個眞誠伙伴的紀實》。台中：李氏慈愛青少年醫學教育基金會，2007。

周琇環編，《農復會史料》。台北：國史館，1995。

周琇環編，《臺灣光復後美援史料，第三冊：技術協助計畫》。台北：國史館，1998。

林靜靜，《壯志於堅持──許子秋與臺灣公共衛生》。台北：董氏基

金會，2002。

范燕秋，〈日據前期臺灣之公共衛生——以防疫爲中心之研究(1895-1920)〉。台北：國立臺灣師範大學歷史研究所碩士論文，1994。

范燕秋，〈戰後臺灣瘧疾之根除——以宜蘭地區爲例〉，收入：《宜蘭研究第一屆學術研討會論文集》。宜蘭：宜蘭縣立文化中心，1995，頁134-169。

郭文華，〈一九五〇至一九七〇年代臺灣家庭計畫：醫療政策與女性史的探討〉。新竹：國立清華大學歷史研究所碩士論文，1997。

郭文華，〈在疾疫與美援的年代——戰後臺灣衛生體制的形成〉，收入：臺中縣衛生局編，《幼幼無恙：臺中縣兒童保健館歷史映像》。台中：臺中縣衛生局，2001，頁15-20。

郭文華，〈美援下的衛生政策：一九六〇年代臺灣家庭計畫的探討〉，收入：李尚仁主編，《帝國與現代醫療》。台北：聯經，2008，頁325-365。

脇村孝平，〈アノフェレス・ファクターとヒューマン・ファクター——植民地統治下のマラリア防遏：インドと臺灣〉，收入：見市雅俊、齊藤修、脇村孝平、飯島涉編，《疾病・開發・帝國醫療——アジアにおける病氣と醫療の歷史學》。東京：東京大學出版會，2001，頁185-212。

陳寄禪，《追溯五十年來促進我衛生設施之關鍵事蹟》。台北：正中，1981。

陳淑芬，《戰後之疫：臺灣的公共衛生問題與建制(1945-1954)》。台北：稻鄉，2001。

張淑卿，〈戰後臺灣地區傳染病防治之研究〉。台中：中興大學歷史

研究所碩士論文，1997。

張淑卿，〈防癆與防癆：一九五〇年代的公共衛生〉，收入：劉士永
　　主編，《臺灣醫療400年》。台北：經典雜誌，2006a，頁152-
　　159。

張淑卿，〈嶄新的醫療觀點：美援對臺灣醫學教育的影響〉，收入：
　　劉士永主編，《臺灣醫療400年》。台北：經典雜誌，2006b，頁
　　148-151。

梁鑛琪，〈瘧疾研究所呈現醫療專業的時代意義〉，收入：余玉眉、
　　蔡篤堅合編，《臺灣醫療道德之演變：若干歷程及個案探討》。
　　台北：國家衛生研究院，2003，頁203-211。

傅大為，《亞細亞的新身體：性別、醫療與近代臺灣》。台北：群
　　學，2005。

黃文弘，〈政經框架、典範碰撞與知識位移：臺灣醫學典範轉折的系
　　譜溯源〉。台北：國立陽明大學衛生福利研究所碩士論文，
　　2001。

郇孟慧，〈戰後臺灣的肺結核病防治(1950-1966)〉。埔里：國立暨
　　南國際大學歷史研究所碩士論文，2004。

飯島涉，《マラリアと帝國：植民地醫學と東アジアの廣域秩序》。
　　東京：東京大學出版會，2005。

葉永文，《臺灣醫療發展史──醫政關係》。台北：洪葉，2006。

葉金川主編，《發現臺灣公衛行腳──臺灣十大公衛計畫紀實》。台
　　北：陳拱北預防醫學基金會，2001。

楊翠華，〈美援對臺灣的衛生計畫與醫療體制之形塑〉，《中央研究
　　院近代史研究所集刊》62（2008）：91-139。

趙既昌，《美援的運用》。台北：聯經，1985。

劉士永，〈從血絲蟲到瘧原蟲：從風土病類型移轉看臺灣西部平原之開發〉，收入：王利華等編，《中國歷史上的環境變遷與疾病》。北京：三聯書店，2007，頁393-423。

劉士永編，《臺灣醫療400年》。台北：經典雜誌，2006。

劉似錦編，《劉瑞恆博士與中國醫藥及衛生事業》。台北：臺灣商務，1989。

蔡篤堅、梁妃儀，〈臺灣撲瘧經驗所展現的醫學倫理新貌〉，《應用倫理研究通訊》24（2002）：6-9。

蔡篤堅、梁妃儀，〈瘧疾研究所代表的臺灣醫學倫理發展意涵〉，收入：余玉眉、蔡篤堅合編，《臺灣醫療道德之演變：若干歷程及個案探討》。台北：國家衛生研究院，2003，頁101-132。

蔡篤堅、梁妃儀訪談，〈梁鑛琪口述歷史〉，《臺灣風物》59.2（2009）：9-39。

顧雅文，〈日治時期臺灣瘧疾防遏政策——「對人法」？「對蚊法」？〉，《臺灣史研究》11.2（2004）：185-222。

顧雅文，〈臺灣におけるマラリアの流行及びその防疫對策の推移〉。橫濱國立大學國際社會科學研究博士論文，2005。

Chin, Hsien-yu（秦先玉）. "Colonial Medical Police and Postcolonial Medical Surveillance Systems in Taiwan, 1895-1950s." In Morris Low ed., *Osiris*, Volume 13: Beyond Joseph Needham: Science, Technology, and Medicine in East and South East Asia（1998）, pp. 326-338.

Fan, Fa-ti（范發迪）. "Redrawing the Map: Science in Twenty-Century China." *Isis*（2007）: 98, 524-538.

Jacoby, Neil. *U.S. Aid to Taiwan: A Study of Foreign Aid, Self Help, and*

Development. New York: Praeger, 1966.

Liu, Shiyung, and Yiping Lin. "A Forgotten War: Anti-malaria in Taiwan." In Angela Leung and Charlotte Furth eds., *Health and Hygiene in Modern Chinese East Asia*. Durham, NC: Duke University Press, 2010, pp. 183-202.

Packard, Randall M. *The Making of a Tropical Disease: A Short History of Malaria*. The Johns Hopkins University Press, 2007.

Rosenberg, Charles E. *The Cholera Years: The United States in 1832, 1849, and 1866*. Chicago: University of Chicago Press, 1987.

Rosenberg, Charles E., and Janet Golden eds. *Framing Disease: Studies in Cultural History*. Rutgers University Press, 1992.

Taiwan Provincial Malaria Research Institute. "Proposed Malaria Eradication and Insect Control Program in Taiwan, January 1951 to December 1956." Document stored at the National Archives of the United States. File number: RG 469 China Subject Files 1960-1961, Box 253. 1950.

Watt, John R. *A Friend in Deed: ABMAC and the Republic of China, 1937-1987*. New York: ABMAC, 1992.

Watt, John R., ed. *Health Care and National Development in Taiwan, 1950-2000*. Boston: ABMAC Foundation, 2008.

Yip, Ka-che, (葉嘉熾) ed. *Disease, Colonialism, and the State: Malaria in Modern East Asian History*. Hong Kong: University of Hong Kong Press, 2009.

第九章

預防、適應與改造：

民國時期的心理衛生

王文基(國立陽明大學科技與社會研究所)

一、前言

近幾十年來，身體史研究在中文世界蔚爲風潮。學者們分別從身體的社會建構、身體與疾病的關係和身體感等角度切入，描繪身體在歷史過程中所具有之各種形貌，並勾勒出不同文化形構身體的可能。相較之下，「心理」或「精神」在華人社會中的歷史轉變及其社會與文化意義，迄今所知不多。本土心理學與文化精神醫學相關的研究長期以來雖有相當累積，但與近現代中國的心理學、精神醫學、心理衛生相關的社會史與文化史研究，目前成果仍相當有限。

本文試圖從20世紀前半葉心理衛生之歷史，初探心理學、精神醫學等現代學科之發展與當時中國社會議題及風潮間的關係。在瞭解中國心理衛生發展之前，必須先掌握特別是以美國爲主的國際心理衛生運動之社會與思想脈絡和其歷史意涵。其後，本文分別討論民國時期心理衛生事業之淵源，積極參與者之目的與彼此間之關係，以及心理衛生事業之主要工作項目與特色。此外，目前學界對此一時期中國專家們所獲之成果雖有保留，但下文將以兩個實驗性的嘗試爲例，說明

當時心理學、精神醫學在參與清末以降各項個體與社會改革活動中可能之契機。最後，本研究對民國時期心理衛生發展的成效與歷史意義進行初步之評析。

二、國際心理衛生運動

國際心理衛生運動發軔於美國。Clifford W. Beers為改善之前在精神療養院之不人道待遇，在著名心理學家William James以及精神病學家Adolf Meyer等人的支持下，於1909年左右創設「國家心理衛生委員會」（The National Committee for Mental Hygiene）。運動初始，包括精神醫師、心理學家、社會工作者在內的專家及社會賢達強調改善精神病患的處境以及預防精神疾病的迫切性。1920年代之後，心理衛生運動逐漸脫離醫院及療養院，轉而進入法庭、監獄、企業及其他場域。換言之，有志推動心理衛生者不再將工作僅限於精神疾病的預防與治療，進而強調以科學方式介入一般人民的日常事務。

若就實際工作重點而言，心理衛生運動者最著重者，莫過於對人格（personality）──特別是兒童與青少年的人格──進行分析、矯治與管理。透過強調人格發展，他們抨擊當時美國社會偏重智育的教育方針。在此思維下，心理衛生專家透過各地的「兒童指導所」（child guidance clinics）、學校課程與相關活動，為行為偏差者乃至為一般學童提供心理衛生服務，以防範不良少年與犯罪行為的產生。根據當時精神醫學的解釋，問題兒童的問題在於「動機」，而非外在行為的表現；行為只是內在問題的「症狀」（symptoms）。既然問題已非表面所見者如此單純，教師與父母便需要借助新式專家之力，洞察問題的癥結，甚至親自學習兒童管教的專業知識。

　　在兩次大戰之間乃至戰後初期，該運動的主要任務便在於推廣心理衛生的意識與知識，而非直接改進既有的課程與教育結構。即便如此，這些努力影響甚鉅。此段期間主要由Adolf Meyer的心理—生物學、John B. Watson的行為主義心理學及Sigmund Freud的精神分析等學說雜糅而成的心理衛生論述，逐漸改變了美國小學及中學教師看待學童的方式，甚至造成某些學者所謂的「教育的醫學化」。戰後，「心理衛生」已是美國社會中十分熟悉的概念，甚至成為時代氛圍的重要元素。

　　就美國心理衛生運動的興起及其社會意涵，Sol Cohen、Theresa R. Richardson與Gerald N. Grob等學者曾進行社會史與思想史的討論。19世紀末、20世紀初的美國社會科學研究者鼓吹社會亟需變革與進步。同時期實證學派的社會學與心理學家則強調自我的可變動性，以及文化與環境對自我的巨大影響。在這些因素的作用下，「自我」逐漸地受到來自個體、社會與政治力量的介入，成為持續需要被監視、規訓，以及整合進國族與社會整體內的對象。各式新興的精神科學，或者說「自我的科學」（sciences of the self），在其間扮演極為重要的角色。自我的科學被國家與各社會團體高度動員，強調提升個人的生產力、愛國心，其目的在於維持社會秩序。

　　若更細緻地就心理衛生發展史而言，精神醫學逐漸走出醫院、療養院，以治療的熱忱進入社會之際，美國社會也正發生結構性的變動。一戰後，在普遍強調安定與秩序的時代氛圍下，加上對外籍移民的態度越趨謹慎，促使各式社會控制方式的產生。同一時期防癆運動的成效卓著，令公共衛生模式也被運用在對行為偏差的管理上。心理衛生運動正為此時不論是實際存在或出於想像的社會問題提供心理學式的解決之道。鑑於工業化、都市化，以及大量移民造成社會結構與

價值系統的鬆動，美國社會企圖透過學校界定出「健康」人格的標準。此時合乎社會期望的，將是快樂、效率高、具生產力，最重要的是，「合群」(social)的個體。

就歷史評價而言，論者也指出，這表面上看似樂觀與進步的自我改造工程本質上卻十分保守。既然社會問題的癥結在於個人心理與家庭層面或社會適應不良等，因此大規模、立即的社會與政治改革便無必要。此外，推廣心理衛生是否真能預防精神疾病，學校是否是落實心理衛生措施的最佳場所等議題，當時研究相當有限。運動成員們對人格的可塑性亦過於樂觀，反之對兒童罹患精神疾病的嚴重性則過於悲觀。最後，20世紀前半葉心理衛生的發展也對當今社會有相當深遠的影響。隨著各類專家的介入，心理學及醫學論述的交織，「人格」、「童年」被體制化。同樣地，現代社會中也逐漸出現了「適應不良」、「情緒及行為偏差的兒童」此一新類型的人。

三、中國心理衛生事業的開始

在若干學者及社會人士對心理衛生議題產生興趣以前，中國對精神疾病的現代研究、療治以及機構性處置早已存在。然而，由於中國現代精神醫學、臨床心理學等學科發展較晚，相關專業人員及機構數量極少，不管官方或社會能夠提供精神疾病患者的協助均相當有限。例如，抗戰前的精神病院，最具規模者有北平市立精神病院、上海普慈療養院、蘇州福音醫院，以及廣州與福州的精神病院，合計病床數僅約一千左右。隨著中日戰爭爆發，各地精神病院與治療所因經費與人員短缺，床數顯著減少。另外，地方上私營的精神病院，並未提供適當設備與專業醫療服務。即便晚至1947年，全國公立精神病院僅於

北平、上海、廣州各有一所，收容總人數不超過一千。而就神經—精神專業人才而言，最早在中國服務的主要是外籍醫師。1920年代，中國已開始培育本土醫生。然而到1949年之前，人數相當有限。根據推測，當時中國訓練合格的精神科醫師不超過二十人，而在國外進修的還有四人。即便當時心理學、教育學家和社會工作者的人數已有緩慢增加的趨勢，但情況依舊不樂觀。

當時中國雖無精確的人口統計，但論者常強調精神疾病的普遍性。19世紀以來中國社會的內憂外患更加劇問題的嚴重性，專家們也不斷強調，經濟、政治和社會的動盪，都使得心理病態與行為失常的情況劇增，造成極高的經濟損失。重度精神病患的安置、社會與家庭所需提供之協助以及對民族衰弱的焦慮，因此引發各界人士的關注。1920年代，若干心理學家與社會改革者陸續就心理衛生議題進行討論或譯介專論，這股風潮在1930年代達到高峰。「中國心理衛生協會」於1936年4月在南京成立。主要來自於心理學、教育學背景的協會成員鼓吹利用「科學健心之術」，促進國民精神健康、防止心理失常，開展心理衛生的學術研究，並推動與心理衛生的相關事業。上海的國際婦女團體也與上海醫學會、中國心理學會、上海醫學教育會、上海社會工作者俱樂部等單位於1938年6月組成「上海精神衛生委員會」。然而，由於政府經費缺乏，政治與社會持續動盪，再加上一般民眾並未熱烈支持，中國心理衛生協會、上海精神衛生委員會等組織雖然陸續通過各項工作目標，也實際執行若干工作項目，然整體而言成效不彰。

與美國及西方各國相比，民國時期的心理衛生發展，因為困難重重，再加上相關組織不夠嚴謹，或許稱不上是一場目的明確、成果豐碩的「運動」。成效即便有限，但1920-1940年代間中國關於心理衛

生的論述與實際工作，仍然對理解當時社會，特別是「精神學科」（psy disciplines，即以西文 psy 為首的相關學科，如心理學（psychology）、精神醫學（psychiatry）、精神治療（psychotherapy）、精神分析（psychoanalysis）等）以及衛生史的發展，有相當的幫助。尤其是對理解當時社會看待與定義自我的方式，以及科學心理學與技術所具有之特殊社會與文化意義和其所造成的效應而言，相關研究更是不可或缺。

四、「科學健心之術」及精神學科的專業化

　　民國時期實際推動心理衛生者最主要包括教育心理學家、醫師（特別是少數的精神醫學家），以及受過基本心理學訓練的教育工作者與社會人士。他們從各自領域出發，構想與實際執行中國所需要的心理衛生。實際參與推動心理衛生運動者，以心理學家、教育學家為最大宗。當時著名的心理學家、臨床心理學家如吳南軒、章頤年、蕭孝嶸、丁瓚、黃翼、潘菽、陳衡哲、陳劍脩、張耀翔、謝循初等人經常為文倡導兒童、青年心理健康之重要性。幾位精神醫師也積極投入，較活躍者包括程玉麐、粟宗華、夏鎮夷、韓芬（Fanny Halpern）等幾位。在推廣與治療活動外，他們也強調精神醫學在醫學教育與心理衛生運動中扮演之角色。除了專業心理學家與精神醫師外，為數不少的教育工作者或是在不同場合宣導現代心理衛生知識之要點，或是利用相關知識與技術實際進行學童與青年的訓育。其他參與者還包括《西風》月刊主編黃嘉音這類對相關議題有興趣之社會人士。

　　不論從機構面，或者從直接涉入的人員構成而言，此一階段的心理衛生運動與所謂「精神學科」的專業化息息相關。雖然西方之心理

學、精神醫學在清末已傳入中國，但到1920、1930年代方才稍有基礎。隨著西方精神學科的落地生根，早先在西方各國關切的主題，實際推動的工作要項等，也一併引入。此外，與其說當時中國因社會與政治局勢動盪，需要心理衛生專家之協助，不如說在強調以科學方式管理社會的氛圍中，新崛起的心理衛生專家透過宣導心理健康的重要性，爲自己劃定專業領域。1932年中央大學心理學系首設「心理衛生學程」；1933年神經科醫師程玉麐在美國專家雷門醫師(Richard S. Lyman)的指導下，在北平協和醫院開始兒童輔導工作。1930年代中期，《教育叢刊》、《心理半年刊》等心理學刊分別出版「心理衛生」專號。中國心理衛生專家們常以西方各國推行心理衛生運動之成效爲例，說明此類工作得以提升教育、工商業、軍事、政治效率，促進人民情緒穩定和人格完整，減少犯罪、婚變、自殺等社會問題。例如，著名心理學家蕭孝嶸便常強調，心理衛生在家可訓育子女；在校可矯正學童惡習；在工作場所可解決工人適應不良；在軍中可維持軍紀。此外，再加上當時中國精神療養機構與人員嚴重缺乏，心理衛生便成爲精神學科從事者擴大其社會影響力之有效管道之一。

　　除了在西方常見心理技術之成效外，專家們也常強調其專業知識與技術(如新兵篩選、智力測驗、戰爭神經症的治療等)可以爲國效力。他們在大書個人與民族心理健康重要性的同時，時常提及國族的處境。近百年來的困境，使得中國的專家們並無同美國同儕一般對於社會變革的樂觀。西化造成傳統文化與家庭價值的崩解，內戰外患帶來經濟、社會與生活上的沉重壓力，都使中國精神學科在對社會改造抱持信心之餘，些許夾雜著悲觀的味道。心理衛生運動因此可被視爲中國近現代「改造國民」風潮的一支：一方面對民族自我進行批判，一方面鼓吹民族自我的改造。例如，胡嵩山指出，「我國民族意識薄

弱，精神消沉……實爲民族存亡之研究問題」；而兒童既是民族的「靈魂與基本」，兒童心理衛生之推行便成爲民族復興之根本大計。陳純也提到，「我國百年來外交的失敗，文化的退步，人民生產力，發明力的不及強國，其主要原因不在於吾民族的智力不如人，或吾國政治及各種制度之不如，而在於吾國民族精神的不健全。世界上沒有一個窮愁，苦悶，精神萎靡的民族能肩負建國大業。」

民國時期心理衛生運動的最主要的工作，便是吳南軒提出的「心理衛生意識化」，亦即透過各式管道，宣傳所謂「正確」的心理衛生知識。一如當時西方的發展，由於「心理衛生」一詞過於含糊，各家理解各異，心理衛生運動也因此成爲相關專家們建立知識權威，爲各自學派發聲的途徑。同樣的情形也發生在中國。例如，在上海任教與執業的奧地利猶太籍精神醫師韓芬便認爲，精神疾病的形成既然脫離不了意識與潛意識間的衝突，心理分析的知識正可幫助人們瞭解心理機制，維持內心的平衡；認識自己後，「內心便不會起衝突，而精神病態便也不會發生了」。對於受精神分析與Adolf Myer等人影響甚深的丁瓚而言，除了心理衝突外，社會文化成因更是瞭解精神疾病、行爲與情緒偏差的核心。John B. Watson的行爲主義心理學，也常被此時的中國專家們運用在心理衛生領域，特別是對於外在行爲的預測及管理上。心理衛生協會的主席、心理學家吳南軒在大力宣傳心理衛生之餘，也強調優生的重要性。他甚至認爲，德國納粹政府嚴厲禁止精神病患與低能者生育甚至斷種之做法，「對於心理衛生作一基本澈底的解決，其精神誠足令人起敬！」

除了學派相異外，專家們側重的工作項目各有不同，也使得心理衛生運動之形貌非常多樣。在國際心理衛生運動強調提早預防精神疾病的影響之下，中國專家們最重要的工作重點，當屬兒童心理衛生。

粟宗華指出：「心理衛生運動的最大目的，是在糾正兒童反常的行為，使得他能夠適應現實的環境，而得到一種人生的滿足，不至於發生真正的精神病。」除向教師與父母介紹相關學說、解說心理衛生核心精神外，基礎教育與家庭教育的改革、兒童訓育的原則與實際方式、教師自身人格的健康、各項心理量表的設計和兒童指導所的設計與工作要點等，也常是關注的焦點。兒童之外，青年也常是被討論的對象，自然也與其可塑性高有關。另外，根據當時理論，青少年位於兒童與成年間的過渡時期，常有生理、心理與情緒等問題，也使得青年期成為必須特別監控的人生階段。因此，當時相關文獻充斥著關於青年修養、情緒控制、適應現實、性教育、神經衰弱的討論。最後，由於當時中國之局勢，戰時心理衛生之維持也是若干專家關注的重點。他們構思各種減少環境壓力的方法，並提出篩選合適之戰時工作人員的建議。

再者，部分專家意見上的不同，也可歸諸學科間之差異。例如，除了常見的心理衛生處理之課題外，臨床心理學家、精神醫師等則常強調對於精神病理學、犯罪心理學與精神治療方式的研究。精神醫學家粟宗華便以當時在心理學及心理衛生領域中常見的身心關係密切說，強調由於心理與行為異常的兒童需要進行體檢及各項測驗，因此「心理衛生所」應附屬於醫院之內。曾於協和醫院受訓之臨床心理學家丁瓚也有類似的看法：「心理衛生人才之訓練，應以醫學院腦系科(作者按：即神經精神科)為主體，而實施方面應作為公共衛生之一部。」此類意見的表達，或許稱不上教育學、心理學與精神醫學等學科間存在著緊張關係。不過，即便在此資源稀少的草創時期，在科學管理自我這項工作上，專家們也有路線上的不同。

五、打造新自我：預防、適應與改造

　　如上所述，當時不論就國際或中國而言，心理衛生運動的重點不在消極地治療與處理精神疾病，而是防微杜漸，積極預防疾病。為達此目的，中國專家提供各類絕大部分源自西方(特別是美、奧、德、英、法)的精神病學、心理學、犯罪學知識。其主要內容或是解釋精神與神經疾病的種類，各種道德與行為的偏差，或是簡介各心理學派關於情緒、人格等觀念的說法。經過轉化，這些知識成為保衛心理衛生的必要工事。正如丁瓚所言，雖然「了解自己」的格言早已有之，但為預防心智失常並維護心理健康，因而「了解自己是一個非常重要的原則，因為在最嚴重的心智失常的人們所表現的言行之中，最顯著的現象就是他們不能意識的控制他們的言行，同時也不能有清晰的意識來了解他們的言行是已經離常了的，並且是為社會環境所不接受了的」。

　　此外，民國時期大多數的精神學科專家在論及心理衛生的目的時，也十分強調「現實」的重要性。王震輝認為，心理衛生的目標不在治療精神疾病，「乃在於以合理而有秩序的生活去防止心理的變態與病狀」；「真正心理健康的獲得，並不是一種天然的賜予或不耕而獲的結果，乃是個人對於環境一種成功的適應」。余麗萍提到，一切心理不正常與人格缺陷，都來自於個體無法適應其所處環境，又無法改變自己或環境，因此衍生出抑鬱、各種行為與人格偏差。相較於美國兒童指導工作最初的動機在感化不良少年，丁瓚強調中國既然沒有此一歷史包袱，重點應放在「幫助兒童做健全的社會適應」之上。他在討論青年適應時也指出，精神疾病與病態的核心在於「缺乏『高度

的行為可塑性』，而不能達到對這加速變遷的生活環境作有效的再適應」。「行為惰性」一旦存在，便阻礙適應的能力。既然社會急劇變遷，丁瓚強調，兒童與青年應培養對世變的適應與領悟能力，把「一切的變易視為必然的當然的」。然而，他也表示，所謂「面對現實」、「現實地應付生活上的困難」，並非「鄉愿式的被動的敷衍環境」。他在討論心理修養時，也強調人們在適應現實時所應具有的主動性與應變能力。不過，當確定心理失調的原因完全出自於環境的話，「那麼祇有讓病人有更堅強的自我去改造或克服他的環境，鼓勵他從逃避現實放棄責任的病態行為中掙扎出來。」

　　為預防心理失常，並透過「人為的規範與指導」促使個體獲得「完整且健全的人格」，進而提升適應社會的能力，中國專家們也提出表面上看來差異似乎不大的「自我技術」（technologies of the self）。大部分的專家直接從西方借鏡。例如，謝慶堯強調心理衛生「是一種藝術」，並無死背的公式，其基本方法包括：認識自己、欲望不要超過自己的能力、以理化情、不逃避現實、培養幽默感和客觀的態度、工作和健全的人生觀，以及健康的身體。在論及中學心理衛生時，沈灌羣著重保持情緒的均衡正常，維持良好的學習環境與習慣，以及對於社會生活的順應。粟宗華在大眾宣傳的脈絡下，指出心理衛生的原則在於健康的身體，以好的材料進行思想的鍛鍊，並學習控制情緒。不過，在引介西洋技法之外，為數也不算少的專家則選擇將中國修身之道與西方打造自我的新技術兩相揉合。例如，在王震輝列舉的「心理健康者十五條座右銘」，包括信任他人、強力自信、獨立自給、愉快精神、寧靜豁達、創造進取、知足樂觀等。另外的學者與政治人物則以若干儒家核心思想，理解心理衛生與精神修養的要旨。這類將新技術「嫁接」在傳統修身論的做法，自然引發若干力主

心理衛生應由受過專業訓練者負責的學者的強烈批評。從以上例子，可清楚發現，清末以來關於「西學」與「中學」的討論，也出現在心理衛生領域之中。其次，若能理解這些來源各異的自我技術在不同場域(不管是心理衛生論述，或者是特殊個體的內心)中的衝突、取代，甚或交雜的關係，將有助於衡量此時這些由科學所打造出的「自我」之新舊樣貌。

不過，若仔細分析，上述這些以現在眼光看來老生常談的修身(cultivation of the self)或自我管理的建議，實有其科學史與醫學史的意義。從19世紀以來，醫學界關於所謂「正常」與「異常」的界線，已經不再明顯。長期在上海工作的韓芬便指出，在常態者與變態者差異逐漸消失之際，精神病學的任務「不獨要醫治與看護瘋狂的人，而且也應該注意到個性的發展和人類情感的安定，應該改正人類謬誤的心理，錯誤的行為，以及不滿足的思想」。因此，要求瞭解自己和人格修養的另一面，便是擴大精神科學專擅的領域，透過通俗、實用知識與技術的介紹，心理學家與精神醫學家們也可以走出實驗室、教室及精神醫療院所，在社會上發揮實際的影響力。

對某些心理衛生專家而言，工作的重點不單是根據社會常規打造兒童與青年的自我。心理衛生若要徹底，須改造整個成長環境。例如，鄭小傑與李為合著的《心理衛生概論》反覆強調為兒童提供優良的成長環境，以及改造父母的必要性。例如，學校應常舉辦健康演講會、兒童懇親會、衛生展覽會等，讓父母吸收正確的教育方法，成為「賢明的父母」。學校也應有優良的教師和完美的設備，亦即有校醫、護士、運動器具與場所，以鼓勵學生自由活動；並定期施行健康檢查、情緒測驗和注重教室的心理衛生等。尹培真也指出，兒童模仿力強，父母與教師應以身作則；若自我反省後發覺有不良行為，更要

「趕快痛改自己的不良行爲，再利用『更新教育』(Re-education)的方法以矯正之」。此外，父母也應學習科學新知。

從以上的例子清楚可知，以科學打造新自我範圍頗廣，也並非純粹只是適應社會現實。既然兒童與青年的行爲問題與家庭息息相關，心理衛生工作項目遠非增強個體適應能力所能涵蓋。此外，傳統禮教的禁錮更是心理衛生專家們經常點出批判的對象。鄭小傑和李爲便寫道，「中國數十年巨變，社會行爲缺乏準繩，教育又不切當」，長輩又常禁止子女接觸異性；這種種舊道德規範因此成爲心理偏差的導因。丁瓚也指出，雖然心理衛生的定義爲對社會環境的健全心理適應，但是在要求人們適應社會之前，必須先反省「現在社會文化所提示的價值標準是否是健全的，讓它來規範人們的行爲是否仍爲合理的、進步的」。對於深切體認到當下中國局勢險惡的專家們而言，爲維持心理健康，不光要打造堅強、深具彈性的自我，重新調整新自我的人際關係，更需反省、批判整個社會結構與價值系統，甚至改造當下現實。若從丁瓚等人的標準衡量，在民國時期從事心理衛生事業難度自然不低。

六、實驗性的嘗試

關於中國心理衛生及精神醫學的發展，目前學界主流的看法是一直要等到中共建政後，方有較爲系統性的作爲。若大略整理20世紀前半葉的狀況，不免也會得到類似結論。即便晚至1940年代初期，粟宗華也認爲，由於當時一般民眾尚無心理衛生意識，不宜貿然推動如兒童指導所等實際的心理衛生工作。

話雖如此，1920中期至40年代末期之間，中國心理衛生專家們已

就兒童與青年的心理衛生進行不少實驗性的嘗試。最常見者，自然是各種實用常識的宣導，特別是透過專論、報章雜誌專文，甚或廣播為之。民國時期常見的自助小冊(self-help manuals)，也常有以心理衛生為主題者。其中有以兒童為主者，如由楊蕭所著、於1933年出版的《兒童心理衛生講話》。不過就總量而言，倚賴自我的力量以進行心理修養者，還是以青少年與青年為主。此外，20世紀初以來譯自西方，或在本土稍作修改的各類心理測驗，也被納入改造自我的計畫中，如馬士通內外傾定量表、百詞刺激表(The Marston Introversion-Extroversion Rating Scale)等。形式不一的問卷，如「兒童行為指導諮詢表」或是社會工作者所使用之「個案紀錄」等，也是專家們得以量化心理健康狀態、測定「個別差異」的形式。特別是在機構中，這類量表可大量操作。例如，丁瓚主持的中央衛生實驗院心理衛生室，便對重慶保育院的難童與國立邊疆學校的學生等，進行團體問卷測驗與個案分析。

至於機構層次的處置，除了精神病院、療養院及私人診所對各類精神與神經疾病提供的治療外，也有特別與疾病預防與處置相關的服務。例如，上海心理衛生促進會成立當時在國外常見之「兒童心理指導所」，處理問題兒童，並與「世界紅卍字會」合辦「精神系病治療院」。在程玉麔主持下，成都華西大學亦創設「兒童行為指導所」，進行個案工作，金陵大學社會學教授湯銘新也實際參與。英國「公誼會」(Society of Friends)於1940年在上海成立「懷幼院」(Friend's Receiving Home for Children)。公共租界工部局的兒童保障科將流浪兒童、問題兒童送至該院後，保母對具有犯罪傾向之院童施以心理治療，消滅其「自卑自棄的心理」後，再送至他處。論者將之類比為「兒童心理病院」。

在上面的介紹之後，以下簡述這場心理衛生事業中兩種實際推動的做法。雖然算不上發展的常態，但這些工作或許能夠幫助我們理解民國時期心理衛生的若干特色。

心理衛生得以普及的主要機制之一，便是報章雜誌。當時常刊載此類文章的報刊，包括《中華健康雜誌》、《教育叢刊》、《心理》等。總的來說，最有系統且持續性提倡心理衛生意識，當屬由黃嘉音、黃嘉德兄弟所主編，主要在上海刊行之《西風》月刊與《西風》副刊。黃氏兄弟在大學期間修習過心理學相關課程，本就對心理相關議題感興趣；黃嘉音後來甚至擔任上海心理衛生促進會的副會長。以美國《讀者文摘》(Reader's Digest)為範本的《西風》月刊及副刊，特別主張刊載較為通俗的教育、心理類文章。編者將這部分的出版稱為「心理的下層工作」，以區別較為艱深的心理學理論之介紹與討論。這類文章多翻譯自西方通俗或專門雜誌，或由本地專家如丁瓚、粟宗華、程玉麐、夏鎮夷等人撰寫，水準頗高。月刊發行不久後，編輯部也開闢「西風信箱」，「請讀者提出關於社會，家庭，職業，婚姻，社交，心理，兒童教育等值得討論的問題」，並由編輯或相關專家代為解答。「西風信箱」來稿踴躍，其中與精神疾病及心理衛生相關的來信與應答為數亦不少。此外，《西風》也特別就包括「瘋人的故事」、「我所見之低能兒」、「我的家庭問題」(大小的衝突、幸福及痛苦)、「一個怪人」(注重變態的心理)在內的議題進行徵稿，反應亦相當熱烈。

由當時《西風》月刊發行量頗大，以及其中的讀者投書與徵文陸續分別以單行本出版的情況看來，《西風》作為西方大眾心理學在中國普及的媒介力量不可小覷。在民國時期心理衛生基礎建設不足的狀況下，當時在報章上常見的公開書信往來也成為維持精神健康、普及

心理學訊息的管道。而從若干讀者在投書中提及《西風》月刊與副刊所刊載之專文內容，以及其所使用之若干心理學、精神病學專門術語來看，心理衛生知識的確透過文字的方式移動。例如，金陵大學的徐成子寫道，《西風》的文章「不僅教我如何去思索，去自省，並且暗中在矯正我們日常的錯誤思想。它們不僅供給我們許多知識，並且也教我們如何去做人」。另外，也有讀者相當讚揚《西風》推動心理衛生的做法。不過，從另外的角度來看，讀者多環繞在家庭問題、人際關係的來稿，以及編者關於人格修養、情緒與人際關係管理的建言，這在此時中國亦非罕見。換言之，在《西風》讀者與編者共同經營的場域中，心理衛生意識若真得以建立，正是在當時中國對於傳統家庭的批判，重新反思一切價值，此一時代氛圍中方才可能。若保守地看，《西風》所提供者恐怕是面對中國思想與社會結構巨變的一種方式。自然，在青年們亟欲剷除舊傳統社會的結構，並抒發己感之餘，心理衛生意識在某些讀者身上得以透過文字挾帶，進而生根。然而，對另外的若干讀者而言，這心理的福音或許只是當時如雨後春筍般出現的新價值之一，與他者並無根本差異。

系統性實驗嘗試的第二個例子，則是以協和醫學院為中心所推動的一系列心理衛生工作。如上所述，協和醫學院腦系科在1930年代初期便已開始從事兒童指導工作。此外，根據記載，該科此時另外之工作重點尚包括心理衛生專業人才的訓練以及個案研究。這些工作主要在院內進行，個案也來自腦系科的門診部。1938年，協和醫學院公共衛生學系主持之「第一衛生事務所」與某私立中學合作，於校內推動衛生教育。實際做法包括：在學校衛生部設立心理衛生門診、處理學生常見之心理頭痛、失眠、遺精與手淫等問題。若發現較嚴重之個案，即轉至協和醫院腦系科，由受過心理治療訓練之心理學家(丁瓚)

檢查，並進行後續治療。此外，由於學生問題多來自家庭環境，因此學校護士及腦系科之精神社工人員亦進行家庭拜訪。之後，該校正式在生活指導部下設立心理衛生股，心理衛生門診室也轉爲常設。類似的合作模式，之後也推廣至另一所私立女子中學、兩所與衛生事務所合作之市立小學，以及一工廠之中。

從以上的簡短陳述可知，與協和醫學院相關的工作乃是由專家主導。實際參與工作的丁瓚也特別表示，中國的心理衛生運動最好是在「有限的專家們審愼的計畫之下，來做小規模的試驗」。在專業人員極度缺乏的情況下，他建議選擇一兩處作爲「示範與訓練中心」，之後由中心推廣兒童指導等心理衛生工作。此外，就實際工作而言，與協和相關的社工人員，或者進行家庭訪問及「地段工作」（field work）的公共護士，也皆受過心理衛生訓練。丁瓚再三強調專家所應扮演的角色，以及實驗的重要性。某個程度上可說，他對純粹進行心理衛生宣傳，或單從學理上推演出推動心理衛生的做法，有所保留。雖然丁瓚也強調，在社會上進行通俗演講，需要出版界與新聞界的合作，不過他也爲精神醫師與受過臨床訓練的心理學家劃出一塊由專家指導的場域。他在另外的脈絡下甚至表示，「祇有受過心理衛生訓練者能客觀的、科學的預先發現人們品格人格病態的可能性，而加以防止，一切玄想的規律或教條，有時不僅不能有使人類行爲趨于正常發展的積極的功能，反而消極的有使人人格分裂的危險。」

七、結語

由於目前關於民國時期的精神醫學史、心理學史及心理衛生史的研究成果仍少，筆者在此僅提出幾點初步觀察，就教於學界先進。

　　首先，民國時期的心理衛生運動並非西方科學知識與衛生運動在華的直接複製。若就整體觀之，這項社會改革事業也置身於清末以來國民改造的風潮之中。心理衛生專家們所提出的，是從精神層面上對個體與其周遭社會的改造。雖與同一時期其他政治改造運動與公共衛生運動相較之下，心理衛生事業的能見度有限，但不論是《西風》的所謂「下層工作」，或是協和醫學院與學校、工廠的合作，都顯示當時中國專家們不單是紙上談兵，而是以不同方式實際推動心理衛生。不可否認地，與心理衛生相關的知識與活動的確轉化了許多年輕人，改變他們觀察自己與他人的眼光，甚至成為他們行為與態度的指導原則。此外，部分專家在1949年之後，也持續參與中國、臺灣，乃至於美國等地的心理衛生與精神醫學等工作。因此，若要理解特別是臺灣與中國20世紀後半葉與「心理事務」管理相關的發展，對於之前歷史的掌握自然十分重要。

　　其次，一如其他像生物學、性學在內的學科，民國時期的精神學科也協助建構出「童年」、「兒童」、「青年」等範疇。例如，留美的精神醫師桂質良寫道：「我們要時刻記得，兒童並不是『小的大人』，他們有他們單獨的地位，身體方面和心理方面都與成人不同。」丁瓚也表示，「我們不能以成人的興趣和好惡，來做識別兒童問題的標準的。」借用科學哲學家Ian Hacking的說法，藉由相關論述與實作(各式量表、個案研究、行為與情緒指導)的轉換，形貌逐漸明顯的兒童與青年們成為可被科學分析及實際管理的對象，他們也成了「新人類」(new kinds of people)。此時的青年除了肩負著振衰起敝、思想改造的社會責任外，也開始被賦予一種特殊的人格發展歷程、內在深度，以及心理能力。這當然與民國時期精神學科的專業化，以及新式教育的興起緊密相關。不過，換個角度亦可質問，在民國時期教

育系統新舊交雜，傳統價值依舊存在，精神學科發展亦有限的情況之下，這類衛生事業的影響究竟能有多廣？從《西風》以及協和醫學院與鄰近中小學校合作的兩個例子便透露出，心理衛生運動仍以資源較為豐沛的上海、北平等大城市為發展之重心。

最後，在評斷心理衛生的實際效果與歷史意義時，或許也應從較為結構性的角度觀之。例如，「家庭」在這整個計畫中扮演的角色，便顯得十分微妙。家庭一直是精神專家們希望動員、召喚的對象。根據西方操作模式，藉由推廣正確的心理學與教育學知識，開明的父母可成為兒童與青年心理衛生的重要推手。但在此同時，不管是在專家分析或是在《西風》及《家》等雜誌的讀者投書中，世代間的衝突、對傳統家庭價值與結構的批判等例子，層出不窮。家庭對求變的中國青年而言，可謂阻礙自我發展的最大阻力。楊肅在《兒童心理衛生講話》中，甚至將父母等親近的人比喻為「心理上各種疾病的蒼蠅和蚊子」，來強調不科學、不適當的管教方式(如哄騙、暴躁、溺愛)與環境對兒童心理的戕害；父母因此成為「心理上的仇敵」。若就心理衛生事業的成效而言，在個人化程度遠較西方社會來得低，而大部分父母尚未轉化成「科學父母」的情況之下，以提高自我改造、個體適應能力的心理衛生運動，或許還有一大段路要走。

然而，心理衛生工作所召喚出的論述空間，正也吸納當時中國社會所關注的諸多議題。例如，在舊價值、道德崩潰之際如何為人處事？以何為依歸？究竟以改造自我還是改造社會為先？對某些專家及受其影響的兒童與青年而言，心理衛生運動提供了相當多樣的語彙與方式，協助他們理解與處理個人與周遭的變動。

(本文為國科會「民國時期心理衛生運動」計畫(編號98-2410-H-010-001-MY2)部分成果，特此申謝。)

參考書目

王文基，〈「當下爲人之大任」：戴秉衡的俗人精神分析〉，《新史學》17.1（2006）：91-142。

王文基，〈心理的「下層工作」：《西風》與1930-1940年代大眾心理衛生論述〉，《科技、醫療與社會》13（2011）：15-88。

徐韜園，〈我國現代精神病學發展史〉，《中華神經精神科雜誌》28.3（1995）：168-176。

潘光哲，〈近現代中國「改造國民論」的討論〉，《開放時代》6（2003）：30-37。

Blowers, Geoffrey, Boris Tat Cheung and Han Ru. "Emulation vs. Indigenization in the Reception of Western Psychology in Republican China: An Analysis of the Content of Chinese Psychology Journals (1922-1937)." *Journal of the History of the Behavioral Sciences* 45.1 (2009): 21-33.

Cohen, Sol. "The Mental Hygiene Movement, The Development of Personality and the School: The Medicalization of American Education." *History of Education Quarterly* 32.2 (1983): 123-149.

Grob, Gerald N. *The Mad Among Us: A History of the Care of America's Mentally Ill.* New York: Free Press, 1994.

Hacking, Ian. *Historical Ontology.* Cambridge, MA.: Harvard University Press, 2002.

Pearson, Veronica. *Mental Health Care in China: State Policies, Professional Services and Family Responsibilities.* London: Gaskell,

1995.

Richardson, Theresa R. *The Century of the Child: The Mental Hygiene Movement and Social Policy in the United States and Canada.* New York: State University of New York Press, 1989.

Shapiro, Hugh L. *The View from a Chinese Asylum: Defining Madness in 1930s Peking.* Ph.D., Dissertation, Harvard University, Department of History, 1995.

第十章

巫醫、牧師與醫師：

蘭嶼達悟族的精神醫療變遷與展望

蔡友月（中央研究院社會學研究所）

一、前言

2000年我第一次到蘭嶼，對於部落中的精神失序者、殘障者、失智老人、弱智的小孩，大多可以自然地遊走，而居民也習以為常的現象，感到相當訝異。在部落中，隨時可見這些身心障礙者自由自在行走的身影，他們生活的空間並不局限在屋內。對照臺灣的精神疾病療養機構，或許蘭嶼島上自然遊走的「不正常的人」，是比較幸運的。然而，當我進一步了解時，我最初對達悟精神失序者浪漫的圖像，逐漸複雜起來。

在現代醫療還未進入臺灣原住民部落之前，各部落的醫療模式是依照超自然的信仰，透過巫醫與驅鬼儀式等方式，達到治療的目的。許多文獻指出，原住民部落對於健康與疾病、正常與不正常的認知與詮釋，都非常不同於現代社會。這些對部落社會精神失序者的研究，讓我們反省到正常／不正常的區分與社會文化脈絡息息相關，並非只有一套標準。但是在部落社會與現代社會二分的架構下，經常呈現的是一種靜態、橫切面的觀察，會忽略現代醫療正透過國家公共衛生體

系，改變原住民傳統文化對待「不正常的人」的方式。

　　寄居於臺灣東南海峽蘭嶼島上的達悟(Tao)人，是臺灣原住民十
四族中，唯一擁有自己地理疆界的原住民族，島上居民以達悟族爲
主，大約三千多人，造就了特殊的海洋文化(見圖一、二)。根據葛應
欽教授在2001年進行的「達悟族原住民精神分裂的基因連鎖」研究，
指出蘭嶼精神病患比例高達1.6%，比起臺灣其他地區0.3%要高出許
多。針對這個問題，1998年開始馬偕紀念醫院臺東分院受中央健保局
東區分局委託辦理「蘭嶼、綠島醫療改善計畫」，定期派遣精神科醫
師提供專業服務。1999年10月，馬偕紀念醫院臺東分院依據中央健保
局頒布的「全民健康保險山地離島地區醫療給付效益提升計畫
(IDS)」，思考轉型的可行性。中央健保局於2000年10月召開的「研
商山地離島地區醫療給付效益提升計畫」會議中，建議將蘭綠計畫轉
型爲整合性醫療服務的經營模式。2001年7月開始由馬偕紀念醫院臺
東分院所執行「醫療給付效益提升計畫」(IDS)，當時的計畫中明白
指出蘭嶼達悟人罹患精神疾病比例偏高的現象，並針對當地特有健康
問題提供專案醫療保健服務，設立精神科醫療專案。而國家補助的
IDS精神醫療計畫所提供的醫療方向，主要是由馬偕派遣精神科醫師
陪同當地公共衛生護士，每月定期訪視，配合長效的針劑與藥物的生
物性治療爲主。

　　事實上，臺灣原住民健康相關議題開始納入國家衛生政策的治
理，主要起源於日本殖民統治時期的公醫制度。1895年日本殖民統治
開始之後，起初是由警察駐在所配置簡單藥品，由警察兼理醫療工
作，1896年日本人公布公醫規則，開始公醫制度。一直到1900年確立
了「臺灣衛生法規」後，舉凡官制及規程、保健制度、醫事制度、鴉
片制度、恤窮衛生制度、獸畜衛生制度等，都有詳盡規定。處於離島

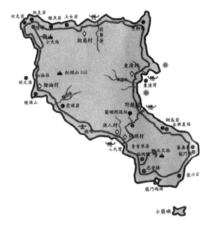

圖一　蘭嶼全圖　　　　　　　圖二　蘭嶼與臺灣關係圖

資料來源：交通部民航局臺東航空站　　　　　繪圖：黃毓智先生
http://www.tta.gov.tw/ch/chinese6.asp
查閱日期：2009年3月18日

　　的蘭嶼，當時也開始有日本醫師進駐，主要為居留島上的日本人看病，偶爾服務到蘭嶼觀光的日本觀光客。1945年國民黨政府來臺，1947年山地鄉設立衛生所，省衛生局將日本殖民時期設立的山胞公醫療養所改為山地鄉衛生所。蘭嶼因為屬於偏遠的離島地區，一直到1959年才於紅頭成立蘭嶼衛生所。

　　1992年第一位精神科醫師開始進入島內。受到外來力量的影響，蘭嶼對精神病人的詮釋與對待方式，包含了達悟傳統文化、基督宗教與現代精神醫學三個系統，它所反映的正是一個剛要經歷除魅歷程的社會型態。究竟，現代醫學的公共衛生系統進入蘭嶼後，對達悟族傳統文化的認知與對待方式產生了什麼影響？不同世代達悟精神病人處在不同世界觀的認知典範下，他們如何詮釋自身與周遭人的狀況，又

會採取什麼樣的治療對策？我們該如何深入探究與具體回應一個弱勢族群面對現代性衝擊時，所產生相關心理健康與公共衛生的問題？身為精神科醫師同時也是人類學家的Arthur Kleinman強調，病人和治療必須放在文化脈絡才具有意義，研究者應該致力理解醫學、精神疾病和文化之間的關係。Kleinman因此提出文化治療，重視治療的社會面向。他認為治療不僅只是依賴生物性或藥學的方式，還包括了語言、儀式與文化象徵的操作。本文透過蘭嶼達悟族的民族誌研究，以行動者由下往上看的角度出發，剖析傳統惡靈與國家公共衛生體系所支援的現代精神醫療專案介入如何在部落交會，所產生的一些重要議題。針對Kleinman「文化療癒」的概念，我也將反省當現代醫療公共衛生系統進入到傳統原住民部落，應如何有更多文化視野的理解，避免因種族偏見造成現代精神醫學的殖民與宰制。

二、巫醫、牧師與精神科醫師：三個交錯於精神病人的典範

1.1 達悟傳統文化：精神病不是生病！

在達悟的傳統文化，並不認為這些被精神醫學診斷為精神疾病屬於疾病的範疇。母語"yamara'ete o kataotaona"，意味著「生病或身體不好」。所謂「病」的定義，一定要包含疼痛與不舒服的感覺，並且無法從事日常生活的勞動。一位45歲的達悟人如此陳述他們的傳統信仰：

> 我們認為的生病就是不能吃飯哪，不能走路啊！一直躺在那

　　裡叫生病。精神疾病不是生病，他只是靈魂不在身上而已，
　　有一天他〔靈魂〕會回來的話，他就正常了，所以那只是短
　　暫的錯亂，那是什麼干擾，答案就是他們靈魂被鬼嚇到。

　　在達悟的傳統文化，有一些特殊的語彙解釋異常行為，這些概念
是屬於特定語意的象徵系統，具有當地醫療信仰與行為的社會文化基
礎。從既有達悟傳統有關精神失序的語彙，我們可以歸納出幾個看
法：
　　第一，達悟傳統看待精神病人的方式，是歸因於超自然Anito惡
靈的作祟。
　　在惡靈的世界觀下，現代醫學還未進入蘭嶼之前，凡是遇到疾病
或死亡，達悟人認為是Anito惡靈作祟。李亦園指出，達悟人把所有
的疾病、災害都歸咎於Anito。從正面來看，在達悟（雅美）族社會
中，無論個人或群體，都用Anito解釋一切人生的不幸，減輕他們無
法對環境作出有效控制所生的焦慮。另一方面，李亦園則認為，達悟
人對Anito的迷信，完全抹煞了科學解釋疾病的其他可能，阻止文化
向前發展（1960：5-9）。不過李亦園的研究出版於1960年，而1960年
代中期之後，蘭嶼才面臨快速社會變遷的階段，各種現代性的制度，
譬如政治制度、貨幣經濟、國民教育、現代醫療等開始進入蘭嶼。這
些變化開始對傳統的Anito文化禁忌逐漸產生影響。在歷經四十餘年
快速而顯著的社會變遷，Anito文化受到現代科學世界觀解除魔咒的
衝擊之後，我們必須探究Anito超自然的疾病歸因方式，以及驅逐惡
靈的文化傳統，是否還能鞏固達悟人的心理健康？
　　傳統惡靈的世界觀中，達悟人是個相當怕鬼的民族，對惡靈、死
亡、鬼魂存有極大的敬畏。靈魂飛走了（soma'lap so pa'ade）、被未知

的鬼附身（da-nikovotan）、被特定的鬼附身（nanikovotan）等這些與鬼有關的語彙，顯示達悟文化是透過超自然的歸因方式，來看待精神失序、行為異常的人。「靈魂飛走了」，意指某人被嚇到之後，靈魂跑掉，才會出現一些行為異常的舉動。通常這種情形是可逆轉的，只要靈魂再回來，就可恢復正常。「被未知的鬼附身」、「被特定的鬼附身」這兩個詞彙，代表比靈魂飛走了更嚴重的情形。不過這兩個詞彙所代表的程度不同。"da-nikovotan"指的是還不確定被誰附身。較為嚴重的是"nanikovotan"，通常是指被特定對象的鬼附身。特定的鬼可能指某個死去的親人、結怨的族人等，因此所遭受的報復與詛咒也更加嚴厲。

惡靈象徵了達悟人內在深層對鬼的恐懼，鬼成為許多精神失序者幻聽、幻覺的主要內容。有鬼、怕鬼、看到鬼，是我在訪談過程中，常常聽到失序者本身或家人最早覺得不對勁的徵兆。例如，家進20歲在臺灣工作時，出現不正常的徵兆，精神醫學診斷為精神分裂症。他以「遇到鬼」來解釋當初自己異樣的行為。他這麼片段地告訴我：

> 問：你現在還會不會聽到聲音，會不會看到什麼？
>
> 家進：不會。
>
> 問：以前那時候是在臺灣或是回蘭嶼聽到聲音？
>
> 家進：在臺灣。
>
> 問：那你那時候會不會很害怕？
>
> 家進：會。在臺灣就有聽到，回蘭嶼就不會。以前那個鬼很多啊，自己的身體都遇到鬼啊。那個鬼很厲害，鬼很厲害。

小學六年級發病，曾經住院一次的陳海妹，經精神醫學診斷為精

神分裂症。她雖可以明白地告訴我精神醫學的診斷，但她並不具備足夠的現代醫學知識來理解精神醫學診斷背後的意義。因此，她並不覺得自己有「病」，並認為自己不對勁是因被鬼嚇到：

> 海妹：就是有一個棍子小小的、尖尖的，被拿到墓場那裡趕鬼的，被嚇到的，我本來好好的。
>
> 問：嚇到後就常常會發作嗎？
>
> 海妹：沒有沒有，偶爾啦，很少才會發作啦，我現在沒有發作。
>
> 問：會發作是因為生病還是說……
>
> 海妹：我沒有生病，就是偶爾發作。
>
> 問：為什麼發作？
>
> 海妹：我不曉得，就是靈魂走來走去，看到什麼。嗯，遇到惡靈會發作。
>
> 問：所以你這個不是病？
>
> 海妹：這個不是病。
>
> 問：可是不是病你為什麼要吃藥？
>
> 海妹：我不曉得啊！就是靈魂怕怕的！對不對，我身體好好的啊！

　　"Anito"惡靈所開展出的一套文化禁忌與規範，顯示達悟人對生命的觀念是建立在對死亡、鬼的敬畏上。「靈魂跑走了」、「鬼附身」等語彙，表示這些不正常的人是因為被鬼嚇了，靈魂出竅的結果，只要靈魂回來後，人就會變好。對鬼的畏懼，形塑出達悟人典型的文化症候群，看到鬼、害怕鬼、很多鬼出現，成為田野中一些失序

者最初幻聽、幻覺的主要內容。靈魂怕鬼的典型文化徵兆，也成為在部落中解釋精神疾病的緣由。

第二，處於達悟傳統文化下，大部分的精神失序者不會因為出現精神醫學所認為的「疾病」徵兆，如幻聽、幻覺等，就被貼上「不正常」的標籤。達悟傳統文化下將瘋子視為來自上一代的詛咒、自身做了不好的事的懲罰等，這些都衍生於社群規範的作用。

一些田野的受訪者指出，這些精神失序者是做了不好的事，例如不孝順父母親、偷拿別人東西、為人過於誇耀而不懂得謙虛等，才會遭受詛咒。這些資料顯示，分析人們對於不正常的精神狀態與行為的歸因，不能離開他們所屬的社會群體生活脈絡。這些被視為不正常的人，代表他們破壞了既定的社會規範，因而遭受詛咒。規範所劃分的正常與不正常的界線，也維持了既有的道德體系與社會秩序。有國中學歷40歲的春香，談到同部落的于順發出現失序行為的經過，這麼說道：

> 他以前的報應太多了啦，他以前在當代表的時候，都搶他人的地啊，欺負人啊，所以人家說到最後會有報應，就是這個問題出來。

70多歲獨居的婦人Sypan Co，有三個孩子。一個兒子與一個女兒在花蓮玉里療養院長期療養，唯一正常的小兒子多年前在臺自殺身亡。這個不幸的家庭，是衛生所登記具有家族性遺傳精神疾病的家庭。但是住在同部落Sypan Co的姪女卻用傳統文化的詮釋架構告訴我：

> 我一直在想，她們家爲什麼有那麼多苦難呢？我們這裡說，
> 如果上一代太旺，下一代就會不幸。他們的祖先是旺族，所
> 以好運用完，到了子孫代就倒楣了。

　　母語"miramlawan"代表瘋子、不可理喻的人，主要指行爲違反了
達悟的社會規範，就會被人指稱爲"miramlawan"。在惡靈觀念所開展
的各種文化傳統中，與死有關的事物是最爲嚴重的禁忌。譬如，正常
的達悟人在日常生活中不能說死人的名字、不准到墓地、不能靠近臨
終重病的人、不可出現死者的照片等。許多被精神醫學診斷爲精神失
序者，在日常生活中被族人視爲「不正常」，甚至受到排斥，不是由
於精神醫學診斷下「精神疾病」的污名標籤，而是他們觸碰了當地的
禁忌，打破正常人所該依循的文化規範。因此，達悟傳統文化下對正
常與不正常的定義，牽涉了維持社群秩序的一套社會控制的規範系
統。

　　第三，以海爲生的達悟人，眾多的文化內容建立在對海洋的知識
上。由於月亮圓缺受到海的潮汐所影響，達悟語中於是有"nanimasazi
do vean"一詞，意指「碰到月亮一半」、「正逢週期」，表示狀況不
好的人會隨著月亮的圓缺而發作。

　　我在部落的田野調查期間所進行的隨機訪談與觀察，發覺以月亮
作爲精神失序發作的指標，在達悟人(特別是老一代)的認知與詮釋中
至今仍非常普遍。例如，具有高中學歷、任職於鄉公所46歲的美理，
談到部落裡被診斷爲精神分裂症的家進時，就說道：

> 平常在跟我聊天的時候，我都覺得很正常。可是好像到一定
> 的時間，月圓月缺的時候，他的精神就會變得很奇怪。而且

他每次發病的時間，都是他們在講的那個時候。月亮變沒有
的時候，他就開始發病。

45歲的尤逸，高中畢業後，在臺灣工作十多年，最近才回蘭嶼居
家關懷協會工作，談到同部落罹患精神分裂症的同學春菊，也這麼
說：

> 他們就是週期性會好的，他們也會去山上耕田，去下海抓螃
> 蟹，但是偶爾就狀況不好了，月半了就不好了。她從臺灣回
> 來就這樣子十年了，所以我跟你講，她不是每天的狀況，週
> 期性的，可能每個月的月圓，搞不好是每個月的下弦月，這
> 邊的人都是這樣子。……他們不是像瘋子這樣每天都瘋。不
> 是，有時候她狀況很好還去海邊打漁什麼的，就跟你聊天什
> 麼的。但是好奇怪，哇！有時候就開始了。我們這邊的都是
> 週期性的那精神狀況不好，不是像臺灣一直全年的都是不
> 好。他們是週期性的，爲什麼會這樣咧！

傳統的達悟文化認爲這些人的失序，並不是一種病。他們看待這
些不正常的人，與精神醫學的定義有很大不同。不正常不是獨立出來
的病徵，正常與不正常的界線流動不居，如同大自然的變化一般，它
會隨月亮週期自然而然地變好。因此在傳統達悟文化中，人們對這些
被精神醫學診斷爲不正常的人，抱持著一種不積極處置、相當放任的
態度。

第四，巫醫、薩滿(shaman)或乩童通靈等經驗，在一些傳統的部
落社會代表了某種神奇的力量。在相對現代化的社會中，薩滿等的心

理特徵被認爲是對個人、社會的一種威脅，因此，必須把薩滿等送入精神病院。但是在許多尚未明顯現代化的社會中，這類相同的行爲卻具有很高的價值，甚至被鼓勵。在傳統的達悟語"zomyak"，同時代表了具有神力的巫醫，以及突然失神、精神恍惚之意。

　　究竟，具有神力的巫醫與突然失神的人是屬於同一種人，還是彼此之間仍有差別？部落的受訪者指出，這兩者之間是有等級的差別。55歲曾任世界展望會幹事的林勇，他的叔叔曾經是部落的巫醫"zomyak"。四年前林勇的大女兒林茵在臺灣工作時，出現妄想、幻聽等症狀，精神醫學診斷爲精神分裂症。林勇向我解釋巫醫"zomyak"與精神疾病的差異：

> 林勇：我爸爸説大概是發生在民國三十年到三十七年之間。我叔叔有過人的天賦，他還有一種是先見之明。有靈感的，有特異功能，是全島公認，可以説是驅鬼，也可以説是巫師，這樣的人叫zomyak。
>
> 問：什麼樣的人可以被選到當巫師？
>
> 林勇：神仙，這個有兩種，一種是鬼魂附身的，一種是神仙附身。神仙附身是不會受害而且有先見之明。有一個所謂的比較低層的，會害人的，就是所謂的精神異常，叫miramlawan。
>
> 問：一般人怎麼判説他是神仙級的？
>
> 林勇：會知道喔！我跟你講他的事蹟，你就知道了。他指著一隻小鳥，小鳥馬上掉下來！這是他第一次開始的時候。還有以前美軍不是一直在轟炸臺灣？他説，小心，等一下馬上有敵軍的飛機要過來，突然，馬上就過來這樣。他有先見之

> 明。他有一次說，你們要注意一下，大家要愛乾淨一下，最
> 近可能會有霍亂出現，沒有多久，就有人送葬。過去沒有醫
> 療的時候，是這樣判分，神仙的話，會有先見之明，精神異
> 常的，他們沒有先見之明。所以每一個部落有事情一定會找
> 他，那時候，最紅的就是他。

Ackerknecht(1971)指出，我們不能把薩滿簡單地看作精神疾病病理學上的異常，因為薩滿在一些社會中適應良好，扮演著有益的角色。達悟部落社會的巫醫"zomyak"具有異於常人的特質，通常被視為一種特殊的能力。然而在逐漸經歷理性化除魅過程中，隨著政治、經濟、文化、教育、醫療等各方面現代力量深入日常生活，改變人們的認知與行為，巫醫本身與其所具有的神力，已逐漸消失。

1.2 達悟傳統治療儀式：巫醫的驅鬼

達悟人傳統觀念中認為鬼魂是致病的原因，因此驅除惡靈就成為他們面對不可解釋的病徵或異常行為的重要儀式。傳統處理疾病的方式，是由家人在住宅四周扮作窮凶極惡的樣子，並揮刀趕鬼。他們或在病人頸上掛金片或青色珠串，藉以增加抵抗力，或在身上纏掛一種鬼魂所懼怕的蔓草，藉以驅除鬼魂，或延請巫醫來驅除鬼魂。他們相信，凡與死人接觸過的人、物、地，都可能有鬼魂的存在。

例如43歲的家進，從20歲在臺灣發病後就回到蘭嶼。面對他在臺出現的異常行為，父母採取的是傳統達悟的民俗療法。當初陪在一旁的大哥這麼說：

> 問：爸爸媽媽怎麼看他這個病？

大哥：就臺灣嚇壞了。

問：爸爸媽媽有沒有用你們達悟傳統？

大哥：我們在桃園時候，我們就開始穿達悟族的傳統服裝，瑪瑙，就是有幫他招靈魂。

問：是不是老一輩的都知道怎麼招靈魂？

大哥：對，他們懂。回來蘭嶼也是像在臺灣那樣把靈魂招回來。

問：誰幫他弄的？

大哥：我媽媽，我母親就這樣，既然沒有成功了，就是魔鬼擾亂。達悟族的習俗，好像有這種狀況的人，……頭上……衣服，在他頭上燒，然後他就這樣轉。

70多歲的SypankaSyas，也談到過去的傳統處理方式：

SypankaSyas：對於這位被鬼附的人，如何能夠去處理面對，只能哀求。

SypankaSyas的女兒：（怎麼哀求？）

SypankaSyas：死去的祖父和過世的父親哪！請你們處理吧！這就是當時還沒有上帝時的作為，我們會說，我們捉一隻豬吧！因為他們認為是惡靈，所以讓此人生病了，因此在以前我們會殺一頭豬，在吃肉的同時會說：拿去吧！我死去的祖父、過世的父親，請你讓此人痊癒吧！這就是我們以前的作為，可是如果沒有神，他們怎麼可能會好，這樣的事是沒有用的，這就是我們過去的風俗習慣，現在我們只有全心依靠神了。

一位達悟族的牧師，也告訴我傳統的驅鬼方式：

> 牧師：我們傳統就是他的父母親拿那個竹竿，一定拿竹竿，
> 用釣的，某某人的靈魂請你跟著來，回他家裡，這樣子慢
> 慢……從他發生的那個地點，然後再……，過去他們都是用
> 這種啊。
> 問：現在還有沒有？
> 牧師：我們沒有用，我們不信。基督教的話，我們用禱告的
> 方式。

我的田野中51個受訪者中共有6個青壯世代精神失序者的父母，曾經採用傳統的驅鬼儀式。這些精神失序者的年齡大多是40歲以上，他們的父母均為未接受現代教育、生活在傳統達悟文化的老人家。平日這些失序者的父母對待被診斷為精神疾病的兒女，大多採取自由放任的態度。若出現嚴重的失序，才會求助巫醫，進行民俗療法。如同前面提到的，巫醫驅鬼的民俗儀式效用，一向建立在巫醫個人所顯現的神蹟上，在缺乏制度化的方式使它得以延續與傳承，一旦神蹟在經驗上無法持續顯現，人們對其神力的信仰也就消失。2000年左右的達悟部落，已經沒有巫醫。隨著巫醫的凋零，現今的達悟人已不再求助於傳統的民俗療法。

2.1 基督宗教：撒旦附身

1951年駱先春牧師由臺東新港搭船到蘭嶼，這是基督教傳入達悟社會的開始。1954年天主教紀守常神父也至蘭嶼傳教。接著，長老教會總會指派宣教士孫雅各牧師、內地會高甘霖牧師和基督醫療團到蘭

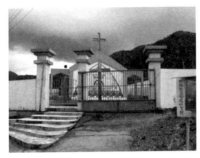 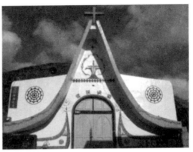

照片一　野銀基督教長老教會。　　照片二　椰油基督教長老教會。
（作者攝2005/10）　　　　　　　（作者攝2009/01）

嶼進行傳福音及醫療工作。早期這些西方宗教，主要是藉由物資救濟，教育與醫療協助，與達悟居民一起生活，逐漸建立起傳教的基礎。1951-1970年，是達悟族本身傳道人才培養與廣設教堂的時期。朗島村最先設置教會，之後才陸陸續續在各村設置。不僅各村廣設各種查經班及主日學課程，傳道人還將各種聖詩歌曲改編為達悟語，教導村民讀聖經，同時更在1991年完成翻譯達悟語聖經的工作。從1966年左右開始，教會也推薦婦女前往花蓮進行保母訓練，以培養育兒及衛生知識。1972年基督教蘭恩基金會成立，是島內第一個非營利組織。往後世界展望會於1980年成立東區辦事處，1992年在蘭嶼鄉正式設立服務據點，透過制度性的組織建立起宣教的活動。

　　2006年底為止，漁人、紅頭、椰油、朗島、野銀、東清等部落，共有天主教教會六間與基督教教會九間（包括六間長老教會、兩間神召會、一間真耶穌會），而長老教會為當地最龐大的基督教會（見照片一、二）。大部分蘭嶼人皈依基督教各教會，小部分皈依天主教，而

極少數屬於漢人爲主的一貫道、漢人民間信仰(如瑤池金母)等。根據1975年的一項統計，鄉內共有基督教各教派信徒832人，占33.68％，天主教徒685人，占27.73％。當時合計將近六成以上的達悟人，接受基督宗教信仰。

相較於1950年代開始，國民黨政府將犯人、不合格的教員和警員、核廢料等放置在這個隔離的小島，使居民對國民黨政府有某種的不信任。教會與傳教士深入達悟族人的部落，帶來必要物資、提供生活協助等，藉由這些方式，傳教士傳遞上帝的旨意，使基督宗教逐漸改變達悟人傳統的信仰，重構他們的世界觀。從2000年開始進入蘭嶼田野後，我發現宗教的禱告，漸漸成爲現今達悟人面對疾病、病痛的重要儀式。在部落中，幾乎每天晚上都會有人相互邀約到某某人的家，爲感冒、頭痛、中風、癌病的患者禱告。這些有宗教信仰的族人相信主耶穌有醫治病痛的能力，希望透過本身的禱告、教友的祈禱等儀式而戰勝身心方面的痛苦(見照片三)。

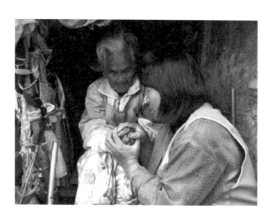

照片三　部落的人陪老人一起禱告。（作者攝2003/01）

隨著1951年後教會力量逐漸在蘭嶼生根茁壯，達悟傳統文化受到基督宗教傳入後的影響，牧師逐漸取代了傳統的巫醫，傳統惡靈漸漸變成基督教中的「撒旦」，作用在精神失序者身上。當地一位牧師也告訴我如何區別精神疾病與魔鬼附身。他說：

> 在這邊說到不正常的人，也有人說這是惡靈的，也有人說這是真正精神失常的，另外一種是他們說的是魔鬼附身。從宗教的角度，這個看得出來，從他的語言他的肢體，可以通過禱告把鬼趕走，過一段時間他就會慢慢恢復過來。

在我的田野觀察，老、中、青不同世代失序者精神不正常的狀態與行為，是否會被人以基督教的方式來理解與對待，在於失序者本身的言行是否牽涉基督教與其教義，例如說撒旦的名字、自己認為是耶穌、在教會裡出現異常行為等。或者精神失序者周遭的重要他人為虔誠的教徒，就容易被以基督教的詮釋與治療方式來對待。隨著基督教力量在當地的發展，新的世界觀也逐漸傳布，取而代之。撒旦、邪靈逐漸取代達悟傳統的惡靈信仰，成為族人理解正常與不正常的新方式。

2.2 宗教的治療儀式：驅鬼禱告

達悟族的張海嶼牧師在他的研究中（1992）提到，在傳教初期教會發放救濟品，使得物質協助與族人對臺灣的印象相結合，有助於教會形成一種新的權力型態。同時他認為，蘭嶼的地方領袖人物，從傳統的長者演變到民意代表，又演變到現在以教會領導人物為主。因此，基督教傳入蘭嶼後，牧師漸漸取代了傳統的巫醫，被認為具有某種神

力，成為不正常、精神失序者新的治療者。一位牧師和我說到如何進行驅鬼禱告的儀式：

> 牧師：有啊！一個年輕人，被魔鬼附身了。他們的家人會找牧師啊，請牧師來替他禱告，他突然會有一些狀況。
>
> 問：在蘭嶼發作？
>
> 牧師：他就是一直亂講話，行為怪異，他會亂跑。
>
> 問：家人會先找牧師，不是先找衛生所？
>
> 牧師：他們不會去找衛生所，因為他們知道衛生所沒有辦法處理這個，他們會給他打那個鎮定劑什麼的，但是藥效沒有了又開始。那牧師有什麼特殊，就是我們所謂的信仰，有我們的禱告，靈巫和靈界之間互相抗衡，我們的經驗是透過耶穌，沒有一個鬼不會怕，沒有一個鬼不會跑，只要是奉耶穌的名的話，這是收過這樣的案例的牧師，做過很多次這樣的。
>
> 問：像教會會不會主動幫忙這些？
>
> 牧師：他們有來要求就會做，因為來要求就代表相信，因為你不相信就不會來。不是說我去，但是你自己本身要配合啊。你來要求，有這個需要我們就做，同樣的有同理心，我們才有辦法啊！

田野調查的51位精神失序者中，共有7位的精神患者與家屬明確地告訴我，他們曾進行宗教驅鬼與禱告儀式。這些人是屬於比較年輕的精神失序者，年紀大都在30歲以下。例如：被診斷為精神分裂症的安安，在2004年時第五次入院。在他出院前夕，他的大哥這麼告訴

我：「等出了院就先去作靈療，然後再帶到教會，會比較安心。還是要去試試看。」在臺灣被診斷爲憂鬱症的衫明，他的堂姐美昭也提到如何進行基督教的驅鬼儀式：

> 我們一起就幫他禱告、驅鬼啊！其實我有點害怕，可是就大家一起用力的禱告，一次進行兩、三個小時，很累啊！體力不好的，是不能加入的。(問：衫明呢？)他也很配合，就是大家一起用力禱告。

基督教的治療方式，主要是以牧師、傳道人帶領的驅鬼禱告儀式爲主。傳道人、牧師取代傳統巫醫，成爲部落中具有神力的人。通常是精神失序者家屬主動求助於教會，親朋好友也可參與儀式，大家一起爲失序者禱告。這種宗教治療，與達悟傳統巫醫治療方式一樣，並無法以科學標準來客觀驗證，效果也因人而異。即使如此，牧師與傳教士畢竟不同於達悟傳統的巫醫。在蘭嶼，基督教有教會組織與正式制度運作的支持，使它們在當地的信仰傳播與其他活動，得以持續進行。雖然基督教禱告、醫病趕鬼等治療方式，在達悟的精神失序處理中，並不是特別盛行，但在傳統巫醫明顯消逝之後，卻逐漸與現代精神醫學並存，成爲一種新的理解與處置上的重要模式。

3.1 現代精神醫學：精神失序是一種病

1931年，日本殖民統治時期制頒《山地政策大綱》，逐步於各山地鄉設立公醫診療所及瘧疾防遏所，並訓練山地婦女助產技能，爲偏遠地區提供醫療照護。日本殖民統治時期，臺灣山地衛生業務由警察機關辦理，光復後由臺灣省行政長官公署民政處衛生局接辦。1945年

　　省衛生局將日本殖民統治時期設立的山胞公醫療養所改為山地鄉衛生所，每鄉各一，共三十所，每所置主任兼醫師一人、公共衛生護士或助產士二人，後再增加醫師一人，並逐步增置保健員、檢驗員等負責推行公共衛生、門診醫療、巡迴醫療及衛生行政等工作。國家透過制度建構的方式，將現代醫療公衛體系帶進原住民的部落社會。

　　相較於現代醫學在臺灣長久以來所建立的專業權威，早期蘭嶼一直是醫療資源極為匱乏的地區。現代醫學的公共衛生系統在日本殖民統治時期進入蘭嶼，而有正式制度化的組織，則始於國民黨政府戰後統治初期。達悟人稱醫師為 "Mangavavaw"，稱衛生所為 "Koysang"（見照片四、五）。1945年國民黨政府來臺，但是直到1959年才於紅頭成立蘭嶼衛生所。衛生所原隸屬鄉公所，1975年改隸臺東縣衛生局。在蘭嶼，達悟人對現代醫療的可選擇性很低，長期以來只有衛生所可以提供現代醫療服務。健保納保初期，蘭嶼居民普遍出現繳不起保費的窘境。在傳統惡靈文化下，老人家也多將衛生所視為骯髒、不潔的禁地。地理上的邊陲位置、文化隔閡、資源不足，以及衛生所功能不彰等，都使得醫療社會學中在現代醫學驅動下的「醫療化」過程，在達悟社會中的進展，並不順遂（見照片六、七）。

　　姚克明在1982年所進行當地公共衛生的調查報告指出，達悟受訪者相信人生病是與惡靈有關的，占50%。亦即在一般疾病原因的詮釋上，有一半以上的受訪者仍接受傳統信仰。這種傳統文化與現代醫療交錯並置，甚至有時衝突的情況，同時也出現在老人照護、精神疾病詮釋與處置等問題上。在蘭嶼，現代精神醫學主要透過國家所支持的制度運作，將其理念與治療方式帶入原住民部落。1992年8月起，臺東縣衛生局委託省立臺東醫院及馬偕紀念醫院，以兩位精神科專科醫師輪流每個月到蘭嶼一至二次的方式，配合當地醫護人員，進行診斷

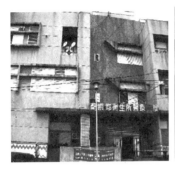

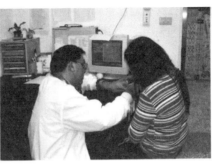

照片四　2001年新改建
的蘭嶼衛生所外觀。

（作者攝2000/03）

照片五　衛生所醫師替急診的小
朋友看診。（作者攝2000/03）

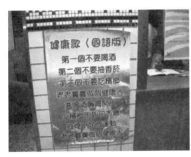

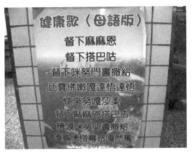

照片六　衛生所國語版的衛
教海報。（作者攝2009/02）

照片七　衛生所母語版的衛
教海報。（作者攝2009/02）

及治療。1998年7月，馬偕紀念醫院臺東分院受中央健保局東區分局
委託辦理「蘭嶼、綠島醫療改善計畫」（簡稱「蘭綠計畫」），提供每
個月兩次的精神科、家醫科、內科等專科的巡迴門診。1999年10月，
馬偕紀念醫院臺東分院依據中央健保局頒布的「全民健康保險山地離

島地區醫療給付效益提升計畫」，思考轉型的可行性。中央健保局於2000年10月召開的「研商山地離島地區醫療給付效益提升計畫」會議中，建議將蘭綠計畫轉型為整合性醫療服務的經營模式。2001年7月開始由馬偕紀念醫院臺東分院執行「醫療給付效益提升計畫」，當時該份報告也指出蘭嶼達悟人罹患精神疾病比例偏高的現象，並針對當地特有的健康問題提供專案醫療保健服務，設立精神科醫療專案。換句話說，雖然從日本殖民統治時期已有醫師進駐，但是國民政府來臺後才成立簡單的衛生所，一直到1992年以後，所謂的「精神科醫師」才開始配合國家制度進入蘭嶼。

在達悟傳統文化的影響下，大部分精神失序者與家庭成員的精神醫學知識相當貧乏。現代精神醫學所謂不正常的行為，並不屬於達悟人理解疾病的範疇。雖然有醫師、護士固定的家訪，但是由於在達悟的文化傳統中，這些人並不被認為是生病，所以大部分精神失序者本身與親人，並不會積極地從精神醫學的角度來理解精神失序。傳統巫醫或教會牧師是被動地介入，但精神醫師的治療與介入，則具有國家醫療政策所賦予的正當性，並持續運作。憑藉這些條件，現代精神醫學以主動、相對積極的方式介入患者的治療歷程，蘭嶼鄉衛生所也分別在2002、2004年舉行過兩次相關的衛教。這些活動顯示精神醫學憑藉國家的支持，以制度化的機制運作，積極干預當地人精神失序的問題。

一般現代精神醫學對精神疾病的歸因，主要包括生物、心理、社會等因素。有一些在臺發病的患者，周遭的親友也會從社會心理成因的角度，認為他們由於工作或學校環境壓力大、適應不良、父母離異、感情受挫等因素誘發疾病。此外，如果家中同時有兩人或兩人以上被精神醫學診斷為病患，那麼族人也開始從遺傳的角度去理解這些

人。在部落的田野觀察中，我發現人們在「家族遭受詛咒」的傳統理解之外，也逐漸提出「基因遺傳」的詮釋方式。1990年代初期，精神醫學的論述開始進入原住民部落，對於傳統信仰理解精神失序的超自然方式，有除魅的作用。

3.2 現代精神醫學打針、吃藥的治療模式

現代精神醫學針對達悟精神失序者所提供的醫療方向，主要以藥物配合長效的針劑爲主，並輔以轉診到臺灣進行機構化的治療。雖然醫師、護士每個月都進行固定的家庭探視(見照片八、九)，但是大部分年紀較長的精神失序者與家庭成員，由於缺乏精神醫學知識或受文化傳統影響，並不認爲是生病，也不會從精神醫學的角度來詮釋。

任職於衛生所的達悟族護理長，就說到現今多元體系彼此衝突的情況：

> 護理長：這邊的人對精神科名詞不是很重視，也不懂，因爲他一直認爲是他做了壞事，因爲他做了什麼，或者說是因爲什麼附身或是什麼的。
>
> 問：那他們治療方式呢？
>
> 護理長：他們是用宗教或者是說通靈人士，就是靈媒或者說是有靈性的人。
>
> 問：蘭嶼還有哦？
>
> 護理長：這個要翻成國語我不太會講。就是他能直達天聽，可以跟天溝通什麼的。
>
> 問：什麼樣的人會被認爲有這樣的能力？
>
> 護理長：有的是教會的，有的有靈的人哦，不是一輩子跟著

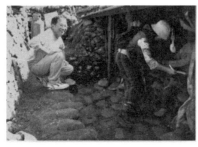 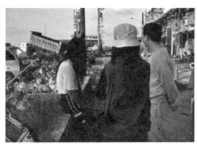

照片八　醫師、護士每個月定　　照片九　醫師、護士每個月定
期家訪。(作者攝2000/03)　　　　期家訪。(作者攝2003/03)

他，是只有那一個時段才有，沒了就沒了。一個部落通常會
找一個到兩個，如果這個部落沒了，他們會去尋求別的部落
的人。我記得我在小時候有別的部落，那種人到我們的部落
去幫人做驅趕的動作。

問：那現在還有這樣的嗎？

護理長：現在他們利用宗教了，現在用教會的方式。

問：所以他們也不會認為這是有病要來看精神科？

護理長：我剛剛有講大概只有中生代比較了解一點，我們當
地的人回來(指從臺灣)，就是有一些訊息會一直發出去。

事實上，精神科醫師一個月進行兩次訪視所開的藥物，大部分患
者與家屬配合度都不高。少數青壯世代的精神失序者，在媽媽與兄弟
姊妹的監督下，或許能夠勉強配合的遵循醫囑服藥。但是順服於現代
精神醫學的藥物治療方針，並不必然保證因此恢復正常。對於不吃藥
的精神失序者，有的家屬會主動要求醫護人員替患者打針。這些家屬

多半是接受現代教育的一代，而不是那些仍深受傳統影響的老一代。

田野訪談中的51個精神失序者(不包括長期安置於玉里療養院與住院者)，其中只有4位會依精神醫師的指示而定期服藥(見表一)。

表一　老、中、青三代接受精神醫學治療的比較表

精神醫學治療 世代	完全配合服藥	部分配合服藥	很少配合服藥	不服藥採注射	完全拒絕	目前住院	總數
老年世代(60歲以上)	0	0	0	0	3	0	3
中年世代(25-60歲)	4	14	6	7	5	7	43
年輕世代(25歲以下)	0	4	0	0	1	0	5
總數	4	18	6	7	9	7	51

＊本表是研究者透過個案、個案家屬、醫護人員的訪談與觀察繪製。

蘭嶼精神疾病患者的後送醫院，主要是馬偕紀念醫院與花蓮玉里療養院。除了幾個零星的患者在花蓮長期療養，對其餘大多數精神失序者而言，由於來臺就醫不便、文化差異、語言隔閡等因素，住院治療並非他們慣常的治療方式。如果不具有攻擊性行為，或嚴重擾亂家人生活作息，那麼家人通常不會主動將他們送入醫院與外界隔離。幾乎所有田野中的患者，都相當排斥住院。小靈18歲在臺讀高三時，首度出現不正常徵兆，至今進出醫院9次。她談及住院的感受：

　　我這幾年比較好，進去就比較沒有被綁。可是我看到那些病
　　患他們被綁的時候，就會想到自己以前也跟他們一樣，被綁

得很緊，就會很難過。我討厭住院，在醫院的時候，我都會打電話回家跟我媽說，我不想住院，我很想回家。我覺得精神病病人很可憐，一被送進去醫院裡就沒有自由，每天在那麼小的空間裡生活，所以那個時候我真的很難過，我打電話跟我媽講，叫我媽趕快來看我，真的是很難過，我就痛哭流涕耶，……結果醫生就說我情緒還不平穩，又不讓我出院了，我覺得住院簡直不是人在過的生活，而且那個護士啊，就是只會一直叫你吃藥而已。

48歲的陳海成，國小畢業，精神醫學診斷為精神分裂症，發病至今共有4次自殺自殘的紀錄，曾住院治療7次。他說到住院的感受：

> 海成：精神科醫院住院住了2次！
>
> 問：那去住哪家醫院，你記不記得？
>
> 海成：臺東省立醫院啊！還有玉里喔！上次出去是住玉里。
>
> 問：住院他們都叫你做什麼？
>
> 海成：臺東省立醫院在那裡抹地板！
>
> 問：住院會不會讓你心裡比較平靜，還是你不喜歡住院？
>
> 海成：會想家！我很像小孩子的個性，也會想家，可是沒辦法回家！
>
> 問：他們為什麼不讓你回家？
>
> 海成：我也不知道！
>
> 問：那在玉里呢？
>
> 海成：那邊更差勁啊，很痛苦！有人會打架！沒有安全感，很恐怖就對了。看他們的臉啊，他們的說話，感覺他們都會

打架！

　　被診斷爲精神分裂症、妄想症的70多歲老人Sypan Dan，2000年
當我第一次隨著醫師、護士去找他時，他與老婆在山上，兩人都只會
說達悟族母語。身體健朗的他，不斷地對著醫師唱日本歌，並高興地
和醫師握手。當時，一旁的女兒不斷地詢問醫師，Sypan Dan是否需
要住院？摘錄2003年初家屬與醫師的對話如下：

> 女兒：他是老的時候才變得這樣，十多年了。不高興的時候
> 還會打破燈，有時會忘記事情，是不是需要住院？每次半夜
> 會起來，都是我媽媽照顧他，像炸彈一樣，我媽媽照顧他很
> 累。
> 醫師：他現在的情況，還是不適合。他住院語言不通，萬一
> 又不聽話，住院會被人約束起來。醫護人員也會很難區分他
> 是疾病的關係不好，還是適應不良，住院對他並不好。先吃
> 藥再觀察。

　　范醫師的勸告，暫時安撫了家屬。2003年3月被診斷爲妄想症的
Sypan Dan，因認定田中的電線桿是核廢場設立來危害他們，因而用
斧頭破壞電線桿。家屬在不堪照顧的情況下，將他送入馬偕精神科治
療，後輾轉至花蓮玉里。僅會說達悟語的Sypan Dan，一入院就被醫
護人員用約束帶束縛起來，以防他掙扎逃走。住院一年後Sypan Dan
健康情況逐漸惡化，進入加護病房觀察。一如范醫師的預料，機構化
的治療方式反而加速Sypan Dan病況的惡化，2005年4月從部落的報導
人傳來他病逝於醫院的消息。

比較田野訪談中51個老、中、青三代受訪者，可以發現只有10個人清楚知道精神醫學所賦予他們的診斷（見表二），也就是較具有精神醫學所謂的病識感。這十位全部都屬於已接受現代教育的青壯世代，因此我們必須進一步分析，不同世代其中涉及的不同世界觀與自我認同的轉變。

表二　老、中、青三代病識感的比較（田野觀察期間2000-2009年初）

世代＼病識感	清楚	部分	模糊	完全不知	其他	總數
老一代（60歲以上）	0	0	0	3	0	3
中年一代（25-60歲）	6	11	13	7	6	43
年輕一代（25歲以下）	4	1	0	0	0	5
總數	10	12	13	10	6	51

注：清楚：清楚知道自己的診斷以及診斷背後的意義。
　　部分：部分知道自己的診斷及診斷背後的意義。
　　模糊：隱約知道精神疾病這樣的名詞，但並不具備現代醫學知識。
　　其他：指正在住院中的個案，或研究者無法有效評估的受訪者。

田野中三位日治時代出生、被診斷為有精神疾病的老人家，在惡靈禁忌所開展的世界觀中成長。他們的日常生活節奏，圍繞在以生計經濟為主的生產方式，並緊密鑲嵌在傳統的部落網絡。他們完全沒有精神醫學所謂的病識感，亦即他們不會用精神醫學的知識解釋自身的狀況，學習所謂「精神病人」的角色。雖然這些老人都有短期在臺灣打工的經驗，但是精神醫學所代表的現代性世界觀，並不是他們日常生活中理解事物的方式。相反的，如果使這些老一代精神失序者脫離既有的部落連帶，而強迫納入醫院機構化安排的科層治療系統，那麼將會對他們造成更不利的後果。上述原本還可上山下海卻因砍電線桿

被送入精神療養院治療的老人Sypan Dan，由於僅會說達悟語，根本無法與醫療人員溝通。身體健朗的他，送入精神療養院一年多後便病逝於院中，即是一個讓人遺憾的例子。

在達悟部落中所見三分之二的精神失序者，屬於臺灣光復後1945年到1980年代出生、現年25-60歲的中生代。他們的成長期，見證了傳統文化與現代生活前所未有的接觸與劇烈衝突。田野中43個中生代的受訪者，有20位屬於全然未知或者並不清楚何謂「精神疾病」的狀態。許多人是因為長期失業、工作不順遂、家庭破裂、酗酒等而逐漸成為精神科收案照顧的個案。即使如此，他們大多都還可以依賴上山種田、下海捕魚的生計經濟過活。但是處在快速社會變遷下的小島，中年以下的一代必須遷移到臺灣求學謀職、家庭轉型導致的生活壓力、家人期待的改變等，都使得原先有助於病情舒緩的條件逐漸喪失。即使殘存的生計經濟仍得以維持基本生存，但是他們的未來卻難以讓人樂觀。田野中所見許多教育程度低、社經背景低下的中生代受訪者，多處於長期失業、酗酒、無法理解自身的狀況中，而他們對未來也不抱有任何希望。

1980年代後出生，25歲以下年輕一代的精神失序者，受到現代生活的刺激普遍高過前兩個世代，通常有較好的「病識感」，能夠以現代精神醫學的眼光看待自己的狀況。但是根據田野中的觀察，那些知道精神醫學對自己的診斷、具有病識感的達悟人，並不一定就能完全配合以吃藥、打針為主的生物性治療。年輕一代有病識感的達悟人，也不見得一定能適應現代社會生活。在具有清楚病識感的情形下，他們能否重建健全的自我認同，重新面對社會變遷帶來的挑戰，還涉及他們是否具有較健全的家庭結構的支持與協助。但終究來說，田野中有病識感的精神失序者在疾病歷程中即使不一定能維持較穩定的狀

況，但他們基本上比較有能力再度到臺灣求學或工作，讓自己適應現代社會的生活方式。

三、多元典範的並存與衝突

從時間縱向的角度來看，目前交錯影響達悟精神失序者的三個典範，亦即達悟傳統文化、基督宗教與現代精神醫學，從古老的時代到晚近的時期，漸次對達悟人產生影響。「達悟傳統文化→基督宗教→現代醫學」，這樣的進展，大致相當於Max Weber所說：「一個逐漸解除魔咒的理性化過程。」晚近達悟人如何理解與處置精神失序者，也深受這個變化過程的影響。作為一個現代化、理性化程度都相對較低的少數族群社會，達悟部落並存著對精神失序的不同歸因系統，以及相關的不同處置。

比較這三個典範，達悟傳統文化是透過惡靈禁忌開展其世界觀，以破壞文化規範與違背日常生活慣習作為不正常徵兆的判準，主要以儀式治療，由家屬主動尋求巫醫驅鬼。不過，由於缺乏制度化的維繫與支持，2000年後的蘭嶼巫醫大多已經凋零。基督宗教則將不正常的徵兆關聯到宗教上的象徵，主要由家屬主動尋求牧師或傳道人一起驅鬼禱告。而現代精神醫學則是精神科醫師以DSM診斷系統作為專業的判斷基礎，強調幻聽、幻覺等不正常徵兆為判準，在國家制度的支持下，精神科醫師與護士每個月一至兩次訪視全島被診斷為精神疾病收案的個案，治療方式以打針、吃藥為主。

表三　三種典範的比較

三種認知典範	達悟傳統	基督宗教	現代精神醫學
理念與世界觀	惡靈所開展超自然的世界觀	上帝是萬物的主宰	科學的世界觀，排除超自然的解釋。
歷史	在日本殖民統治時期以前，達悟人是島上唯一的居民。其傳統文化源遠流長。	1951年駱先春牧師由臺東新港搭船到蘭嶼，1954年天主教至蘭嶼傳教，之後逐漸傳布。	1959年成立衛生所，1992年第一位精神科醫師進入蘭嶼之後逐漸傳布。
不正常的歸因與判準	1.被魔鬼嚇了 2.觸犯禁忌或社會規範 3.遇到月牛 4.奇力斯瑪的特質	不正常的徵兆，與宗教的象徵有關。	幻聽、幻覺等
個案本身與相關者的認知	被鬼（惡靈）纏身	被撒旦附身	精神疾病具有生物、心理、社會的基礎
制度	無正式組織	教會組織	衛生所以及各種接受國家補助的偏遠醫療計畫
治療者	傳統部落巫醫	牧師或傳道人	精神科醫師、公衛護士
治療行為	傳統驅鬼（惡靈）儀式。	基督教驅鬼（撒旦）儀式，眾人集體禱告為主。	精神科醫師與護士每個月一至兩次訪視全島精神疾病病人。以打針、吃藥為主。
對個案的介入	家屬主動求助	家屬主動求助	家屬主動求醫或醫護人員主動強制介入

　　傳統部落社會的巫醫治療與基督教的驅鬼禱告，基本上是立基於神鬼對立的世界觀，兩者的世界觀是銜接的。相對的，現代醫學公衛體系的建立，強調科學理性的除魅過程，因此與現代性的涵化程度有

相當的關聯。目前達悟傳統文化、基督宗教與現代精神醫學這三個典範都不是單一獨大，而是以極爲混亂的方式並存於蘭嶼。族人們對精神失序的解釋，呈現多元的認知體系，遇到月半、被鬼附身、詛咒、觸犯禁忌、撒旦、基因、壓力過大等，各種理解方式交錯混雜，而三個不同系統的認知典範與詮釋，可能同時並存於精神失序者對自己或旁人對他(她)的理解上。周遭親人的歸因方式，更常常跳躍在不同的認知典範之間，如何採用哪一種求助系統，主要在於周遭重要他人的態度。通常第一步是周遭親人意識到失序者的異狀，詮釋這不正常的徵兆；第二步是重要他人採取某種認知歸因系統，決定求助的方向；第三步是如果先前採用的治療方式未見效果，則尋求其他的系統支援。田野調查顯示，老人世代大多求助巫醫與教會系統，通常精神失序者的父母曾接受現代教育，或自身與兄弟姊妹教育程度較高者，比較容易接受現代精神醫學的歸因理解與治療方式。不過教育背景與重要他人的影響，又並非唯一的因素。除了本身與親人的教育程度之外，求醫模式又受到宗教信仰和家庭結構的影響。

在家屬身上我看到的是一種「求助不同的神」，即死去的祖先、上帝、巫醫、牧師、精神科醫師的多元交錯的求助系統。雖然在臺灣的漢人社會中，精神失序者也會尋求中醫、民俗醫療等各種協助，不過不管如何，在類似臺灣這樣的現代社會，現代精神醫學在短短的一百年間，已經成爲主流的治療方式。蘭嶼的部落社會則不同，能夠完全接受現代精神醫學的知識與治療方式，仍屬於島內的極少數，且大多是學歷高中以上與臺灣社會接觸頻繁的年輕世代。特別是那些高比例精神失序所集中的青壯世代，他(她)們大多是國中、國小教育程度，有的人從臺灣發病回蘭嶼已有一、二十年。由於受教程度不高，與外在世界的接觸時間也有限，大多數的人以一種極爲混亂的態度面

對自己的「異感」。例如，有的人可以說出自己精神醫學的診斷，但是同時又認為自己的「異狀」是惡靈附身的結果。這些教育程度不高的患者，大多是經由電視等大眾傳播媒體習得極為負面的「精神病人」印象，卻並不具備足夠的現代醫學知識來理解不同診斷所代表的意義。

四、結論：國家公共衛生與文化療癒

晚近臺灣原住民的健康亮起紅燈，自殺、肺結核、肝炎、痛風、酗酒等，一直是國家偏遠醫療政策關注的議題。達悟人高比例的精神失序，正是原住民處在劣勢處境的一個特殊現象。高比例的精神失序，有其受苦的多方根源，思考舒緩之道，同樣需要多方面。因此，在面對達悟人高比例精神失序的現象時，我們必須思考交錯在蘭嶼不同世代精神失序者身上的多元認知系統，國家公共衛生系統的現代精神醫療方案的進入，必須擁有更多文化視野的理解，才有助於尋求分工互助的可能。

1. 傳統達悟文化

在達悟傳統惡靈的世界觀下，雖然2000年後巫醫的力量已完全式微，惡靈的文化卻依然發揮強大的影響力。精神失序者某種程度承載了惡靈詛咒的污名，有時也阻礙他們積極地接受現代精神醫學的處置。大部分島內40歲以上(屬於老年或中年世代)的居民並不認為這些人有「病」，而將這些人的失序視為如月亮圓缺一般的大自然變化，因此對他們多採自由放任、不多加干預的態度。這種自由、放任的態度，雖給予這些精神失序者較大的生活空間，較少應然上的期望，但

某種程度也忽略了這些人因為精神失序，而有極不舒服的異感與混亂的生活方式。

分析許多年紀較大精神失序者的疾病歷程，可以發現他們雖缺乏現代醫療所給予的必要協助，但在自由放任的情況下，他們還可倚賴傳統生計經濟的勞動方式，維持部分的生活功能。一些精神失序者還可以依循正常的生活軌跡結婚、生子。但隨著現代性的各種外力入侵，部落中對精神失序者的有利生活條件，正逐漸式微。在年輕世代逐漸遠離傳統而趨向現代性的過程中，上述那些去機構化的天然社區有益於精神失序者的有利條件，對年輕的精神失序者而言，反而轉化成有所限制的不利條件。許多在臺失業回鄉的青壯世代達悟人，已無法依靠傳統捕魚、種田生計經濟的勞動方式過活。如果在原鄉無所事事，他們又很容易依靠酒精的慰藉過活，因此我們必須正視社會變遷對不同世代精神失序者復原機制的影響。

2. 基督宗教

1948年基督教與1954年天主教隨著西方傳教士進入部落後，慢慢改變部分達悟人的世界觀。它不僅透過教義賦予受苦正面的意義，也提供了有宗教信仰的精神失序者與家屬心靈的支持力量，並在當地創造了一個使正常人可以較為坦然地接近不正常者的新管道，提供一個新的社群支持力量。使被一般人視之為異類者，透過宗教儀式不會被無情地排除在人群之外。

雖然宗教驅鬼禱告儀式的效果因人而異，在許多有宗教信仰的精神失序者與親人身上，我看到宗教信仰在精神失序者的病痛歷程中，提供了重要的支持與慰藉的力量。不過目前島上基督教或天主教所注重的，仍是以個人層次的禱告治療為主。對於精神疾病患者因家庭功

能不彰導致的失業、酗酒、貧窮、家暴、社經地位低落等困境而來的心理壓力以及年輕人遷移臺灣所面臨的挫折與心理的問題，現有的教會系統都還沒有提供更進一步制度上的資源與協助。

3. 現代精神醫學

　　現代精神醫學的公衛系統靠著每月一、兩次醫師、護士的訪視，著重打針、吃藥的生物性治療。但是從前述的分析，清楚顯示精神疾病不應被窄化為生物精神醫學上的問題，實際上應該從社會、心理層面來理解。Naomi Adelson透過加拿大的原住民研究指出，加拿大原住民高比例的酒精濫用、意外死亡、自殺等社會病理學(social pathologies)的現象，是社會受苦的一種形式，不能被化約到個人層次。但是，過去一些研究指出加拿大政府僅僅提供更多的健康照顧以回應這些社會病理學，而忽略了問題背後的根源。

　　雖然，對年輕一代而言，達悟傳統社會文化有利的條件正不斷瓦解消逝，但相較於都市化、工業化競爭與擁擠的生活，蘭嶼的部落生活仍是對達悟精神失序者較有利的空間。但是，傳統文化以放任的態度面對精神失序者不舒服的異感，對於嚴重失序、危及生命的情形並沒有積極的處理，則是有所缺失與不足。基督宗教藉由教義給予受苦意義與心靈支持的力量，透過眾人禱告儀式，創造集體社群支持的力量。目前六個部落的天主、基督教會，大都強調個人式心靈治療，較少觸及精神失序者背後結構的成因。現代精神醫學是透過國家制度支援醫護人員定期探視，如果精神失序者有危及生命的情況(如自殺、自殘、不進食、無法睡覺)，便能立即處理。但是，目前針對蘭嶼精神疾病患者的治療方式，仍是過度強調打針、吃藥等生物性的處置，缺乏社會心理的協助。此外，島外就醫或機構化的住院方式，並不適

合達悟人的習性。

　　因此，我認爲當我們思考到一些適合部落的心理治療與精神醫療復健模式，應該將達悟人傳統文化的特殊技能，以及達悟部落獨特的文化、宗教信仰的力量，都納入公共衛生的照顧與預防計畫中。未來精神醫療公共衛生的推動，更應該尋求三個典範分工互助的可能，而非在衝突中削減彼此足以舒緩人們痛苦、給予人們力量的潛能。Kleinman文化療癒的概念強調，研究者應該深入精神疾病和文化之間的關係，治療必須包含語言、儀式與文化象徵的操作。一些研究也指出，原住民精神失序的治療方式涵蓋了親族網絡，而不是只依靠個別的治療者。Laurence J. Kirmayer等人也指出，許多原住民文化是以社會爲中心，自我不是孤立的存在，而是存在於關係性的網絡中，因此家庭連結與社區的關係相當重要。此外，原住民社區有獨特的文化，並不見得適用精神醫療健康照顧與預防計畫。他指出一些心理治療與健康計畫，經常假定個人主義與自我有效性的價值，這並不適用於傳統原住民的文化價值。Pat Swan與Beverley Raphael則提倡，對原住民有效的心理健康計畫，必須容許他們對政策與計畫有某種自決權。

　　從日本統治時期的公醫制度、西方傳教士宗教與醫療的服務，到現代國家的偏遠醫療公共衛生體系，現代醫學的知識與治療系統已逐漸滲透到臺灣原住民的各部落。臺灣原住民的醫療與健康長久以來都是較爲邊陲的議題，1990年代之後才開始受到政府公部門與學界的較多關注。本文強調，若是一味的以現代醫學與主流社會的標準來衡量原住民社會，將無法理解原住民醫療的特殊性與個別性。目前在蘭嶼多元治療體系的並存與衝突，正說明了現代精神醫療的引入與傳統社會文化之間的矛盾。從社會變遷的歷史面剖析達悟傳統文化、基督宗教與現代精神醫學三個典範的發展，我認爲國家公共衛生的現代精神

醫學專案必須配合當地文化與社會發展，才能發展出適合達悟人的精神復健模式。如果過度強調送至臺灣住院與打針、吃藥的生物性模式，忽略達悟人精神失序背後的歷史社會根源，如：長期失業、酗酒導致的精神失調，將有可能產生更不利的社會後果。現代精神醫學的介入，還需要著力於政治、經濟、社會結構的改變。這些改變，未來必須嘗試透過地方不同的系統(如公部門、教會、衛生所、社區發展協會等)，深入當地文化，才有助於提升部落健康的社區發展模式。

參考書目

余光弘、董森永，《臺灣原住民史：雅美族史篇》。南投：臺灣省文獻委員會，1998。

李亦園，〈Anito的社會功能：雅美族靈魂信仰的社會心理學研究〉，《中央研究院民族學研究所集刊》10（1960）：41-56。

姚克明，《雅美族與健康有關的生活方式及其特異的衛生觀念與行為調查研究》。台中：臺灣省公共衛生研究所，1982。

郭舒梅，《流動的權力：以朗島村為例探討達悟族權力機制的形成與延續》。新竹：清華大學社會人類學研究所碩士論文，2000。

張海嶼，〈蘭嶼宣教史〉，《民族學研究所資料彙編》6（1992）：145-166。

臺灣省文獻委員會編，張炳楠監修，李汝和主修，《臺灣省通志卷8同冑志》。台中：臺灣省文獻委員會，1972，頁6-21、86-87。

劉珣瑛、莊上平、高正治，〈蘭嶼精神醫療概況〉，收入：《離島精神醫學研討會論文集》（出版處不詳，1993）。

劉清榕，〈臺東縣蘭嶼鄉社會經濟調查報告〉，《農村金融論壇》1

(1979)：171-201。

劉斌雄，〈蘭嶼雅美族喪葬的一例〉，《中央研究院民族學研究所集刊》8 (1959)：43-183。

鴻義章、林慶豐、彭玉章、呂淑妤，〈臺灣原住民醫療衛生政策之回顧〉，《臺灣公共衛生雜誌》21.4 (2002)：235-242。

Adelson, Naomi. "Reimagining Aboriginality: An Indigenous People's Response to Social Suffering." In Veena Das, Arthur Kleinman, Margaret Lock, Mamphela Ramphele and Pamela Reynolds eds., *Remaking a World: Violence, Social Suffering, and Recovery.* Berkeley: University of California, 2001, pp. 77-80.

Helman, Cecil G. *Culture, Health and Illness: An Introduction for Health Professionals.* Boston: Butterworth-Heinemann, 1994.

Kirmayer, Laurence J., Gregory M. Brass and Tait Caroline L. "The Mental Health of Aboriginal Peoples: Transformations of Identity and Community." *Canadian Journal of Psychiatry* 45.7 (2000): 607-616.

Kleinman, Arthur. *Patient and Healer in the Context of Culture: An Exploration of the Borderland between Anthropology, Medicine and Psychiatry.* Berkeley: University of California Press, 1980.

———. "Patient and Healer in the Context of Culture: An Exploration of the Borderland between Anthropology, Medicine and Psychiatry." *The Journal of Asian Studies* 40.2 (1981): 332-334.

———. *Rethinking Psychiatry: From Cultural Category to Personal Experience.* New York: The Free Press, 1988.

O'Nell, Theresa DeLeane. *Disciplined Hearts: History, Identity, and Depression in an American Indian Community.* Berkeley: University of California Press, 1996.

Saggers, Sherry, and Dennis Gray. *Aboriginal Health and Society: The Traditional and Contemporary Aboriginal Struggle for Better Health.* North Sydney, Australia: Allen & Unwin, 1991.

Swan, Pat, and Beverley Raphael. *Ways Forward: National Consultancy Report on Aboriginal and Torres Strait Islander Mental Health.* Canberra: Office of Aboriginal and Torres Strait Islander Health, 1995.

中譯書

Foster, Goorge M., and Barbara Gallatin Anderson原著，陳華、黃新美譯，《醫療人類學》。台北：桂冠，1992〔1978〕。

調查報告

中央健保局，《台東縣蘭嶼鄉醫療給付效益提升計畫》。台北：中央健保局，2001。

葛應欽，〈達悟族原住民精神分裂症之基因連鎖分析〉，《行政院國家科學委員會補助專題研究計畫，計畫編號：NSC89-2314-B037-112，高雄醫學院公共衛生學科執行》。台北：行政院國家科學委員會，2001。

臺灣省政府新聞處編，《改善山胞生活》。台中：臺灣省政府新聞處，1971。

第十一章

當代中國農村衛生保健典範的變遷:

以合作醫療為例

劉紹華(中央研究院民族學研究所)

　　本文透過中國農村衛生保健半世紀以來的變遷,說明公共衛生與政治經濟體系的密切關聯。以中國為例,有其典範意義。在意識型態的類型上,以中國為主的社會主義國家,正好與美國這個倡行自由主義的國家位居光譜兩端。近年來因為廣大民眾缺乏健康保險而生活堪虞,意識型態相左的中、美兩大強國,不約而同地走向衛生保健改革之路。中國自2003年起,開始逐步在全國各地農村展開「新型農村合作醫療」,美國於2010年通過國會改革法案,試圖推動全民健保。表面上,兩者皆以健康平權為終極目標,但實際的政策論辯與施行障礙,都受到國內政治經濟體系所構成的社會道德論述的影響。這是我們在看待不同光譜傾向的衛生保健制度時,應注意的關鍵因素。本文以中國為例,說明推展市場改革的社會主義國家,為符合其政治意識型態的道德基礎,而重思回歸基本社會福利。

　　將中國視為一種典型,有助於我們理解衛生保健典範變遷的政治經濟基礎。1949年以來,中國的農村衛生保健制度歷經劇烈變遷,堪

稱「衛生體系」的實驗室。在短短半世紀的時間內，至少經歷三次不同階段：第一，在集體公社制下所推動的合作醫療。第二，改革開放後因合作醫療解體，而導向以私人營利為主的商品化醫療。第三，近年所推行的新型農村合作醫療。本文梳理中國農村衛生保健體系涉及的政治經濟因素，包括：現代化的目標與實作、私有制與集體合作制的變動，以及共產黨的政權基礎。

現代公共衛生發展的歷史，在在說明了其與政治經濟及社會文化脈絡的關聯。執行者推展其衛生理念，必有其政策理論依據，而衛生政策的擬訂及實行也必須依賴行政官僚體系的配合推展，因此不可能脫離政治的影響。如同Fitzhugh Mullan所言：「公共衛生人員不是在實驗室裡工作，而是在公共領域，這是一個由政治力量所主導的領域。」

當代中國可說是凸顯公共衛生與政治體制密切關聯的一個經典個案。在許多已開發國家中，經過長期的歷史發展，公共衛生部門已建立其專業領域與權威，因此在政府體制中的重要性非常明顯。而中國的衛生部卻一向是影響力較小的政府部門。當代中國衛生保健體系的發展與變遷，受到專業衛生理論爭辯及體制外的因素影響不大，主要的影響來自國家政治經濟發展的典範改變。掌握此一關鍵，便可以理解何以當中國已從計畫經濟轉為市場經濟，同時各領域受到新自由主義理念的影響愈形明顯之際，我們卻看到國家力量在此時進入，重新揭櫫社會主義農村發展的理念，以公領域的資源投入基層衛生保健服務。

在進入分析之前，需要說明的是，衛生保健服務的領域非常廣闊。本文僅著重討論衛生保健政策的基本方向與措施。至於其他具體的個別政策議題，如疾病控制、疫苗接種、衛生人員訓練等，由於牽

涉到更複雜的不同層面，不在本文的討論範圍。在區域方面，本文亦以占據中國土地與人口面積最廣的農村爲主要討論焦點。至於都市的衛生保健體系雖然同樣受到政治經濟變遷的影響，但由於其政策施行的人口分類根據以及做法差異頗大，一般在討論當代中國的衛生保健服務時，都予以分開討論。本文僅著重農村的整體衛生保健政策。

公社時代的合作醫療（1958-1978）

許多學者認爲，在1950年代以前，中國農村衛生保健服務幾乎全爲私有制。而中華人民共和國成立後的首要工作之一，便是建立公有制的基層醫療服務。此一對比觀點常見於研究者對社會主義中國衛生成就的回顧，揭示了當代中國政府的立場，即認爲私有制的衛生保健制度與公眾健康福祉互相牴觸。

當代中國農村衛生建設的方針，自始便是以農村的公益發展爲前提。不過，這樣的理念其實並非社會主義政體所獨有。在民國時期，執政的國民黨與萌芽中的共產黨幾乎都同時開展農村衛生現代化的實驗計畫。民國時期的農村衛生工作可說是先由民間知識分子所發起。其中最著名的例子，便是晏陽初等人於1923年開創的中華平民教育促進會（簡稱「平教會」）。平教會的活動，符合當時國民政府「訓政時期」的國家政策，加上平教會需要政府在政策與資源上的協助，1930年代初，平教會便與國民政府展開密切合作。約於此時，甫自北京協和醫學院畢業的預防醫學教授陳志潛，到河北定縣參與晏陽初的工作，建立第一個農村衛生實驗區。其工作重點，不僅是爲了治療個體的病人，更強調以整體社區爲基礎的經濟與衛生發展工作。與此同時，共產黨也在其革命基地如蘇北、延安等地實行類似的農村衛生計

畫。當時的衛生工作原則已明訂：「必須在黨的領導之下，……紅軍的衛生工作不是一項單純的技術工作，它是和革命的政治任務、革命戰爭的需要緊密聯繫在一起的。」在民國時期開展的農村衛生計畫，主要是以現代化為主，針對廣大的農村推廣現代衛生概念，改善其衛生保健的品質。

1949年，社會主義中國成立。以農民革命起家的共產黨，大力推廣農村工作，其中包括衛生推廣與基礎醫療建設。陳志潛對於社會改革的看法，傾向社會主義的意識型態。中國政府於1950年代採納他在定縣的工作經驗，並以此為基礎，建立起全國性的農村衛生保健系統，開展了後來的「農村三級醫療網」，也就是由村、鄉、縣依序往上的轉診制度。

1950年代後期，中國進入以集體公社為主的合作生產制，農村衛生保健也成為公社制的一部分，並逐步廢除私有制，私有醫療衛生服務於1967年完全根除。在公社時期，也就是1958-1978年之間，農村衛生保健政策有幾點特質，可以明顯反映出當時的政治與社會情境。其一，以預防與群眾運動為主的衛生政策；其次，文化大革命與赤腳醫生的制度；最後，人民公社生產制度與合作醫療的建立。

1. 預防優先的群眾運動

由於「缺醫少藥」的現實，共產黨自「紅軍」時期便確立了「預防優先」的衛生政策。1950年第一屆全國衛生會議，明確定義了衛生工作的方針為：「面向工農兵、預防為主、團結中西醫。」所謂「面向工農兵」，即是以服務工人、農人、軍人為主，以符合為人民大眾服務的基本立場。預防優先的政策得以實施，主要有賴於全民動員的基礎。

　　中國共產黨革命之所以會成功，就是以群眾運動為基礎，在衛生領域亦不例外。從革命時期到立國之初，共產黨同時處理農村複雜的傳染病及慢性病，以及缺乏基礎衛生設施等問題，並具體推廣衛生教育與保健服務。隨著解放軍進入各地的衛生人員，除了擔任軍醫提供部隊診治之外，也照護一般民眾，並以「戰爭」的語言強力動員群眾與疾病「鬥爭」。在少數民族地區，隨軍醫務人員還可能入住百姓家，學習當地語言以利與民眾溝通。這些工作的目的，除了「為人民服務」之外，也同時加強解放軍與民眾的親善關係，以廣招志願兵。即自當代中國成立伊始，農村衛生政策的推展，便是透過一連串的政治號召與群眾運動才逐漸落實。衛生政策的推展，也提升了新政權的正當性。

　　新政權的目標，就是建立一個以社會主義為原則的現代化國家。群眾運動結合衛生保健的首要工作，就是去除迷信，宣導科學精神。除了利用中醫或其他民族草藥，以解決醫療資源不足的問題之外，大多數的傳統醫療體系，尤其是宗教療癒儀式，皆受到官方嚴厲批評與禁止。其次，共產黨也為了訓練基層衛生人員，廣設相當於中專程度的衛生學校。從這些學校畢業的衛生人員，一律分發到農村地區從事基層衛生工作。韓戰(1950-1953)發生後，共產黨也在全國各地推展以「抗美援朝」為基調的第一階段愛國衛生運動(1952-1954)，此期工作的主要目的是「粉碎美帝國主義的細菌戰」，進行全民滅蟲、消毒的防疫運動。韓戰結束後，愛國衛生運動承續了前期全民動員的力量，進一步以改善農村衛生為主要工作，包括在農村地區設立公共廁所、滅除蟲害、消滅疾病等運動。在「保家衛國」的口號下，愛國衛生運動成為中國衛生現代化史上一個最為突出的政治運動。

2. 文化大革命與赤腳醫生制度

在公社時期所實施的衛生政策中，最廣為人知的就是「赤腳醫生」制度。此制度甚至被引用成為其他發展中國家的借鏡。「赤腳醫生」制度的創始與推行，與中國國內政治發展有著密不可分的關聯。

社會主義中國成立之初，在衛生領域有兩種不同的思維模式。其一是以當時的衛生部系統為主，其醫療衛生系統的設計依循蘇聯模式，也就是疾病的治療與預防平行，主要工作是在城鎮設立醫療院所。當時多數的醫療衛生人員，都曾接受蘇聯模式為主的專業訓練，強調中央號令的重要性，實行由上而下、科層體制的醫療服務。另一派則是以解放軍衛生人員為主，強調毛澤東主義式的由下而上、去中央化、打游擊戰的群眾路線，堅持醫療衛生工作要服膺於革命事業的需要。此派認為蘇聯模式限制在以實驗室為主的技術發展，對廣大農村地區的衛生需求緩不濟急，無法達成共產黨在農村地區「為人民服務」的無產階級目標。這兩種不同的政策論述自始就在中國共產黨內部時有爭論，並在1950與1960年代數度消長，最終由採取毛澤東路線的激進派獲勝，也因此促成了大規模赤腳醫生政策的開展。

衛生路線的鬥爭，隨著國家擬訂發展的社會型態而有所變化。1958年中國開始推動三面紅旗(即總路線、大躍進、人民公社)的狂熱全民運動，指標之一就是在農村成立人民公社。當時在以大躍進為主導思想的生產目標異常躁進，全中國狂熱大煉鋼，盲目進行「科學實驗」種田，結果導致1959-1961年間的大饑荒，造成超過三千萬人死亡。大躍進的結果，顯示了激進派的失誤，使得以專業醫療人員為主的衛生部，再度主掌醫療衛生事業。不過到了1964年，毛澤東再度發動廣泛的基層群眾運動，先是「四清運動」，主要以清算不適任的農

村基層幹部為主，此時衛生部亦再度成為毛澤東重點攻擊的目標。文革之前，在1965年6月26日，毛澤東發表了攸關農村衛生的著名演說。他首先批評衛生部是為了都市階級服務的專業人員，忽視廣大農民的需求。因此，他要求「把醫療衛生工作的重點放到農村去！」緊接著此一宣言，文化大革命運動便於1966年展開，其主要目標便是針對都市中的知識分子，要求他們下鄉與農民學習，弭平城鄉之間的差距。

毛澤東對於衛生工作的重點宣示，成為文革時期大規模人口流動最主要的驅動力。大量的醫療衛生人員與知識青年下鄉，既有的醫療衛生人員與醫學院師生成為第一線的衛生保健服務工作者，並訓練其他知青與農民成為赤腳醫生。由於人力大多下放到農村，1966年夏天以前，醫學院及研究機構幾乎都已停止正常運作，醫生與其他專業的知識分子受到嚴厲批判。1968年赤腳醫生制度正式命名成立，與三級醫療網的制度結合，主要服務對象是村級與鄉級為主的基層農民。

當時全中國一致投入社會主義的現代化建設。接受國家動員的衛生保健人員，不論是基於對社會主義衷心的信仰，或恐懼黨國的政治處分，對所分配的任務，都表現出異常堅毅的服膺精神，在廣袤偏遠的中國農村，甚至深山老林裡長途跋涉。文革時期，不論是因內化或被強制灌輸而來的工作精神，造就了國際上對於公社時期中國農村衛生的正面評價，稱譽赤腳醫生制度創造了可觀的成就，在中國遼闊的農村中，建立了綿密多層的醫療網絡，提供無數農民基本的衛生保健服務。這種低技術性、經濟上可行的中國模式，甚至成為1978年Alma Ata會議中，討論世界衛生組織基礎衛生保健服務的範例。

然而，中國的赤腳醫生制度是某種特殊政治運動下的產物，並非單純因衛生保健需要所發展出來的結果。嚴格來說，這樣的政策似乎

只可能發生在中國的公社制度時期。除了先前所提的群眾運動的原因之外，另一項重要因素即為公社制度與合作醫療制度的整合。換言之，赤腳醫生制度在中國之所以成功，主要是仰賴極權政治的全民動員，並與農村集體式生產制度結合。

3. 公社生產制度與合作醫療制度

在人民公社集體生產制度下，每一個人都是公社的一分子，衛生人員也不例外。在當時三級生產制度中(即公社、大隊、生產隊)，一日之所需，包括糧食、物品及其他各種服務，全都是透過各層級的集體來生產、分配，個人僅是達成整體所需的一分子。農村赤腳醫生制度與集體生產制度緊密結合，進而形成了合作醫療制度。這項合作醫療制度的設計，採用的是預付保險金的方式。原則上，每個農戶繳交不高於每年收入2%的保險金，加上由農戶上繳集體的公益金與政府的財政補貼，就構成了每一單位的合作醫療基金。因此，不同地區合作醫療系統的良莠差距，在相當程度上也取決於該公社的經濟狀況。

在合作公有制下，衛生保健人員提供的服務不以營利為目的。赤腳醫生為集體公社中的其他成員提供免費診治，或酌收些許服務費用。藥物費用則由該單位的合作醫療基金負擔。包括赤腳醫生在內的衛生人員，他們服務的報酬主要是工分，並和其他集體成員一樣，以所得工分向集體換取糧食與生活用品。此外，合作醫療也與三級醫療網密切結合：生產隊或大隊的赤腳醫生所提供的服務以預防接種與初級衛生保健為主。這一級衛生人員無法處理的疾病，就轉介給公社級醫生。公社級醫生也需負責監督和指導下級醫生的衛生工作。若面臨公社級醫生也無法處理的問題時，就轉介到醫療網的最上層，即縣級的醫院處理。

　　這樣的合作醫療系統隨同公社制的存在，在農村推動了約四分之一個世紀。這使得中國到了1970年代末期，約90%的村落都設有醫療站，由赤腳醫生提供基本衛生保健服務。這種廣泛且普及的衛生服務，也將中國人的平均壽命，由1946-1949年間的39歲，提升至1980年的67歲。

　　中國的公共衛生界將此一時期內壽命與人口增長的原因歸諸於基礎衛生保健服務的提升。不過，國際學界中對於現代公共衛生與人口發展方面曾有的相關爭論，在中國的公社時期是否同樣有意義？換言之，我們可以問的是，在此段時期內，生產與分配制度的大規模改變是否也造成社會生產力及全民營養吸收的提升？是否有助於提高公共衛生水準？限於文獻與資料，本文無法深入分析此議題，也無法就此判定是否有其他因素影響壽命的提升。但有些相關討論可以提供未來研究者參考。中國在公社時期就已大致擬訂人口控制政策的方向，但受到大躍進及文化大革命的影響而中斷執行步驟與力度，因此1950及1960年代的出生率明顯攀升。經濟學者Nicholas Lardy亦指出，中國在公社時期的農業生產力雖有明顯增長，國家總收入也有提升，但國民平均的食物消費卻微微下降。原因除了大躍進時期農業生產力大幅下降，造成大量人口死亡外，其後人口攀升的速度也高於農業生產力的提高。整體而言，人均糧食消費在1956-1979年間沒有增長。

　　不論根本原因為何，中國從1950-1970年代末期所達成的衛生成就，單就基層衛生的完整網絡與資源平均分配而言，的確值得國際注目與讚揚。例如，在1979年時，全國只有27%的醫療衛生人員為20%的都市人口服務，同時有73%的醫療衛生人員為80%的農村人口服務。這樣的成就是在國家強力的控制之下，透過群眾動員與集體生產制度的社會凝聚所完成。文化大革命政治鬥爭開展之際，也就是毛澤

東與原衛生部之間路線鬥爭的結束，由毛澤東意識型態主導，引領衛生現代化的政策與實作。

1976年毛澤東過世，鄧小平上台，十年文革的經歷成為新一波政治角力的背景。過去激進的政策逐一受到嚴格檢視與批評，其中也包括赤腳醫生制度。反對毛派農村衛生保健政策的主要論述是：過去農村衛生保健的發展只重量不重質。赤腳醫生素質不良，徒具虛名，「嚴重阻礙了向專業化的發展」。反對者認為，新時代要做的事，便是提升醫療人員的素質，改善整體醫療衛生專業服務的水平。在「四個現代化」(工業、農業、國防及科學技術現代化)的政治理念之下，鄧小平不僅喊出了經濟發展的口號，也宣示要加強提升中國的科學與技術的專業領域。更在宣示經濟發展的同時，展開強力抑制人口增長及提升人口素質的生育控制計畫，這在後來成為改革時期公衛相關措施裡最為極權的政策。

市場導向的衛生保健事業(1978-2003)

1978年召開的中國共產黨第十一屆三中全會，宣示了改革開放的政策，結束了集體化的計畫經濟，逐步走向市場經濟的發展目標。在此狀況下，以人民公社為基礎的集體合作醫療制度與赤腳醫生制度開始解體。此外，中國政府採取部分類似美國雷根政府在醫療照護上的私有化政策政府緊縮公共衛生支出，執業的衛生人員亦轉向以營利為導向的市場模式來開展工作。然而，與此同時，政府對私有化的衛生保健服務與保險，仍抱持若干保留態度。以下列出市場化後，在農村衛生保健方面出現的幾個重要面向。

1. 農村合作醫療制度解體

　　1978年鄧小平再度強調「四個現代化」，中央政府開始號召「科技人員歸隊」。原來在文革期間由都市移到農村工作的知青與專業人員，陸續尋求各種管道回到原來的工作單位及家鄉。整個中國再度出現大規模的移民潮。只不過和文革期間的流動方向相反，這一次的人口移動，是從農村撤退移回都市。

　　改革開放政策第一波調整的對象就是農業與農村。集體公社的計畫經濟結束，政府陸續在農村各地實施「生產責任制」，將土地根據家戶成年人數分給農民，由農民決定生產與銷售，自負盈虧。此一改革，連帶也使得依附在計畫經濟下的合作醫療大受衝擊。在財政上，政府採行去中央化的做法，衛生保健因此也受財政改革的影響。過去衛生政策由衛生部決定後，由上而下劃撥經費給各級政府執行政策。1980年代起，省以下的各級政府自行決定財政分配，雖然省政府的自主權增加，但也必須自籌經費，形成資源分配不均的問題。

　　種種的調整，導致農村合作醫療面臨嚴峻挑戰。在改革開放初期，在某些經濟條件較好的區域，若是主導的地方幹部仍重視公共利益且有相應的經費預算，合作醫療便有可能維持較久。但在多數貧困的農村地區，或是領導幹部不重視公共衛生之處，合作醫療可說是迅速崩潰。1976年時，全中國有90%的農村有合作醫療制度，但到了1984年只剩7.6%的農村仍能維持合作醫療。在中央經費縮減的情況之下，政府每年對地方醫療衛生的財政支出，由1981年的28%，跌至1993年的14%。根據世界衛生組織2000年的報告，依據各國生產能力與財富等指標，從財政分配對於衛生保健的公平性來看，中國在191個國家中排名第188。經濟發展與市場商品化對於衛生保健預算的公

共支出排擠效應十分明顯。

2. 醫療私有化的興起

當國家對醫療衛生的財政挹注與監控逐漸縮減，市場經濟的模式成為推展衛生保健的原則時，不只病人，就連基層衛生人員也同樣受到影響。例如，合作醫療解體後，赤腳醫生立即面臨生計問題。「四個現代化」政策所彰顯的專業化與現代性目標，使得赤腳醫生成為政策調整時首當其衝的對象。為了保證與強化基層醫療的品質，政府採行證照制度，要求赤腳醫生必須通過資格鑑定考試，方可授予「鄉村醫生」的執業資格。沒有通過考試的赤腳醫生，不是失去工作，使得基層衛生人員更形匱乏；便是改為私下行醫，不受體制監督。而獲得正式資格的鄉村醫生，其主要工作是協助疫苗注射與疾病通報。然而，由於薪資甚低，為了應付市場化後的生活問題，也逐漸以營利性的衛生保健服務為主。例如，雖然政府規定疫苗注射免費，但是基層衛生人員在施打疫苗時，向民眾酌量收費是常見的做法。同樣地，在官方的衛生院中，基層醫療衛生人員普遍抱怨防疫工作欠缺經費支持與收入，為了提高機構與個人收入，而轉向具有收益性的治療活動，原本「預防優先」的防疫工作則逐漸鬆散，導致在農村地區疫苗施打的比率逐年下降。以往透過國家強力介入才得以有效管控的傳染病，如肺結核、血吸蟲等，也再度成為問題。更有甚者，不少研究指出，為了增加利潤，圖利特定藥商以收取回扣、增加不必要的藥物與治療程序、使用昂貴的儀器設備等，都逐漸出現在市場化後的衛生保健領域。

合作醫療的解體，也造成了全國九億農民一夕之間失去健康保險。從此農民必須自掏腰包看病。並且由於醫療費用不斷上揚，生病

求醫已成為農民致貧的首要原因。一份2001年的問卷調查結果顯示，21.6%的農戶因為龐大的醫療支出，而淪落到每人平均年收入625元人民幣的貧窮線之下。

私有化與集體合作醫療保健服務的對比落差，此時再度面臨消長。改革開放後，1982年起中國政府允許私人行醫，私有制的衛生保健服務復甦。許多合作醫療站不是因為無力維持而關閉，就是轉讓由私人經營或承包。1984年時，全國只有八萬名私人行醫者，1990年時，半數以上農村地區原有的醫療站已改由私人經營，到了2002年，私人行醫者已達到二十萬名。大部分的私有化衛生保健服務都位於農村地區。在政府退出基層衛生保健服務之際，私有化已成為必然趨勢。

然而，中國對於私有化衛生保健服務的質疑與限制聲浪，未曾停止。對私有衛生保健服務最常見的批評包括：和公立衛生機構相比起來，私有化的衛生保健服務品質較差，私有化的衛生人員較不願意從事疾病預防與控制的工作，他們為了營利經常提供不必要的治療且藥價偏高。這樣的論述，更使得地方政府限制私有化衛生保健服務的發展。中央政府直到2000年，才正式規範允許設立私人醫院。

私有化的基層衛生保健服務真的不如公有制嗎？一項針對村級醫療服務的研究顯示，公有制和私有制的衛生保健服務的品質其實並無明顯差異。從表面上的統計數字來看，私人服務對於疾病防疫的意願確實比起公立診所稍低一些。但究其原因，係因政府提供經費補貼公立衛生院所從事防疫工作，但對私人診所卻未提供任何相關的經費補助。不過，研究者也指出，儘管基層公立或私人衛生保健服務的品質相去不遠，但整體而言品質皆偏低，而且他們在用藥、處方上都有問題。

在自由市場的機制下，基層農民究竟會選擇去公立還是私人診所看病？一份根據2001年中國衛生監測系統所做的調查分析指出，60%

的農民最常選擇去村級診所看病。其中低收入的農民較常使用私人衛
生保健服務，據稱是因其衛生保健服務價格較低。此外，品質較好也
是原因之一。私人診所可能為了爭取病人，不僅以價與質在市場上與
既有的公立診所競爭，甚至也可能在社區裡舉辦義診以招徠病人。因
此，有高達56%的受訪農民認為，政府應該鼓勵設立私人診所。

這個研究結果與「私人診所品質有問題、價格較高」的主流論述
正好相反。私人診所缺乏政府的監督與技術指導，一直是其不受官方
與公眾信賴的原因之一。中國衛生部與駐中國的聯合國兒童基金會
（UNICEF）便指出農村醫療安全與效率的普遍性問題。然而，公立衛
生院所也不乏此問題。衛生保健服務的品質不佳，表面上是第一線衛
生人員的能力或工作態度問題，但背後因素其實更為複雜，其中不僅
涉及衛生部門之間的經費分配與利益競合，更牽扯到垂直與平行單位
間的協調問題。

3. 工作士氣與部門協調問題

中國採行「去中央化」的行政制度調整後，基層的公共事務亦傾
向以新自由主義的邏輯施行，導致衛生部門之間的協調、整合出現問
題。從競爭關係來看，各級單位都必須自負盈虧。衛生部門從上到下
都必須競爭經費、權力以及黨政績效。這樣的結果自然導致欠缺經費
支持的地方機構，只能開源節流，盡可能地省力省事，也因而影響各
部門之間的協調配合。此外，在組織上，中國的疾病防疫機構採取垂
直階層化，但同時也與其他相關衛生機構平行的網絡模式。這樣的設
計，導致不同部門間的整合與訊息分享更為困難。即使針對同一主題
的衛生工作，也經常各行其是，比如愛滋病的防治工作屢出狀況，即
為此問題的結果之一。

現時農村衛生保健的問題，牽涉的層面甚廣，除了國家政策上的轉變及資源分配的調整外，更涉及醫療衛生從業人員對工作的看法。以下就以筆者田野調查的訪談資料來舉例說明其複雜性。筆者長年在四川省涼山地區研究，2005年時曾經訪問當地某衛生院，了解山區農村衛生保健與防疫工作的情形。該衛生院院長的回應是：

> 窮啊！山上鹽巴都買不起，怎麼搞衛生？……你看我們牆上畫的衛生防疫組織，畫那個圖只是應付上頭的。……財政撥款沒有，所以看病費用特別高。藥只能賣得貴一些，病人的費用也就增加了。……縣政府扣了我五分之一的工資，說是：「你們是業務部門，可以自己賺回來的。」只有努力賺錢把被扣的工資拿回來。……什麼都不給我們基層醫生，卻什麼都要我們做。……國家有傳染補貼，但錢都給縣上的，我們鄉醫生補貼都拿不到，說因為我們是業務單位。〔縣上〕防疫站左手接到工作了，右手就遞給我們。他們的工作就像郵遞員似的。……我們〔鄉衛生院〕又要掙錢，又要做衛生教育，又要打疫苗。政府只給一點點藥費，我們做不到這麼多事。

經費競爭與科層體制的困境，讓許多基層衛生人員的士氣低落，不少人員另求它去。沒有外界人際「關係」協助離開農村的衛生人員，則對例行工作漠然，敷衍應付了事。舊有合作醫療制度裡那種以社區為核心的衛生保健服務，已完全成為歷史。

關於市場化後中國醫療衛生改革的研究很多，主要的負面效應有三：即農村與都市衛生保健服務品質的差距拉大；衛生系統無力提供

適當的保健服務；以及醫療衛生體系對於傳染疾病控制的效率逐漸下降。市場改革後，中國衛生保健的情形，以人口比例來看，似乎又回到集體公社制度之前的狀況，即農村人口眾多，但獲得的資源最少。根據2004年中國衛生統計，衛生支出占全國財政支出比率為1.6-1.7%。當前中國農村人口仍占全國70%，然而，醫療衛生費用的70%用於城市，只有30%用於農村。農村衛生保健所彰顯的問題，是中國改革開放後面臨的發展問題之一環，其中不平等或資源分配不均是最迫切的政策議題。

為解決改革開放後農村衛生保健的問題，中國政府曾嘗試恢復合作醫療，但多數以失敗告終。1990年代中期，衛生部選擇一些經濟狀況稍好的農村地區(主要是在沿海省份)進行試點，企圖恢復農村合作醫療。但1997年的調查顯示，即使當時處於重建合作醫療的高峰期，合作醫療的比率也只占全國行政村的17%，農民參加的比率也只有9.6%。1999年，農業部擬訂減輕農民負擔的政策，其中也將合作醫療的費用視為農民負擔，因而不允許向農民強制徵收、不准隨意集資，合作醫療自然也就無法大力推行。2000年，政府又明文取消合作醫療，除了少數地區的領導幹部堅守基層合作醫療外，農村合作醫療繼續癱瘓。1990年代的失敗再度顯示，要理解當前農村衛生保健服務的改革，必須超越醫療衛生領域的角度，將公共衛生的議題放在更大、更複雜的脈絡中檢視，其中還牽涉政權的正當性與政府治理模式等多面向的問題。

重建農村合作醫療(2003～)

中國改革開放二十年後，所謂的「三農」問題，即農村、農業和

農民的困境，自1990年代末期以來，廣受學者與官方的重視。全國各地農村出現大大小小的農民抗議與上訪行動。不論是衛生保健、農業生計、人口外流等農村面臨的問題，都是研究當代中國農村與相關政策的重要面向；三農問題同樣也受到媒體及社會輿論的高度關注，成為當前共產黨治理中國的重大挑戰。

依靠農民起家的共產黨，雖然至今仍堅持中國式的社會主義道路，但改革開放二十多年間卻出現嚴重的社會不平等現象，與其論述精神背道而馳。在其政權建立初始的「面向工農兵」原則中，農民的福利在改革開放後尤其受到漠視。經濟發展政策在1980及1990年代明顯是以農業補貼工業，此時工人與軍人多已納入以都市為主的國家衛生保健服務體系，繼續受到保障，但農民卻一再被邊緣化。有鑑於此，近年來，中國政府又開始強調農村議題。2004年中國媒體更以「十八年之後中央一號文件重新回到農村」，當作中國政府對三農問題的重要宣示。此後連續七年的中央一號文件，都提及三農議題。所謂的「中央一號文件」就是指每年中央政府發出的第一份文件，有重要的政策指標意義。在此之前，以農村為主題的一號文件係於1986年發出。

在此重新重視農村與農民的政治風向下，中國政府開始大規模地重建農村合作醫療，主要的政策論述是「平衡發展」與「和諧社會」。2002年國務院要求重新建立以公有制為主導的農村衛生服務網絡。2003年正式展開新型農村合作醫療的逐步擴展計畫。至今，新一波的農村衛生保健服務改革已歷經數度調整，主要的方向為協調中央政策與地方實作上的差距，以及增加中央的預算支出。這個政策的成效，目前各方說法莫衷一是。但不論持肯定或批判的立場，都指出一些執行上的特點以及相關衍生的問題，在在顯示出轉型中國進入另一

波社會改革調整時的結構特色。

新型的農村衛生保健政策係由中央制定原則後，各地根據實際狀況訂定細則。初始的設計採取以農戶為單位的自願投保制度，每人每年的保費至少為10元人民幣，地方財政的挹注每人不低於10元。一些經濟狀況較好的區域，個人保費與地方財政挹注也可能較高。例如，2005年北京市朝陽區的農村保費個人至少為80元，村至市級的資助則每人至少有128元。相較之下，同年四川省涼山州此類的國家級貧困地區，每人保費即為中央制定的底線10元，省州縣政府的負擔亦僅為每人15元。自新政策實施以來，最低保費以及中央與地方政府的補貼皆陸續調整過。

新型農村合作醫療與公社時期的合作醫療有幾點主要差異，這些差異表現出不同時期的政治經濟背景。一、過去的合作醫療是集體的義務與權利，新的政策則採行自願原則，鼓勵但不強迫農民加入；二、過去的合作醫療是以「自給自足」的村級公社為基本單位，新的政策則以縣級為基礎，並加入中央及省級政府的經費；三、過去的合作醫療以處理與預防小病為主，新的政策則以治療大病及照顧住院病人為要。

合作醫療的政策變遷，可說是中國又一波的社會主義實驗。從一個完全集權、強調平等論述的政體，到公開允許少數人先享受經濟發展的利益，再回頭照顧市場改革中的弱勢族群，企圖調節社會主義意識型態與市場經濟發展雙軌並行的矛盾。這是當前中國政府治理的特色，有其可行性，但亦有其限制。其中，我們可以看出所謂的「平等」原則，是由政府依據其對人群與地區的分類，以及政權的危機處理順序，來逐步分配施行，而非一般概念中公民平權的均等原則。以下即針對新一波農村衛生保健政策的兩個面向來分析其特色：

1. 經濟現代化與社會主義平等

　　資本主義式的現代化發展，一方面讓中國的經濟起飛，另一方面卻造成農村地區國民健康福利的危機，這自然成為社會主義政府治理上的一大難題。新型合作醫療制度的推行，是中國政府重新界定共產黨與農村、農民的歷史關係之手段，試圖抑制市場邏輯在農村衛生保健服務上的負面效應。政府廣列預算，投入改善農村衛生的保健服務，同時排斥在農村地區普遍的私有衛生保健服務。例如，在農村地區一半以上的衛生保健服務機構為私人所有，但是原則上此一新型健康保險制度卻不將私人診所納入合作醫療的約定服務機構。也就是說，在中國，「平等」的概念仍與「公有」的制度密切相關。

　　然而，儘管新型合作醫療是以公辦為主，其中卻仍有「不平等」的問題，成為各方學者在分析評估新政策時的主要檢討面向。例如，同一地區投保費率人人平等，政府的補貼也一視同仁，並不區分收入差距。此外，一般門診小病的費用基本上採行病人自付原則。新型合作醫療主要的補貼項目為重病，尤其是住院費用，不過仍有其上限。也就是當醫療費用超過一定額度時，基本額完全自付，額度以上的費用則按一定比率，從20%-80%不等，由合作醫療基金支付。此外，為了鼓勵農民就地看病，農民轉診到上級的衛生保健服務機構看病時，政府補貼的醫療費用比率也相對減低。簡言之，可能會出現窮人的保費支付富人的大病費用；或者農民為求節省費用，只能留在基層診所看病，出現診療服務的區位階級差異。

　　同樣的，「不平等」問題也出現在不同的人群分類上，一是青壯人口，另一則是流動人口。諸多的研究顯示，由於新型合作醫療基金主要分攤罹患大病者的費用，尤其是住院為主的醫療費用，因此身體

較為康健的青壯人口，其投保意願便相對偏低，甚至不少其他人群也因繳費後發現並無實質回饋而不再續保。一般健康保險的概念是以集體的力量來分散風險的承擔，新型農村合作醫療的主要對象是相對貧窮的農村人口，由於收入有限，他們對於支出邊際效應的敏感度也相對較高。因此，在自己仍處於貧困的狀態下，替他人承擔風險的意願也就偏低。當此合作醫療以自由進出與市場競爭的模式為框架時，對於基層幹部而言，要鼓勵農民主動加入且續保是一大挑戰。關於此點，後續將再討論。

另一類在改革開放後大批出現的移居人口，也是醫療資源「不平等」的變數之一。改革開放後，中國最顯著的社會現象，即是大量的人口從農村湧向城鎮和都市。中國對這批人口有不同的指稱，包括「流動人口」、「盲流」、「農民工」或「民工」等。這些稱謂表現出中國政府及主流社會對人群的分類。在公社時期，「城市」與「農村」人口是涇渭分明的兩類群體，占有中國不同的社會實體與政治空間。至今這兩類人群仍為中國長存的「戶口制度」所界定。改革開放後，即使大量農村人口移往都市打工，絕大多數移民的戶口仍舊無法遷到都市，造成個人與戶口經常處於兩地的現象。而新型農村合作醫療的基礎，則是根據戶口以農民為投保對象，並且以在農村接受衛生保健服務為基礎的新制度。大病的醫療費用之基本額度以及政府補貼的比率，也視財政狀況而有差異。換言之，雖然外出人口依據其在農村的戶口仍具有投保資格，但由於相當比率的基金經費係由省下各級政府撥款，不少地區明文規定，僅限於在本地約定的衛生保健機構接受治療，農民若在外省看病則無法報銷費用。有些地方的規定或許較為寬鬆，在外地治療的費用也可回鄉報銷，但核銷比率偏低。這顯示出一種基於區域本位主義而來的不協調現象，即同一國家卻依據貧富

差距而出現福利多制的狀況。這對一個在意識型態與政策方針擬定上仍採行中央集權、講究平等論述的社會主義國家而言，將是一個中央治理上必須克服的挑戰。

2. 中央計畫與地方實作的落差

　　新型合作醫療是中國共產黨在治理上的新政治議題，主要是針對現有嚴重的社會不平等而推行的改革政策。但施行此制度受到許多前提限制，其中還包括基層公衛體系與政府雇員的服務品質問題。既有的醫療衛生人員，其專業能力與服務態度並無明顯改善，但投保農民卻只能繼續使用此種難以令人滿意的服務。根據1997年的一項調查顯示，鄉鎮衛生院的衛生人員中，有52.7%沒有專業學歷，其中32.9%只有初中以下學歷。在村級衛生網絡中，受訓時間少於一年的鄉村醫生和衛生員，約占半數以上。這個問題與前述的部分人群不願投保的問題相結合，自然會影響新政策的普及度。然而，如同所有由中國中央政府下達的政策命令一樣，由於上級不斷要求地方政府配合實施、推廣，公社時期常見的「模範」政策個案與「數字」政治再度出現。既有的基層人員執行新政策時，其「換湯不換藥」的做法時有所聞。

　　「模範標準」與「統計數字」是現代社會中普遍存在的政治與專家論述。在中國，利用統計數字而樹立的模範標準，具有「科學」權威，也是政府治理的重要方法之一。只不過，其數字並非都是運用科學統計的過程而取得，因此也常淪為反諷案例。中國地廣人多且文化差異明顯，中央政策在全國各地的實施，往往因顯著的地區差異而有統整上的困難。中央政令下達地方後，地方經常無所適從，而中央也難以掌握各地的實施情形。因此，由上級設立「模範」，制定「數字」目標，便成為簡化的政策執行與仿效方向。在公社時期的中國，

最為著名的例子之一，即為「農業學大寨」。然而，這種模範之所以會「成功」，常常是因為具有其他地區無法相比的背景與政治條件，有時甚至是因中央政府私下挹注經費以創造模範。

當前中國政府的治國理念，在許多方面仍是以共產黨的意識型態為指導方針，任何改革皆不能挑戰由上而下的黨級階層。完成黨的政策以求個人及單位在黨級階層中的政治績效，仍是各級政府極為強調的工作目標。這樣的基層政治思維，和公社時期的基本理性相去不遠。各級政府為求政治績效與規避政策執行的失敗責任，欺下瞞上，使得不同層級政府間所掌握的統計數字，經常出現明顯落差。所以我們會看到，為了達成中央新政策的目標，努力成為模範以獲得黨政績效或財政奧援，可能會不擇手段創造神話。例如，雖然明文規定新型合作醫療採自願投保原則，但由於中央一再要求各級政府配合推廣，為了增加績效，有些村幹部便半強迫地一再催促農民投保。有些幹部為了績效，被迫自掏腰包以提高投保率，甚至曾出現農民投保率高達102%的奇特現象。

全民健康保險的公平性與管理從來都是個難題，但中國採行此制度的基礎並非基於民主原則，而是根據社會主義國家發展的政治及經濟階段，由主政者擬定政策進而推展，其實驗性質非常明顯。當中國內部的現代化進程有明顯的區域落差時，中央的治理面臨多元地方差異的統整問題，而必須不斷調整。由於中國的治理仍然層級分明，在面對地方上的不協調，以及中央與地方在政策的理解與執行上的落差時，中央必須扮演更大的槓桿角色，以平衡種種的地方差異。這對於一個在經濟發展上不斷朝向新自由主義的政府而言，其政治操作卻必須反向而行，繼續強調「大政府」的角色，折衝之間的微妙與挑戰自不待言。

討論

　　半個世紀以來，中國農村的衛生保健體系受到政治意識型態的影響，在平等的概念與實作下，出現了劇烈的典範變遷。1950年代之前，中國農村幾乎只有私人的衛生保健服務。但在1950年代至1978年間的集體化時期，私有醫療幾乎完全消失，全國施行以公社為單位的農村合作醫療制度。1978年起全國逐步施行市場改革開放政策後，原有的合作醫療體系解體，取而代之的是以營利為導向的衛生保健市場，私人診所在農村地區的服務比率已超越公立衛生院所。1990年代，中央政府嘗試恢復農村合作醫療未果。但自2003年以來，政府又逐步介入農村衛生保健體系的改革，欲重振舊有的農村合作醫療制度。我們可以從這些轉變看到鐘擺式的政策調整，充分顯示出中國被喻為「衛生體系實驗室」的特色。

表1　兩類意識型態為基礎的理想型衛生保健

社會主義合作醫療	市場經濟的醫療
·衛生保健是一種社會服務： 　-提供醫療是社會責任 　-平均主義式的資源分配 ·醫療是政治工作的一部分 ·低成本的防疫是主要工作 ·醫療體制嵌入其他的行政、社會生計 　單位中： 　-道德訴求的驅動力 　-公有制的必要性 　-個人是集體的一部分	·衛生保健是一種商品： 　-醫療以利潤為導向 　-供需決定資源分配 ·醫療與政治分離 ·專業的治療成為主流 ·醫療體制是一專業職業，獨立於 　其他單位： 　-競爭、營利觀念的驅動力 　-私有經濟體為主 　-個人利益優先

　　從列舉對比的表1來看，衛生保健在當代中國是一種政治資源，

共產黨曾以此取得受惠者(農民、工人、軍人)對其新興政權的支持。後來經濟發展的政策以先讓少部分的人及地區改善經濟生活，同時衛生保健也轉移成為市場化的商品，這不僅造成明顯的貧富差距，更讓民眾的健康成為一大社會隱憂。為了國家發展的穩定及社會主義政權的正當性，雖然此時的政治與社會情境已大不同於集體公社的時代，但政策卻再度擺回衛生為政治資源與工作的思考方向。簡言之，以前農村衛生是政治工作，改革開放後一度成為事業，而現在則是政治與經濟角力的拉鋸戰。

在這場新的社會與政治實驗中，有幾點值得密切關注。如表1所示，在社會主義的政治場域中，衛生保健是道德經濟的事業，衛生機構鑲嵌於政治、行政與相關的社會體系之中。相關單位必須基於共同公益或政治目的而進行協調，如此，公有制的衛生體制才可能達到國家政策目標。因此，眼前中國政府面臨的主要問題是：它將如何讓衛生保健的從業人員重新拾回社會責任？它將如何同時區分人群與地區(如「農」／「非農」或「城市」／「農村」)，以漸次加速經濟成長，又同時能消弭不平等與貧富差距？可以想見的是，都市的發展速度仍然會遠快於農村。在此情形下，新型農村合作醫療，甚至其他相關的農村福利措施，都只是將問題的解決之道局限在農村本身。但其實問題的根本並不在農村內部，而是農村以外資源分配不均的結構性問題。因此，中央政府勢必得面對農村與都市的差異所造成的不平等，以解決農村的問題。

此一新型合作醫療政策具備高度的實驗性質，但是中國政府再度重視公益領域的做法，的確令人有所期待。國家與市場「兩隻手」並行的政策，已成為新一波中國農村衛生保健體系的典範。這個新典範結合了先前私有制與公有制兩者的特色，也延續了舊有典範的問題。

SARS in China: Prelude to Pandemic? Stanford: Stanford University Press, 2006, pp. 53-68.

Kleinman, Arthur, and Joan Kleinman. "The Appeal of Experience: The Dismay of Images: Cultural Appropriations of Suffering in Our Times." In Arthur Kleinman, V. Das, and M. Lock eds., *Social Suffering*. Berkeley: University of California Press, 1997, pp. 1-23.

Lardy, Nicholas R. *Agriculture in China's Modern Economic Development*. Cambridge: Cambridge University Press, 1983.

Lee, Liming. "The Current State of Public Health in China." *Annual Review of Public Health* 25 (2004): 327-339.

Liu, G., X. Liu, and Qingyue Meng. "Privatization of the Medical Market in Socialist China: A Historical Approach." *Health Policy* 27.2 (1994): 157-174.

Liu, Yuanli, Keqin Rao, and William C. Hsiao. "Medical Expenditure and Rural Impoverishment in China." *Journal of Health, Population, and Nutrition* 21.3 (2003): 216-222.

Liu, Yuanli, *et al.* "Health Care in China: The Role of Non-Government Providers." *Health Policy* 77.2 (2006): 212-220.

Lucas, AnElissa. *Chinese Medical Modernization: Comparative Policy Continuities, 1930-1980s*. New York: Praeger, 1982.

McKeown, Thomas. *The Modern Rise of Population*. New York: Academic Press, 1976.

Meessen, Bruno, and Gerald Bloom. "Economic Transition, Institutional Changes and the Health System: Some Lessons from Rural China." *Journal of Economic Policy Reform* 10.3 (2007): 209-231.

自2003年起至今，研究分析此一新政策的文章相當多，不少學者透過個案研究，急於論斷新型農村合作醫療的政策失敗或成功，或者探究其是否可行。世界銀行(World Bank)或其他大型國際組織也紛紛與中國政府或學者合作，企圖進行較大規模的案例整合分析，甚至進行國際經驗比較，試圖指出現行實作的潛力與缺失。

值得思考的是，今日諸多民主國家已將公共衛生視為普世人權的一環，且將此理念推展為國際潮流，例如，世界衛生組織的"Health for All"口號及運動。不過，我們是否可依此人權理念來理解當前中國衛生政策的轉變？雖然對於所有的國家而言，公眾的健康是展現國力的重要面向，也是維持經濟發展的重要基礎。但此種經濟理性能否促成衛生保健的普及，仍取決於政治意識型態的影響。因此，在社會主義中國，衛生究竟是人權還是政權基礎？當代中國最初的衛生革命是基於平權與國家現代化的理念。其後，當共產黨執政的正當性發生危機時(如韓戰時期、文革前後以及改革開放後的三農問題)，也就是一波波衛生運動與政策轉變的時刻。衛生政策隨政治經濟典範的轉換而改變時，其大刀闊斧的政策不會輕易受到實證效果的影響。單純的個案失敗或成功，並不會影響政策的繼續施行。由此觀之，在民主國家中論斷政策成敗的理性，可能並非理解社會主義中國的關鍵。

中國另一個特殊之處，在於民眾對於公有福利制懷抱一種集體時代的鄉愁感。社會主義政府更有意識型態上的堅持。因此，要回頭嘗試熟悉的公有制衛生實驗，在政治與社會上的概念阻力較小，論述與實驗的空間也較大。在社會主義仍行其道之際，中國對經濟發展與社會福利的實驗將會持續下去，不斷調整是必然的。關注農村甚至全中國衛生保健的發展，也將是觀察中國政治經濟典範變遷的最佳窗口。

參考書目

汪時東、葉宜德，〈農村合作醫療制度的回顧與發展研究〉，《中國初級衛生保健》18.4（2004）：10-12。

陳志潛，《中國農村的醫學——我的回憶》。成都：四川人民出版社，1998。

陳雲、莊紅韜，〈特別策劃：中央一號文件再次求解「三農」問題〉http://www.people.com.cn/GB/jingji/1037/3158573.html（accessed on 2008.10.18），2005。

馬振江，〈試論有中國特色的農村初級衛生保健體系〉，《中國衛生經濟》19.5（2000）：51-52。

國務院辦公廳，〈關於建立新型農村合作醫療制度的意見〉，2003。

敖雙紅、吳師法、蘇艷蓉，〈少數民族山區醫療保障制度的實證研究——以新型農村合作醫療制度爲視角〉，《中南民族大學學報（人文社會科學版）》28.3（2008）：57-62。

劉紹華，《我的涼山兄弟：毒品・愛滋與流動青年》。台北：群學，2013。

《新中國預防醫學歷史經驗》編委會編，《新中國預防醫學歷史經驗》（第一卷）。北京：人民衛生出版社，1991。

《當代中國》叢書編輯部編，《當代中國的衛生事業》（上）。北京：中國社會科學出版社，1986，頁 54-65。

Bloom, Gerald, and Xingyuan Gu. "Health Sector Reform: Lessons from China." *Social Science & Medicine* 45.3 (1997): 351-360.

Bloom, Gerald, Leiya Han, and Xiang Li. "How Health Workers Earn a

Living in China." *Human Resources for Health Development Journal* 5.1-3 (2001): 25-38.

Blumenthal, David, and William Hsiao. "Privatization and Its Discontent—The Evolving Chinese Health Care System." *New England Journal of Medicine* 353.11 (2005): 1165-1170.

Diamond, Norma. "Model Village and Village Realities." *Modern China* 9.2 (1983): 163-181.

Eggleston, Karen, *et al*. "Health Service Delivery in China: A Literature Review." *Health Economics* 17.2 (2008): 149-165.

Feng, Xueshan, *et al*. "Cooperative Medical Schemes in Contemporary Rural China." *Social Science & Medicine* 41.8 (1995): 1111-11

Greenhalgh, Susan, and Edwin A. Winckler. *Governing China's Population: From Leninist to Neoliberal Biopolitics*. Stanford, California: Stanford University Press, 2005.

Hesketh, Therese, and Wei Xing Zhu. "Health in China: From Mao to Market Reform." *British Medical Journal* 314.7093 (1997): 1545.

Hillier, Sheila, and Xiang Zheng. "Rural Health Care in China: Past, Present and Future." In D. J. Dwyer ed., *China: The Next Decades*. Harlow, England: Longman Scientific & Technical Publishers, pp. 95-115.

Huang, Shu-min. "Transforming China's Collective Health Care System: A Village Study." *Social Science & Medicine* 27.9 (1988):

Kaufman, Joan. "SARS and China's Health-Care Response: Better to Be Both Red and Expert!" In Arthur Kleinman and James L.

Meng, Qingyue, Xingzhu Liu, and Junshi Shi. "Comparing the Services and Equality of Private and Public Clinics in Rural China." *Health Policy and Planning* 15.4 (2000): 349-356.

Mullan, Fitzhugh. "Don Quixote, Machiavelli, and Robin Hood: Public Health Practice, Past and Present." *American Journal of Public Health* 90.5 (2000): 702-706.

Porter, Dorothy, ed. *The History of Public Health and the Modern State.* Amsterdam; Atlanta, GA: Editions Rodopi, 1994.

Sidel, Ruth, and Victor W. Sidel. *The Health of China.* Boston, MA: Beacon Press, 1982.

Szreter, Simon. "Rethinking McKeown: The Relationship Between Public Health and Social Change." *American Journal of Public Health* 92.5 (2002): 722-725.

Tang, Shenglan, *et al. Financing Health Services in China: Adapting to Economic Reform.* Brighton: Institute of Development Studies, 1994.

Wagstaff, Adam, *et al. Reforming China's Rural Health System.* Washington, DC: World Bank, 2009.

White, Sydney D. "From 'Barefoot Doctor' to 'Village Doctor' in Tiger Springs Village: A Case Study of Rural Health Care Transformations in Socialist China." *Human Organization* 57.4 (1998): 480-490.

World Bank. *China 2020 Issues and Options for China: Financing Health Care.* Washington, DC: World Bank, 1997.

第十二章
中國計畫生育的開端：
1950-1960年代的上海

小濱正子(日本大學文理學部教授)

一、前言

剛剛過去的20世紀，全世界人口暴增，前所未見。特別是20世紀後葉，發展中國家的「人口爆發」問題尤為顯著。怎樣控制出生率，實現從「多產多死」到「少產少死」人口模式的轉換，成了關係國家社會將來的重大課題。

在各國施行的人口政策中，中國自1979年實行的「一胎化政策」，尤其引起世界矚目。但實際上在此之前中國即已出現出生率急速下降的情形。本文討論的上海，在生育控制推廣開始不久的1950年代後半至1960年代，就可以觀察到出生率下降。這時期，政府開始推行節制生育，並以「計畫生育」一詞稱之。

本文的課題即是，以1950-1960年代之上海為焦點，闡明生育控制普及的過程。通過探討普及節育政策中，中央及上海市當局實際參與推廣的現場工作人員及生育的承擔者——女性——的相互關係，動態地呈顯節制生育普及的具體狀況；並以此說明後來「一胎化政策」的社會基礎之形成。

　　對中國的人口政策及計畫生育推廣的軌跡，已有不少中、英、日文文獻進行過梳理。在中國，有關這方面的代表研究可列舉《新中國人口六十年》（特別是第十七章「計畫生育事業」）；而《中國人口與計畫生育史》該研究主要站在中國政府的立場，闡述政府在不同時期政策推展的情形。英語世界也有不少關於「一胎化政策」的研究，其中不乏傑出的論著，如 Scharping, White, Greenhalgh & Winckler, Greenhalgh 等。這些研究都對中國的狀態有深入理解，又能從外部客觀分析，不同程度地揭示生育政策的決定過程、實施情況以及效果等真實情況。日本若林敬子的研究，則從中國的社會狀況分析中國人口問題的諸多面向，對「一胎化政策」的記述也十分準確。根據前述研究，中華人民共和國成立後的政策變遷可以劃分為以下幾個時期：(1)1949-1953年，人口增加獎勵期；(2)1954-1958年，計畫生育開始期；(3)1958-1961年，「大躍進」中斷期；(4)1962-1970年，計畫生育推進期；(5)1971-1978年，計畫生育全面推行期；(6)1979-1994年，計畫生育政策強化期；(7)1995年以後，人口管理與生殖健康相結合的計畫生育政策改革期。

　　以上研究重點主要在「一胎化政策」開始後，對1950-1960年代時期，政府的指示及政策推動方面雖有史成禮和孫沐寒的研究等，但對其詳細展開過程卻少有著墨。筆者也就有關1950-1960年代上海的生育政策，從國家、上海市政府、新聞媒體、現場中的轉換過程等側面進行初步考察，另從報紙上就生育問題的議論是如何變化的角度做過檢討。本文主要論述第一到第四時期為主，透過文獻史料及筆者在上海所作的口述訪問，闡明生育控制普及的過程。文獻史料主要為報紙等當時公開的文獻、《中國計畫生育全書》以及上海檔案館所藏檔案等；口述訪問是筆者從2003年3月到2005年3月間，針對18名曾在

1950年代上海生產的女性所進行的口述訪談。通過被訪者的家庭和以前的同事、居民委員會等介紹，得到同意者後，筆者以半構造式的訪談理解其生育控制狀況。18位婦女都出生於1918-1938年。以下是其具體情況。以前的職業：工人10人、教師3人、公務員1人、居民委員會幹部2人、主婦2人。出生地：除上海6人外，其餘皆為後來到上海的。具體是，上海近郊和江南農村出生者8人、江北農村1人、出生外省由國家分配來滬者3人。學歷：受過高等教育的3人、中學畢業5人（包括後來上夜間中學者2人）、小學畢業3人、小學中途退學4人、幼時未就學5人，但有6人參加掃盲班。多數人擁有兩到三個孩子，而生產時期橫跨1930-1960年代，成為這個時期了解上海情況的貴重證詞。

另外，國外所稱的「一胎化政策」（日本叫「一人っ子政策」，英語圈叫"One Child Policy"）是指1979年開始的國家控制生育之基本國策，強制規定一對夫婦基本上只能生一個孩子；但在中國，一般不叫「一胎化政策」，而多稱為「計畫生育」或「計畫生育政策」。也可以說，計畫生育始於1950年代，當初並非強制而是提倡，之後漸漸開始強化及至所謂「一胎化」時期。

實際上，東亞其他國家，如日本、韓國、臺灣等，在1950-1970年代也由政府推動節制生育，出生率因此急劇下降。關於日本家庭計畫（日文稱為「家族計畫」）的普及有荻野美穗與田間泰子的研究；臺灣家庭計畫的部分有郭文華；韓國則有DiMoia的研究。本文留心與這些研究闡明的東亞各國節制生育的普及狀況比較，考察中國的生育控制其概念與方法之普及所具有的特徵，具體闡明其個別特色。

二、上海的人口轉變與生育世界的變化

　　1949年的中國人口(含臺灣、香港、澳門)為5億4千多萬。1949年的出生率是36.0‰，除1958-1961年的大饑荒以外，至1970年代初，中國的出生率即一直保持30‰以上的高比率(1971年為30.7‰)。1971年總人口至8億5千多萬。其後1970年代出生率急速下降，1979年降至17.8‰，但1980年代因1950年代的嬰兒潮所生者進入育齡期，出生率再度上升，每年均超過20‰。之後，出生率出現遞減，至2000年降為14.0‰，2007年更降至12.1‰，但絕對人口已超過12億。

　　上海人口於1949年達至773.14萬，出生率在整個1950年代都高於全國平均值；1961年大饑荒時期為22.4‰(全國18.0‰)。另外，上海死亡率也低於全國值，從1952年的8.8‰遞減至1958年的5.9‰(全國12‰)。因此，1950年代的上海人口，其自然增長率比全國要高出很多。饑荒後，全國出生率於1962年為37.1‰，上海1962年時只有26.3‰，之後逐漸減低，故其自然增長率於1962年後，均低於全國平均。但這期間，上海人口不斷增加，1958年為998.82萬，1962年為1057.86萬，1968年為1108.97萬人。總之，1950-1960年代上海的人口壓力比全國其他地方尤為突出。

　　其次，綜觀總和出生率(total fertility rate，簡稱TFR)的推移。總和出生率是統計上推定每名婦女一生中生產子女的數值，可簡明地表示出生動向。

　　從圖一可以看出，全國TFR在1950年代初，嬰兒潮時期顯示出6人左右的高數值。1959-1961年的饑荒時期出現低谷後，1960年代大概在6人前後擺盪(1964年6.18人，1971年5.44人)，1970年代急速下

降，1979年至2.75人，1991年爲2.01人，2000年更降至1.75人。即使這樣，都市與農村的狀況有相當大的落差。農村其TFR均高於全國平均，1964年爲6.57人，1971年爲6.01人，1979年爲3.05人，2000年爲2.06人。然而再看都市方面，由1954年5.72人的TFR降到1965年的3.75人，1971年更降至2.86人，1974年1.98人，1979年1.37人。至於全國數值最低的上海，1964年已經降到2.56人，1971年以後低於2人，2002年竟降至0.77人。

　　以上觀之，中國的TFR可以說一直處於急速下降的趨勢，因此可以認爲節制生育的普及從1979年的「一胎化政策」肇始以前就開始了。而且地區差異相當大，上海在1950年代後半至1960年代就已經觀察到「多產」到「少產」的變化趨勢。

　　而當時圍繞上海的生育狀況也有很大變化。中國的嬰兒死亡率，在1949年以前被認爲高達200‰，但這個看法沒有精確的全國統計數字。上海的情況如表1所示，1950-1960年代初一直呈遽下降趨勢，其後仍逐步降低。與此同時，產婦死亡率也跟著驟降。

　　促使嬰兒死亡率與產婦死亡率降低的背景是1949年以後的社會安定，當政者建立了較爲完善的醫療體系並提高衛生條件。如1949年後，國務院衛生部將母子衛生視爲重點工作項目之一，推進「新法接生」的普及、舊式產婆的改造、科學的母子衛生推廣等，上海同樣積極地開展這些工作。另外，基層、區級、市級的三層母嬰保健網也更加完備。這些醫療機關收費標準低廉，並減免貧困者的醫療費用，使更多婦女能享受現代醫療的優惠。不久後，都市經過社會主義的改造，在醫療機構方面，個人開業的醫生、助產士幾乎消失殆盡，醫院全部成爲國營、公營。而新法接生如姚毅的著作所描述，從民國時期開始，就在上海廣爲流傳，1950年已占全部接生的46.5%，1958年達到

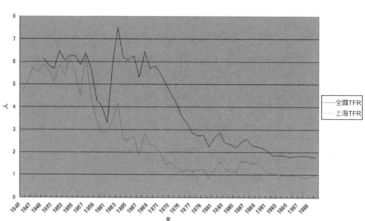

圖一　全國和上海的總和出生率(TFR)

98.3%，基本上已普及化。此外，截至1965年末，上海市區的住院分娩率上升至95%，幾乎所有的產婦都是在這樣的網絡中生產。

表1　上海的產婦死亡率‧嬰兒死亡率

年	產婦死亡率(每10萬人)	嬰兒死亡率(‰)
～1949年	320	120-150
1952/53年	117(1953)	83.1(1952)
1961/62年	28(1962)	30.4(1961)
1978年	24	15.5
1992年	21	11.4
1996年	7.3	9.5

綜上所述，過去上海產婆、助產士在家照護生產的情形占大半，生育曾一度是大多母子須冒生命危險的事，但這種情形在1950年代大為改觀。上海在歷經社會主義改造的同時，急速地實現生育的醫療化、設施化、國家化；這同時也意味著國家通過醫療機關，大力強化對民眾的「生」的掌控。因此，中華人民共和國成立後出現的生育變化，使母子生命的危險性大大減低，加上國家對「生」的掌控不斷加強，在雙重意義上為推進節制生育提供了條件。

三、節制生育的普及

(一)計畫生育以前-1953年

在中國，美國生育運動創始人桑格夫人（Margaret Sanger）於1922年來訪後，提高了社會對近代生育控制問題的關切，從而使節育的觀念擴展到知識階層。進入1930年代後，亦展開各項具體措施，如設置節育指導所等等，也有部分人士身體力行。然而，絕大多數不識字勞動婦女是與節制生育無緣的。另一方面，民國時期墮胎雖不合法，卻可能相當頻繁。

中華人民共和國成立初期，人民政府認為民眾應該已經能夠安心地養育小孩，在這樣的認識之下開始獎勵生育。在這樣的狀況下，出現了嬰兒潮。上海1954年的出生率超過全國平均值，達到52.6‰（全國40.0‰），人口自然增加率高達45.5‰（全國24.8‰）。

(二)計畫生育的開始（1954-1958年）

從1954年開始，政府方針明顯轉向推動節育。7月28日，中央衛

生部將「關於改進避孕及人工流產問題的通報」下達給有關部門。甫接到此「通報」，上海市衛生局馬上指示開始檢討絕育辦法的改訂。另1954年11月20日，同局指示，全市婦產科醫師和醫療單位都得開設節育門診指導，醫藥公司則提供避孕用具。上海市對中央之指示反應非常迅速；1955年3月，中共中央指示衛生部、黨組織提出：過去的限制避孕是錯誤的，節育應該一律不加限制，人工流產或絕育應加以限制，溺嬰則應禁止。

1955年，根據「上海市節育方案(草案)」明確表明推行節制生育的態度。爲此：1. 適當地開展節育的宣傳教育工作。2. 對於節育用品的供應及生產，採取暫時鼓勵進口的政策，並擴大生產。3. 加強醫療保健機構節育指導工作。4. 適當地管理人工流產及節育手術。修訂管理辦法，較原辦法適當地放寬尺度和簡化申請手續。

根據上海市檔案館所藏之1955年8月「關於上海市出生產逐年增長狀況報告(絕密)」，上海市作了如下指示：

> ……爲了及時糾正這一出生過高的異常狀況，我們建議：上海市首先應加強人口管理工作，嚴格限制外來人口遷入，尤其是青壯年男女，對臨時戶口除特殊原因一律不予轉爲正式戶口。其次應積極的展開適當節制生育工作，擬定具體辦法，除對機關幹部外，應通過市工聯、民主婦聯對女工多的紡織工廠及勞動人民居住的簡屋區、工人住宅區進行宣傳教育，以免婦女因生育過多影響母親及嬰兒健康，父母工作、學習、生活及對子女的教養。同時應根據人民經濟水平充分保證避孕用具的供應。

　　上海積極推動的基本理由是爲了抑制過快的人口增加；但在宣傳上，卻是強調婦嬰健康、提高婦女的工作、學習、生活能力、改善養育子女的環境。這項事業的推進主要由上海市衛生局爲中心的衛生部門承擔。爲了對工人、幹部及一般市民進行宣傳，各級黨委、行政部門、工會、共青團、婦聯、農會等組織也被動員。

　　各組織中，以婦聯響應衛生局的動員最爲積極。「婦聯發現婦女群眾對避孕的要求是比較早的，但是那時在幹部思想上還是縮手縮腳的，不敢正面宣傳節制生育問題。直到在1955年秋天，在我們宣傳婦幼衛生知識的重點里弄中，婦代會的幹部提出婦女群眾迫切要求節育的問題，給我們的教育啓發很大，打破了顧慮。此後在宣傳婦幼衛生知識時，就把節制生育問題向有需要的婦女進行了一些宣傳。」上述促使母嬰死亡率大幅下降的母嬰衛生工作，實際上由婦聯開展的基層地區宣傳工作起了很大作用，這也爲推進計畫生育提供了社會基礎。

　　女性的切實要求是什麼呢？「因此這些(多子女的──引用者)媽媽們非常怕生孩子，但是她們絕大部分沒有文化或者識字不多，不懂得有避孕方法，……有的發現自己有孕，緊張萬分，故意攀高扶重，企圖流產。……江寧區○○婦代會今年(1956年)5月份18個孕婦中，打胎的3人，預備打胎的2人，其中張○○吃了大量六神丸與十滴水後，又連續打了二次防疫針，造成小產流血，幸虧及(時)送醫院才挽救了生命。」從這段表述可知，不想懷孕生育但又不知避孕方法的婦女，用盡各種手段甚至使用危險方式非法墮胎的具體情形。

　　從1956年3月起，上海市的人工流產、絕育手術開始適用於勞動保險。大約在5月初，上海市衛生局在「關於改進本市節育工作的意見」中，確認了具體推行節制生育的工作計畫。據此，5月中旬對衛生行政幹部、醫務人員(如婦產科醫師、助產士)等進行宣傳指導，6

月開始對部分市民進行宣傳指導。1956年6月前後，新聞雜誌等媒體
關於節制生育的記事開始刊登，其原因應與此計畫的推展有關。

在1956年6月的全國人民代表大會上，衛生部長李德全及邵力子
主張堅決推進節制生育；8月，衛生部指示加強避孕宣傳；9月，周恩
來在全國人大提倡適度調節懷孕。在上述官員大力推行下，節育運動
某種程度上得到開展。迄1956年底止，全市159個醫療單位開設了節
育指導門診，其中73所設置在工廠的保健站。另針對市政機關及商業
部門幹部等的講演共計10次，由婦聯為里弄居民興辦的講演共45次，
共計19,426人次參加。據此可知，節制生育的宣傳是由醫療衛生機關
與工會聯合的工作單位、婦聯、商業部門等一起推動。宣傳工作中也
出現了各種混亂和問題。婦聯的報告中，如下問題被指出：

> 思想教育工作做的不夠，有的宣教人員，只著重介紹避孕方
> 法，對節育意義講解得較少，以致發生一些混亂思想。如：
> 「人民政府怕米不夠吃」，「搞男女關係便當了」。有時雖
> 然著重講解了避孕意義，而忽略了對封建思想的批判，因而
> 有些人還認識這是下流事，不是正派人做的。……一般的只
> 著重介紹避孕方法，而沒有針對一些可能產生的思想顧慮予
> 以指正，以致有的婦女怕陰莖套（即避孕套condom）、子宮
> 帽（即pessary）塞在肚皮裡拿不出來要開刀，怕戴了子宮帽無
> 法小便等等。

由上可知，節制生育的宣傳引起了各種有關政治上、道德上的臆
測。又，一般市民想節制生育而開始嘗試從未使用過的避孕用具，但
出現既不習慣又不熟練的情形。

　　1957年，中國政府推動了更大規模的節育宣傳。3月，衛生部長李德全在全國政治協商會議中提出：「節育是一件艱鉅複雜的工作」，表示衛生部將積極推動避孕。之後，各報紙都針對節育展開多樣的議論。當時各報章媒體都已受共產黨宣傳部的支配，因此有關節育的議論一再重複地出現，自然帶有宣傳的意義。1957年5月，衛生部公布新規定：懷孕三個月以內、沒有醫學上的禁忌症狀，且過去十二個月沒有做過人工流產的婦女，可以實施人工流產。

　　而上海1957年5月舉辦為期一個月的節育知識展覽，參觀者逾14餘萬人。同年，上海通過大會、小會共對78萬民眾進行了宣傳。各區移動展覽會參觀者共達41萬，以致畫廊、藥房的窗口也張貼了宣傳畫。175個節育指導門診，1-9月間對20,982人進行了指導。

　　這種狀況下，針對一直稱為「節制生育」的生育控制，首次出現了「計畫生育」的說法。當時物質生產的經濟體制逐漸走向計畫經濟，例如，邵力子在《文匯報》1957年3月19日文章提到：「現代的人，在生活、學習、工作各方面都可以有計畫，在生育方面也必須有計畫」，同時必須要擺脫「子多少是命中注定」的觀念。即是說，生育並非任其自然，而應人為地加以控制和規劃。但由誰控制呢？蒂倫・懷特認為，毛澤東很早就提倡應由國家計畫，但當時對於由誰——國家、家庭、婦女本人——決定的問題，還沒有成為「問題」。

　　在1958年1月召開的上海市人民代表大會上，為避免人口過快增長，在獎勵移居農村的同時通過下列決議：大力宣傳、推進晚婚和節育；在第二個五年計畫期間內，將目前上海4%的出生率降至2%以下。「上海市1958年衛生工作計畫」中，對「節制生育、提倡有計畫生育子女」相當重視，並指出：要求年內有10萬育齡婦女採用子宮內節育環及節育塞方法。30萬育齡男女採取其他各種方法避孕，在1958

年底人口出生率降低到37‰以下。爲此：成立及健全市、區兩級節育委員會，作爲開展計畫生育工作的指揮部……各機關、團體、工廠、學校、里弄等單位，也應該有擔當的組織，負責領導本單位的節育工作……這樣，上海市制定出數字目標，並全面推進節制生育工作。

然而，節制生育的推動對婦女而言帶來怎樣的影響呢？在筆者於2003年9月17日所進行的口述訪問中可略見一斑。

> E女士：有三個小孩(1951年生、1954年生、1955年生)。1950年代後半期開始當工人。
> 我的三個孩子都是自然生產的。沒有想過避孕或者什麼時候生小孩這些問題。1958年的時候我做了絕育手術。因爲有三個小孩，又要去上班，沒有比這個更辛苦的事了。在一個地方工作的做了絕育手術的人告訴我這個絕育的方法。我不知道別的避孕方法。雖然非常害怕結紮手術，但是沒有別的辦法。我是自己去醫院做絕育手術的。因爲當時有工作，所以手術的費用是以勞保的方式付的。
> Q女士：從大躍進時期起，作爲工人開始工作。有三個孩子(1950年生、1953年生、1956年生)。
> ……第三個孩子生下來後兩年，因爲不想再要孩子了，就放了環。居委會的人來做的宣傳。在H醫院做的。費用忘了是多少，但是不太貴。周圍和自己差不多年紀的女性，有人甚至生了六、七個孩子，但是自己必須一個人照顧孩子，經濟也十分拮据。……(2005年3月18日)

由上述例子可以看出，在1958年，節育活動是如何透過單位和婦

聯下屬的居民委員會滲透到社會基層。

　　對當時上海婦女而言，除了節育帶給她們變化之外，其他生活層面也發生了極大的改變。其中之一就是獎勵婦女參加勞動，1958年約有30多萬婦女進入勞動市場。另外，政府還推行「掃盲」（識字）運動，使許多幼小失學的婦女獲得識字能力。再加上各里弄設有居民委員會，建立了將各地區婦女組織起來的網絡。

　　如同Q女士與E女士開始有了工作般，受訪者的生活在此時期發生了很大變化。這些變化使她們建立了新的社會關係，並接觸節制生育等資訊的可能性。Q女士和E女士都是幼小失學的不識字者而後才參加識字班，一直到她們生完第三胎後，做絕育手術或放置節育環時，沒有跡象可以看出她們知道或接觸過節育的知識。上述宣傳活動使節育活動的概念和方法能傳達給幼時失學且過去看似與現代生育控制無緣的勞動階層。工作與家務的雙重負擔使她們認為有三個孩子已經足夠，進而自願實行節制生育。另外，她們可以享受勞保，而勞保適用於節育手術也在經濟上使她們的計畫生育成為可能。這樣，至1958年左右，幼時失學的勞動階層婦女的節制生育也開始普及。

(三)節制生育宣傳的中斷（1958年夏-1961年）

　　1957年，所謂「人口論爭論」已然開始；進入1958年夏天後，論爭的趨勢已經明朗。此後，有關人口控制的議論迅速消失得無影無蹤。「1958年上海市衛生工作基本經驗總結」（1959年3月12日）與上述「上海市1958年衛生工作計畫」發生極大差異，其中對節育工作隻字未提。在批判馬寅初、發動大躍進期間，節制生育工作的開展受到重挫。

　　即使這樣，1954年以來，經多次改訂放寬節制生育限制的有關法

令並沒有再次修改。可以推測，這個時期已經開始實施節育措施的人，仍然繼續進行節育。但要重新尋找渠道進行節育已經比較困難了。

這個時期的狀況，從下文J女士的描述可以略知一二。

> J女士：工人。有四個孩子（1951年生至1960年生）。
>
> ……懷上第四個孩子時（1960年生），覺得孩子已經夠了，不想要了。但是當時正好處於提倡「孩子愈多愈好」的時代，只好生下來。這之後，開始注意不要懷孕。服避孕藥、放環什麼的，當時都不可以。只好自己盡量注意。因為已經生了幾個孩子，對自己的身體也比較了解，所以都是自己掌握的。（2004年12月21日）

從這個例子可知，1960年已經難以得到避孕套、避孕藥，只好盡量注意自己身體的週期變化，避免懷孕。J女士也是幼時失學的工人，但已具備避孕概念與身體週期等知識，已能自主的控制生育。可以說，這是過去開展節制生育工作的成果之一。

(四)重新開始計畫生育(1962年-)

大躍進運動失敗後，1962年左右上海再次推動計畫生育。1962年1月13日，中共上海市衛生局委員會及中共上海市委婦女委員會起草了「關於進一步開展計畫生育工作的請示報告」呈請上海市委批示。市委於3月12日將此報告以秘密文書轉發給各區委、縣委、黨委、黨組。「報告」主要內容如下：

本市自1957年比較大規模地進行了提倡計畫生育的宣傳以
來，已經取得了一定效果。……我們認為有必要在過去工作
的基礎上，進一步在全市(重點在市區)廣泛地有計畫地宣傳
和提倡計畫生育，在一定時期內爭取市區的人口出生率下降
到20‰以下……。

2月24日，衛生局召集市內醫院、保健站等醫療機關有關人員，
召開計畫生育工作大會。上海市婦聯、市總工會設立了若干工作試點
單位，以此為據點展開工作。各醫院也重開節育指導門診。9月召開
了2,000人規模的全市黨員幹部大會，「強調計畫生育是關係到社會
主義建設的大事，要全黨動手。」中央到12月28日才發出「中共中
央、國務院關於認真提倡計畫生育的指示」，這說明上海市政府先於
中央指示積極地推進節制生育。

1963年3月，中共上海市制定了「1963年上海市計畫生育工作要
點(草稿)」提出，為了在2-3年內將市區出生率降低至15‰、郊區出
生率降低至20‰，決定設立上海市計畫生育工作委員會推動計畫生育
工作。另決定根據「計畫生育宣傳講話提綱」開展宣傳工作，培養開
展群眾工作的骨幹，強化醫療部門。各項行動不僅強化避孕用具的開
發、生產、販賣，而且提倡晚婚，在農村實行試點工作。4月，根據
上述「工作要點(草稿)」成立的上海市計畫生育工作委員會，大張旗
鼓地開展了工作。

上述自上而下的工作，在基層中是怎樣展開的呢？上海市婦聯於
1963年4月將目前里弄分為三類：第一類是60-70%有生育條件婦女已
實行避孕的里弄，約占25%左右；第二類是30%以上實行避孕的里
弄，約占55%；第三類是10%左右實行避孕的里弄，約占20%。當時

的上海為解決人口過快增長，大力推動「回鄉」(回故鄉務農)工作，但根據黃浦區牯嶺路街道委員會的報告，去年有864名新生兒，比同地區回鄉人數多出354人；即使拚命鼓吹回鄉工作，出生人數仍超出回鄉人數，故不得不強化計畫生育。

據計畫生育工作委員會的資料，盧灣區1963年上半年，「出生5,133人中，一至三胎占56.3%，四胎以上占43.7%。」資料提到，「今年對113個第三胎以上產婦生育原因進行調查分析：其中不完全懂得避孕知識的34.75%，雖懂得但不能堅持避孕的34.75%，有男孩或女孩再想生女生男的22%，不願避孕的8%」，顯示如果普及避孕知識，可以大大減少出生率。

上海市計畫生育工作委員會於1963年8月，在「關於今年上半年計畫生育工作情況及今後工作意見(草稿)」中，提出十個項目，作為今後工作的必要措施。其中：4. ……施行節育手術的人數必將大大增加……醫療衛生部門，要準備好技術骨幹，努力改進技術，提高節育手術質量；6. 實行節育手術減免費辦法。建議規定男女絕育手術，不收手術費。……放節育環費全免。人工流產減低收費；7. 有關社會福利措施，……現在各單位多子女生活困難補助是多生一個孩子補貼一個孩子的辦法，不盡合理，容易造成鼓勵生育，……今後對多子女生活困難補助，要適當加以限制……。

為了實現以上計畫，當局決定：先前培養的66名專業醫務人員不夠用，擬再培養400人。必要經費由衛生局支出；從10月開始計畫生育免收費用，費用從計畫生育專款中報銷；預算所需經費由市財政部門負責。1964年7月起，停止對第四胎的優惠待遇，費用自理。

由上述可知，1963年上海的計畫生育工作已大規模地開展。上海市政府想盡各種辦法並投入大量經費和人力，推進這項工作。中央的

動作比上海晚一點，於1964年才設置國務院計畫生育辦公室。

另要指出的是，基層的婦聯和工會女工部幹部也非常積極地推進計畫生育。婦聯召開了計畫生育工作經驗交流會，研究工作方法，會上介紹了許多事蹟和經驗。如，考慮上環婦女的身體狀況，一旦出現異常情況便聯繫地段醫院並陪伴治療，婦聯一邊幫助多子家庭婦女做家務、照顧小孩，一邊宣傳計畫生育等事蹟和經驗。又如，在分居兩地的夫妻團圓的春節、國慶之前宣傳重點避孕、發送避孕用具等，節制生育宣傳的方法也得到介紹。上述看似多管閒事的行為，正如「喜的是夫婦團聚，愁的是怕懷孕」一樣，對那些不想再要小孩又不知避孕方法或因害羞而不主動實行避孕的婦女，尤其是這樣的婦女較多的時代，卻是非常有效。

對上述自上而下的工作，在基層中是怎樣開展的？我們聽聽女性的聲音。

> K女士：工人。1958年開始工作。有三個孩子（1956年生、1958年生、1962年生）。
>
> ……結婚時還不想要孩子，但是懷孕了，沒有辦法。那時沒有什麼避孕的方法。懷第三個孩子時，覺得已經有一男一女足夠了，但是丈夫的雙親讓我不要做人工流產，生下來，所以就生了第三個。之後，放了環，過了兩個月後覺得好像又懷孕了，就去做了檢查，結果不是。那個時候就做了絕育手術，自己決定的。……手術不需要單位的同意和證明。費用六元。當時黨中央已經開始呼籲絕育，所以絕育手術的費用比生產便宜。（2004年12月21日）

> N女士：工人。有三個孩子(1955年生、1959年生、1962年生)。
>
> ⋯⋯本來就沒有想過要幾個孩子，到第三個孩子為止都是自然而然懷孕的。1963年左右，在生下第三個一年後又懷孕了，因為不想要第四個，所以做了人工流產，同時做了結紮手術。1963年那時，計畫生育已經開始動員了。工廠和醫院方面都有宣傳。1962年生第三個的時候還沒有這樣的宣傳。醫院方面有絕育的建議，但是因為剛開始，所以挺怕的，沒敢做。1963年的時候，周圍做絕育手術的人已經不在少數，我也想絕對不要第四個，所以就做了手術。家裡人也同意了。不需要得到單位的同意，但是費用可以報銷⋯⋯。

　　從筆者上述於2004年12月22日的口述訪談中可以得知，1962-1963年節制生育仍廣泛推行。K女士和N女士都是幼時失學或是小學肄業而成為工人，她們在意外懷孕後，都考慮過人工流產。1957年5月30日的《文匯報》提出：「目前一般市民對人工流產的要求並不十分迫切，要求人工流產主要是幹部。」但1960年代時資訊早已傳播到勞動階層，並影響她們的抉擇。K女士雖因上一代的反對而未人工流產，但最終仍自行決定絕育，那是因為她靠著政策的支援，雖然長輩——可以說是父權制——反對，但是還能自行抉擇。

　　如上所述，到了1960年代前半，上海都市部節制生育已經普及到勞動階層。1963年上海共實施170,985起人工流產或絕育手術，是1957年的6.5倍。

　　1964年，上海市全市的出生率降至20.6‰，特別是市區下降到13.7‰(農村30.7‰)。其結果，市區小學有可能將二部制改為全日

制，入學年齡由7足歲降至6足歲。上海的工作重點也從市區轉移到農村。但據文獻紀錄，文革開始後，計畫生育工作幾乎停滯。

計畫生育再次得以廣泛開展是在1971年後的農村地區，TFR也呈急遽下降的趨勢。但考慮到1980年代育齡人口劇增，因此從1979年開始實施了更具強制執行力的計畫生育政策，即「一胎化政策」。

四、結語

本稿針對1950-1960年代上海的節制生育普及情況進行梳理，具體闡明中央的政策及上海市衛生局的措施，探討直接在現場展開宣傳工作的婦聯等群眾團體，以及生育當事者的婦女和家庭諸因素的相互關係中，節制生育普及的過程。從以上考察，可以得到如下結論。

第一，中國的節制生育是從上至下靠政策推動而實現。實行此政策的根本原因卻在人口問題，特別是人口壓力較其他地區更大的上海，政府當局非常熱心地開展了普及節制生育的工作，有時甚至先於中央指示即開展了工作。

第二，上海市衛生局主導的計畫生育，通過新聞傳媒、單位的工會、婦聯管轄下的街道居民委員會等滲透到了基層。中華人民共和國成立後的上海，街道、單位等群眾組織網絡開始形成，將人們組織起來進行政治動員。節制生育也通過這樣的網絡至1960年代中期，傳到即使是幼時失學的勞動階層婦女。不止知識階層、富有階層，過去不知節育的勞動階層婦女也能迅速普及節育知識，這有賴於婦聯、工會女工部等基層幹部的動員。

第三，婦女們對這樣自上而下的計畫生育持歡迎態度。當時情況與後來的「一胎化政策」不同，接受節制生育的婦女大多出於「自

願」，她們在工作與家務、養育子女的雙重負擔下，得知並獲取節制
生育的新知識且積極身體力行。她們自己決定生育與否，逐漸成爲生
育行爲的主體且能實現自我意志。如此，雖可以有力促進婦女自我主
體的形成，但同時也意味著國家、社會開始有效地介入婦女個人身
體。更可以推斷，這也爲後來帶有強制力的計畫生育政策，即「一胎
化政策」，在上海率先推展，奠定了社會基礎。

參考書目

《人民日報》。

上海市檔案館藏檔案：

　A23：中共上海市委教工部檔案。

　B3：衛生部檔案。

　B242：上海市衛生局檔案。

　C31：上海市婦聯檔案。

上海婦女誌編纂委員會編，《上海婦女誌》。上海：上海科學技術出
　　版社，2000。

上海衛生工作叢書編委會編，《上海衛生1949-1983》。上海：上海
　　科學技術出版社，1986。

上海衛生誌編委會編，《上海衛生誌》。上海：上海社會科學院出版
　　社，1998。

小濱正子，《中國近現代における母子衛生政策の研究》，平成14-
　　17年度科學研究費補助金研究成果報告書。東京，2006。

小濱正子，〈從「非法墮胎」到「計畫生育」──建國前後性和生殖
　　之言論空間的變遷〉，收入：姜進、李德英主編，《近代中國城

市與大眾文化》。北京：新星出版社，2008，頁330-355。

小濱正子，〈計畫生育的開端——1950-1960年代的上海〉，《中央
研究院近代史研究所集刊》68（2010）：97-142。

小濱正子，〈中國農村計畫生育的普及–以1960-1970年代Q村為
例〉，《近代中國婦女史研究》19（2011）：174-214。

《文匯報》。

史成禮編著，《中國計畫生育活動史》。烏魯木齊：新疆人民出版
社，1988。

田間泰子，《「近代家族」とボディ・ポリティクス》。京都：世界
思想社，2006。

若林敬子，《中國の人口問題と社會的現實》。京都：ミネルヴァ書
房，2005。

胡煥庸主編，《中國人口(上海分冊)》。北京：中國財政經濟出版
社，1987。

姚毅，《近代中國の出產と國家・社會——醫師・助產士・接生
婆》。東京：研文出版，2011。

郭文華，〈美援下的衛生政策——1960年代臺灣家庭計畫的探討〉，
收入：李尚仁編，《帝國與現代醫學》。台北：聯經，2008，頁
325-365。

孫沐寒，《中國計畫生育史稿》。長春：北方婦女兒童出版社，
1987。

國家人口和計畫生育委員會編，《中國人口和計畫生育史》。北京：
中國人口出版社，2007。

荻野美穗，《「家族計畫」への道》。東京：岩波書店，2008。

彭佩雲(彭佩云)主編，《中國計畫生育全書》。北京：中國人口出版

社，1997。

當代中國的計畫生育事業編輯委員會編，《當代中國的計畫生育事業》。北京：當代中國出版社，1992。

蒂倫‧懷特，〈中國計畫生育方案的起源〉，收入：李小江等主編，《性別與中國》。北京：生活、讀書、新知三聯書店，1994，頁385-420。

路邁主編，《新中國人口六十年》。北京：中國人口出版社，2008。

DiMoia, John P. "'Let's Have the Proper Number Children and Raise Them Well!': Family Planning and Nation-Building in South Korea, 1961-1968." *East Asian Science, Technology and, Society: An International Journal* 2.3（2008）: 361-379.

Greenhalgh, Susan. *Just One Child: Science and Policy in Deng's China.* Berkley; Los Angeles; London: University of California Press, 2008.

Greenhalgh, Susan, and Edwin A. Winckler. *Governing China's Population: From Leninist to Neoliberal Biopolitics.* Stanford: Stanford University Press, 2005.

Scharping, Thomas. *Birth Control in China 1949-2000: Population Policy and Demographic Development.* London; New York: Routledge, 2003.

White, Tyrene. *China's Longest Campaign: Birth Planning in the People's Republic, 1949-2005.* Ithaca; London: Cornell University Press, 2006.

網路資料

中國統計年鑑

http://www.stats.gov.cn/tjsj/ndsj/

中國衛生統計年鑑

http://www.moh.gov.cn/publicfiles//business/htmlfiles/zwgkzt/ptjnj/index.
　　htm

本集所收已發表論文之出處

雷祥麟著，林盈秀譯，〈衛生、身體史、與身分認同：以民國時期的
　　肺結核與衛生餐檯爲例〉改寫自：Sean Hsiang-lin Lei,
　　"Habituating Individuality: Framing Tuberculosis and Its Material
　　Solutions in Republican China," *Bulletin for the History of Medicine*
　　84 (2010): 248-79.

林宜平，〈對蚊子宣戰：DDT與二次戰後臺灣的瘧疾根除〉改寫自：
　　〈對蚊子宣戰：二次戰後臺灣根除瘧疾的科技與社會研究〉，
　　《臺灣社會研究季刊》81 (2011)：187-235。

蔡友月，〈巫醫、牧師與醫師：蘭嶼達悟族的精神醫療變遷與展望〉
　　改寫自：《達悟族的精神失序：現代性、變遷與受苦的社會根
　　源》。台北：聯經出版公司，2009。

郭文華，〈如何看待美援下的衛生？一個歷史書寫的反省與展望〉改
　　寫自：〈如何看待美援下的衛生？一個歷史書寫的反省與展
　　望〉，《臺灣史研究》17.3 (2010)：175-210。

小濱正子，〈中國計畫生育的開端：1950-1960年代的上海〉改寫
　　自：〈計畫生育的開端——1950-1960年代的上海〉，《中央研
　　究院近代史研究所集刊》68 (2010)：97-142。

健康與社會：華人衛生新史

2013年1月初版　　　　　　　　　　　　　　　　定價：新臺幣550元
有著作權・翻印必究
Printed in Taiwan.

編　著	祝	平	一
發 行 人	林	載	爵

出　版　者	聯 經 出 版 事 業 股 份 有 限 公 司	叢書主編	沙	淑	芬
地　　　址	台 北 市 基 隆 路 一 段 1 8 0 號 4 樓	校　　對	吳	淑	芳
編輯部地址	台 北 市 基 隆 路 一 段 1 8 0 號 4 樓	封面設計	蔡	婕	岑
叢書主編電話	(0 2) 8 7 8 7 6 2 4 2 轉 2 1 2				
台北聯經書房	台 北 市 新 生 南 路 三 段 9 4 號				
電　　　話	(0 2) 2 3 6 2 0 3 0 8				
台 中 分 公 司	台 中 市 健 行 路 3 2 1 號 1 樓				
暨 門 市 電 話	(0 4) 2 2 3 7 1 2 3 4 e x t . 5				
郵 政 劃 撥 帳 戶	第 0 1 0 0 5 5 9 - 3 號				
郵 撥 電 話	(0 2) 2 3 6 2 0 3 0 8				
印　刷　者	世 和 印 製 企 業 有 限 公 司				
總 經 銷	聯 合 發 行 股 份 有 限 公 司				
發　行　所	新 北 市 新 店 區 寶 橋 路 2 3 5 巷 6 弄 6 號 2 樓				
電　　　話	(0 2) 2 9 1 7 8 0 2 2				

行政院新聞局出版事業登記證局版臺業字第0130號

聯經網址：www.linkingbooks.com.tw
電子信箱：linking@udngroup.com

國家圖書館出版品預行編目資料

健康與社會：華人衛生新史/祝平一編．
初版．臺北市．聯經．2013年1月（民102年）．
360面．14.8×21公分
ISBN　978-957-08-4122-0（精裝）

1.共共衛生　2.文集　3.中國

412.092　　　　　　　　　　　　101025196